U0199487

儿科疾病处方速查

总　主　编　袁　洪　左笑丛

主　　　编　杨作成

副　主　编　薄　涛　李双杰　彭　镜

编　　　者　(按姓氏笔画排序)

王胜峰　王曼知　韦　祝　孔　敏
田　朗　伍志翔　刘方云　江　杰
汤建萍　何　芳　李　欣　李双杰
李申堂　李卓颖　杨丽芬　杨作成
杨曼琼　吴丽文　陈　芳　陈　佳
陈志衡　陈淳媛　贺湘玲　钱玉洁
徐　璇　康志娟　彭　盼　彭　镜
曾　津　薄　涛

总编写秘书　吴　甜

人民卫生出版社
·北　京·

图书在版编目（CIP）数据

儿科疾病处方速查 / 杨作成主编 . —北京：人民卫生出版社，2021. 7

ISBN 978-7-117-31328-5

Ⅰ.①儿… Ⅱ.①杨… Ⅲ.①小儿疾病 - 处方 Ⅳ.①R720.5

中国版本图书馆 CIP 数据核字（2021）第 037588 号

人卫智网	www.ipmph.com	医学教育、学术、考试、健康，
		购书智慧智能综合服务平台
人卫官网	www.pmph.com	人卫官方资讯发布平台

儿科疾病处方速查
Erke Jibing Chufang Sucha

总 主 编： 袁　洪　左笑丛
主　　编： 杨作成
出版发行： 人民卫生出版社（中继线 010-59780011）
地　　址： 北京市朝阳区潘家园南里 19 号
邮　　编： 100021
E - mail： pmph @ pmph.com
购书热线： 010-59787592　010-59787584　010-65264830
印　　刷： 廊坊一二〇六印刷厂
经　　销： 新华书店
开　　本： 787×1092　1/32　**印张：** 17
字　　数： 435 千字
版　　次： 2021 年 7 月第 1 版
印　　次： 2021 年 8 月第 1 次印刷
标准书号： ISBN 978-7-117-31328-5
定　　价： 65.00 元

打击盗版举报电话：010-59787491　E-mail：WQ @ pmph.com
质量问题联系电话：010-59787234　E-mail：zhiliang @ pmph.com

前　言

　　当患者的疾病得到诊断后，医师就会根据相应的诊断给出处理方法，包括开具处方。处方是指由注册的执业医师和执业助理医师在诊疗活动中为患者开具的、由取得药学专业技术职务任职资格的药学专业技术人员（以下简称药师）审核、调配、核对，并作为患者用药凭证的医疗文书。作为临床医师，不管所从事的专业或专科如何，开处方都是必备的一项基本功。儿科学作为临床医学的一个分支，在专科分类上与内科有相似之处，但其研究内容及内在规律与内科差别很大，并逐渐形成系列独具特色的亚专科。由于儿科的病种众多，专科越分越细，各不同疾病间的处理截然不同，因此，编辑相关的儿科处方集有现实的需要。

　　本书主要供从事儿科临床工作的年轻医师、全科医学的一线医务人员及医学、药学学生等使用。内容包括儿童急症、营养性疾病、新生儿疾病、各系统疾病、感染性疾病等儿科常见和较常见的疾病处方。对每一病种的写作中均包括概述、临床特征、治疗原则、推荐处方、注意事项等内容，尽量做到简明、实用。在写作过程中，各作者均参考了许多教材、指南、共识及国内外的其他参考文献，在此特向原作者致谢。

　　参与本书编写的作者均为年资较高、具有丰富临床实践的专科医师，其中许多是知名专家，在业界享有盛誉。非常感谢各位医师在百忙中抽出时间撰写相关章节，方使得本书能顺利付梓。但因各作者的行文习惯、参考文献来源等不同，难免在书中出现疏漏或差误，恳请各位读者不

3

吝赐教。同时,因个别药物有关儿童的剂量尚欠精准,期待新的循证指南以供参考,请使用时注意参考药品说明书及相关文献。

中南大学湘雅三医院儿科　杨作成
2021 年 5 月于长沙

目　录

第一章
儿童急症

第一节 热性惊厥

【概述】

热性惊厥指在小儿发育时期单纯因发热所诱发的惊厥发作,是小儿最常见的急症之一,绝大多数预后良好。治疗目标是尽快控制严重的惊厥发作,必要时可预防性用药降低再发风险。

【临床特征】

1. 单纯性热性惊厥

(1)惊厥为全身发作,通常为强直阵挛发作。

(2)发作持续时间 < 15 分钟。

(3)1 次热程中一般只有 1 次惊厥发作。

(4)无异常的神经系统体征。

2. 复杂性热性惊厥

(1)惊厥多为部分性发作,伴或不伴继发的全身发作。

(2)发作持续时间可 ≥ 15 分钟。

(3)1 次热程或 24 小时内发作可 ≥ 2 次(丛集式发作)。

(4)发作后可遗留神经系统短暂异常,如 Todd's 麻痹。

【治疗原则】

大多数热性惊厥表现为短时程、单次发作,可自行缓解,不需止惊治疗,应积极处理原发病。若惊厥发作持续时间＞5分钟或短时间内多次反复发作,则需要尽快使用药物止惊。静脉注射地西泮简单快速且安全有效,是一线止惊治疗方案。短时间内频繁惊厥发作(6个月内≥3次或1年内≥4次)或既往有惊厥持续状态,可在发热初期用药预防。间歇性预防无效或1年内发作≥5次或预测癫痫高风险的患儿,可长期预防用药1~2年。

【推荐处方】

1. 惊厥急性发作期

处方1. 地西泮,0.3~0.5mg/kg,缓慢静脉注射,单次剂量≤10mg。

处方2. 咪达唑仑,0.3mg/kg,缓慢静脉注射或肌内注射,单次剂量≤10mg。

处方3. 10%水合氯醛溶液,0.5ml/kg,灌肠,单次剂量≤10ml。

2. 间歇性预防用药

处方1. 地西泮,0.3mg/kg,口服,1次/8h,≤3次/d。

处方2. 氯硝西泮,0.1~0.3mg/(kg·d),口服,1次/d至热退。

3. 长期预防用药

处方1. 左乙拉西坦,15~30mg/(kg·d),口服,2次/d,持续1~2年。

处方2. 丙戊酸,20~30mg/(kg·d),口服,2次/d,持续1~2年。

【注意事项】

1. 地西泮起效快,一般注射后1~3分钟发挥作用,如注射过程中发作终止即停止注射;如5分钟后发作仍未控制或控制后复发可重复1剂;如仍不能控制,按惊厥持续状态处理。

2. 地西泮宜缓慢静脉注射,新生儿0.2mg/min,儿童1~2mg/min。速度过快可导致呼吸暂停、低血压、心动过缓或心脏停搏等。

3. 解热药不能防止热性惊厥发作、降低热性惊厥复发风险，而且解热药有相应的不良反应，应按常规使用解热药，不应过分积极。

（彭　镜）

第二节　脓　毒　症

【概述】

脓毒症是指明确或可疑的感染引起的全身炎症反应综合征(SIRS)。严重脓毒症为脓毒症合并脏器功能不全和组织低灌注。感染性休克指脓毒症诱导的持续低血压，对液体复苏无效。脓毒症诱导的组织低灌注指感染引起的低血压、乳酸升高或少尿。

【临床特征】

1. 全身炎症反应综合征(SIRS)。指具有 2 项或 2 项以上的下述临床表现：①体温 > 38℃ 或 < 36℃；②心率 > 90 次/min；③呼吸频率 > 20 次/min 或 $PaCO_2$ < 32mmHg；④外周血白细胞 > 12×10^9/L 或 < 4×10^9/L 或白细胞计数正常但未成熟细胞 > 10%。

2. 脓毒症患者一般都会有 SIRS 的 1 种或多种表现。最常见的有发热、心动过速、呼吸急促和外周血白细胞增加。但 2001 年"国际脓毒症专题讨论会"认为 SIRS 诊断标准过于敏感，特异性不高，故将脓毒症的表现总结为 3 类：①原发感染灶的症状和体征；② SIRS 的表现；③脓毒症进展后出现的休克及进行性多器官功能不全表现。

3. 感染(可疑或已证实)伴以下情况考虑脓毒症或严重脓毒症：

(1)一般情况：①发热(肛温 > 38.5℃)或低体温(肛温 < 35℃)；②心动过速：超过正常年龄相关值 2 个标准差，

低体温者可以无心动过速但伴至少 1 个脏器功能异常。

（2）炎症指标：①白细胞增多（$> 12 \times 10^9$/L），白细胞减少（$< 4 \times 10^9$/L），白细胞计数正常但未成熟白细胞 $> 10\%$；②血浆 C 反应蛋白水平超过正常值 2 个标准差；③血浆降钙素水平超过正常值 2 个标准差。

（3）血流动力学情况：低血压，低于正常值 2 个标准差。

（4）脏器功能障碍情况：①低氧血症（$PaO_2/FiO_2 <$ 300mmHg）；②急性少尿，液体复苏后尿量 < 0.5ml/(kg·h)，持续至少 2 小时；③血肌酐 > 44.2μmol/L；④凝血功能异常 [国际标准化比值（INR）> 1.5 或 APTT > 60 秒]；⑤肠梗阻，肠鸣音消失；⑥血小板减少（$< 100 \times 10^9$/L）；⑦高胆红素血症（血浆总胆红素 > 4mg/dl 或 70μmol/L）。

（5）组织灌注：①高乳酸血症（> 1mmol/L）；②毛细血管再充盈时间延长或花斑。

【治疗原则】

感染性休克的早期识别、及时诊断、及早治疗是改善预后、降低病死率的关键。一旦诊断为感染性休克，在第 1 个 6 小时内达到毛细血管再充盈时间（CRT）≤ 2 秒，血压正常（同年龄），脉搏正常且外周和中央搏动无差异，肢端温暖，尿量达 1ml/(kg·h)，意识状态正常。如果有条件进一步监测如下指标并达到：中心静脉压（CVP）达 8~12mmHg，中央静脉混合血氧饱和度（$ScvO_2$）$\geq 70\%$，心脏指数（CI）达 3.3~6.0L/(min·m^2)，初始液体复苏时血乳酸增高者复查血乳酸至正常水平，血糖和离子钙浓度维持正常。

【推荐处方】

1. 呼吸、循环支持（ABC）　见注意事项。

（1）液体治疗

处方 1. 液体复苏：0.9% 氯化钠注射液，儿童的液体量为 20ml/kg,新生儿的液体量为 10ml/kg;初始复苏(1 小时内)不超过 40~60ml/kg,30 分钟内快速静脉滴注。

处方 2. 继续输液:继续输液可用 1/2~2/3 张液体,根据血电解质测定结果进行调整,6~8 小时内的输液速度为 5~10ml/(kg·h)。

处方 3. 维持输液:用 1/3 张液体,24 小时内的输液速度为 2~4ml/(kg·h),24 小时后根据情况进行调整。

(2)血管活性药

①儿童低动力冷休克的一线药物推荐使用小剂量肾上腺素。

处方 1. 肾上腺素,0.05~2.0μg/(kg·min),连续静脉滴注。

处方 2. 多巴胺,5~20μg/(kg·min),连续静脉滴注,在肾上腺素不能获得时用。

②暖休克优先选择去甲肾上腺素。

处方 1. 去甲肾上腺素,0.05~2.0μg/(kg·min),连续静脉滴注。

处方 2. 多巴胺,≥ 10μg/(kg·min),连续静脉滴注,在肾上腺素不能获得时用。最大剂量为 20μg/(kg·min)。

③对正常血压、低心输出量和高全身血管阻力且肾上腺素抵抗型休克,推荐优先加用米力农。

处方 米力农,负荷剂量为 25~50μg/kg,静脉注射 > 10 分钟;然后维持剂量为 0.25~0.75μg/(kg·min),连续静脉滴注。

2. 肾上腺皮质激素

处方 甲泼尼龙,1~2mg/(kg·d),静脉滴注,2~3 次/d,连用 3 天。

3. 血液制品 见注意事项。

4. 血糖控制 感染性休克可诱发应激性高血糖,如连续 2 次血糖超过 10mmol/L 需降血糖治疗。

处方 胰岛素,0.05~0.10U/(kg·h),连续静脉滴注,血糖控制目标值 ≤ 10mmol/L 后停用。

5. 抗凝预防深静脉血栓

处方 低分子量肝素钠,75U/(kg·d),皮下注射,分4~6次。

【**注意事项**】

1. 呼吸、循环支持(ABC) 包括①呼吸支持:确保气道畅通(A),给予高流量鼻导管供氧或面罩氧疗(B);如鼻导管或面罩氧疗无效,则予以无创正压通气或尽早气管插管机械通气。②循环支持(C):通过液体复苏达到最佳心脏容量负荷,应用正性肌力药以增强心肌收缩力,或应用血管舒缩药以调节适宜的心脏压力负荷,最终改善循环和维持足够的氧输送。

2. 抗感染治疗和感染原控制 ①诊断为严重脓毒症后的 1 小时内使用经验性抗菌药,药物尽可能覆盖各种病原微生物(包括细菌、真菌、病毒)和具有高组织浓度。伴有中性粒细胞减少的严重脓毒症及多重耐药菌感染者使用联合抗感染治疗,经 3~5 天得到药敏试验结果后降阶梯治疗,抗感染疗程为 7~10 天。②推荐尽早和积极地控制感染原,清创和控制感染原非常关键。延迟使用抗菌药、感染原控制不彻底都会促进病死率的增加。

3. 血液制品的使用 ①若血细胞比容(Hct) < 30 伴血流动力学不稳定,应酌情输注红细胞悬液,使血红蛋白维持 100g/L 以上。待病情稳定,休克和低氧血症纠正后,血红蛋白目标值 > 70g/L。②血小板 < 10×10^9/L 且无明显出血或血小板 < 20×10^9/L 伴明显出血,应预防性输注血小板;当活动性出血、侵入性操作或手术时,需要维持较高的血小板计数(> 50×10^9/L)。③建议儿童脓毒症诱导的血栓性紫癜性疾病,包括弥散性血管内凝血、继发性血栓性血管病、血栓性血小板减少性紫癜的患儿给予血浆输注治疗。④对严重脓毒症患儿,给予丙种球蛋白 2g/kg 静脉滴注。

4. 其他治疗包括

(1)镇静、镇痛:推荐机械通气的脓毒症患者使用镇静治疗以达到镇静的目的。

（2）营养：儿童若能耐受，及早给予肠内营养，反之则给予肠外营养。

（3）连续性血液净化（CBP）：需要行连续性血液净化治疗的情况包括①急性肾损伤（AKI）Ⅱ期；②脓毒症至少合并1个器官功能不全时；③休克纠正后存在液体负荷过多经利尿药治疗无效，可予以CBP，防止总液量负荷超过体重的10%。

（4）体外膜氧合（ECMO）：建议难治性感染性休克或伴有急性呼吸窘迫综合征（ARDS）的休克患儿行ECMO治疗。

5. 苯二氮䓬类药物 包括儿童常用的咪达唑仑具有剂量相关性心肌抑制作用和全身血管阻力降低，血流动力学不稳定的感染性休克患者慎用，确需使用也应从小剂量开始，缓慢调整。吗啡、丙泊酚、巴比妥类、右美托咪定也可引起脓毒症新生儿血流动力学不稳定，不作为插管镇静的一线药物。

6. 高动力型感染性休克的特点是全身血管阻力低和心脏指数高，增加心肌收缩力的药物慎用，血管收缩药可能最有效，指南推荐去甲肾上腺素作为起始的血管加压药，多巴胺因心律失常的发生率高于去甲肾上腺素而被限制使用。

（李卓颖）

第三节 休 克

一、心源性休克

【概述】

心源性休克是指心输出量减少所致的周围循环衰竭。由于心脏排血能力急剧下降，或是心室充盈突然受阻，引起心输出量减少,血压下降,造成生命器官血液灌注不足,以迅速发展的休克为其临床特征。

【临床特征】

1. 休克初期(代偿期) 表现为体位性低血压,即血压在坐位和立位时降低,而平卧位可以正常,收缩压变化>10mmHg。

2. 休克期(失代偿期) 出现间断性平卧位低血压,收缩压降至80mmHg以下,脉压在20mmHg以下;患儿神志尚清楚,但反应迟钝、意识模糊;皮肤湿冷,呈大理石样花纹,毛细血管再充盈时间延长;心率更快,脉搏无力;浅表静脉萎陷,呼吸稍快,肠鸣音减弱;尿量减少或无尿,婴儿少于2ml/(kg·h),儿童少于1ml/(kg·h)。

3. 休克晚期 血压降低且固定不变或不能测出;患儿昏迷,肢冷发绀;心率由增快转为缓慢;脉搏微弱或触不到;呼吸急促或缓慢、不整;腹胀,肠麻痹;少尿或无尿。此期患儿可出现弥散性血管内凝血和多脏器损伤。前者表现为皮肤黏膜出血、便血、呕血及血尿,最终导致呼吸衰竭、肾衰竭以及多脏器衰竭,甚至死亡。

4. 原发病的症状 症状因原发病不同而异。如重症心肌炎可有胸痛,主动脉夹层有胸背部疼痛;重症心肌炎还可有上呼吸道感染症状,如发热、畏寒、寒战等。

【治疗原则】

对心源性休克患儿,应分秒必争地积极进行治疗。治疗的关键是提高心输出量,改善组织细胞氧供应及减少氧消耗。

【推荐处方】

1. 液体复苏 见注意事项。

2. 血管活性药 在心源性休克的情况下,保持血压,以恢复心输出量。

一线治疗：

处方 1. 多巴酚丁胺，5~15μg/(kg·min)，连续静脉滴注，最大剂量为 20μg/(kg·min)。

处方 2. 米力农，0.25~0.75μg/(kg·min)，连续静脉滴注。为多巴酚丁胺的替代药物。

二线治疗：

(1) 全身血管阻力低，尤其是脓毒症导致的心功能不全。

处方 去甲肾上腺素，0.01~2.0μg/(kg·min)，连续静脉滴注。

(2) 如果使用多巴酚丁胺后仍持续低血压，则建议替换使用米力农、肾上腺素或左西孟旦治疗。

处方 1. 米力农，0.25~0.75μg/(kg·min)，连续静脉滴注。

处方 2. 肾上腺素，0.05~2.0μg/(kg·min)，连续静脉滴注。

处方 3. 左西孟旦，0.1~0.2μg/(kg·min)，连续静脉滴注。

3. 利尿药 对于体液超负荷和心室功能不全的儿童，应使用利尿药恢复血容量状态。

处方 1. 呋塞米，1~2mg/kg，静脉注射，1 次 /6~12h；或者 1~4mg/(kg·d)，口服，1 次 /6~12h。

处方 2. 氢氯噻嗪，1~2mg/(kg·d)，口服，1 次 /12h。

处方 3. 螺内酯，1~2mg/kg，口服，1 次 /12h。

4. 心力衰竭并阵发性室上性心动过速

处方 1. 毛花苷丙，负荷剂量为新生儿 0.02mg/kg，< 2 岁 0.03~0.04mg/kg，> 2 岁 0.02~0.03mg/kg；首次用量为负荷剂量的 1/2，余量分 2 次，缓慢静脉注射，间隔 6~8 小时。

处方 2. 地高辛，负荷剂量为新生儿 0.02~0.03mg/kg，< 2 岁 0.05~0.06mg/kg，> 2 岁 0.03~0.05mg/kg；维持剂量为 1/5~1/4 的负荷剂量，口服，分 2 次，1 次 /12h。

【注意事项】

1. 只有临床评估为心源性休克的患者才能进行液体复苏，建议在评估期间使用超声心动图。全日量不超过50ml/kg，首次输液量为 5~10ml/kg，30 分钟内静脉滴注，出现肺部湿啰音和肝大应立即停止扩容。

2. 多巴酚丁胺能改善心肌收缩力而增加心输出量，且不显著增加心率及周围血管阻力，在收缩压低于 80mmHg时应考虑使用此药。多巴酚丁胺可能加重某些患者的低血压并诱发室性心律失常。由于血管麻痹的风险，已经放弃米力农、左西孟旦的负荷剂量。对于明显低血压患者，可予以去甲肾上腺素或较高剂量的多巴胺 [> 5μg/（kg·min）]，可提高血压和重新分配血液至主要器官，但这些药物会导致心脏后负荷增加。对于多巴胺和去甲肾上腺素在各种休克患者中应用的分析显示，去甲肾上腺素的不良反应较少、病死率较低，肾上腺素应仅用于有足够的心脏充盈压并已应用其他血管活性药，仍持续低血压的患者，以及心肺复苏时。

3. 利尿药可减轻肺淤血并增加携氧量，但在急性情况下应慎重使用，因为有加重低血压和减少冠状动脉血流灌注的风险。

4. 大剂量皮质激素具有增加心输出量、减低周围血管阻力、增加冠状动脉血流量的作用。对伴有心血管功能衰竭的肾上腺皮质功能危象患儿，应用皮质激素是必要的。

二、过敏性休克

【概述】

过敏性休克是致敏的个体接触相应的过敏物质后，导致肥大细胞和嗜碱性粒细胞迅速释放大量的炎症介质，引起全身毛细血管扩张和通透性增加，有效血容量减少。过敏性休克是一种急性的、危及生命的临床综合征,常伴有皮肤黏膜的改变。

【临床特征】

本病起病突然、进展迅速,半数患者在接触变应原后的半小时内甚至数分钟内发病,少数可以在半小时以后。临床表现主要由休克症状和伴随的过敏相关症状组成。

1. **皮肤黏膜表现**　常常是过敏性休克最早出现的表现,表现为皮肤潮红、瘙痒,后迅速出现广泛性风团,可伴有血管性水肿。黏膜受累时表现为喷嚏、水样鼻涕、声音嘶哑等,严重可有呼吸困难。

2. **呼吸道症状**　最为常见,也是最主要的死因。因气道水肿、分泌物增加,同时伴有喉和支气管痉挛,出现喉头堵塞感、胸闷、喘鸣、憋气、发绀等,严重者窒息死亡。

3. **循环系统症状**　出现循环衰竭,表现为心悸、出汗、面色苍白、脉速,进一步发展成肢冷、发绀、血压下降、脉搏消失,血压急剧下降到 80/50mmHg 以下,最终导致心脏停搏。

4. **意识障碍**　先有烦躁不安、头晕等,进一步发展成意识不清或完全丧失。

【治疗原则】

过敏性休克可引起死亡,其预后主要取决于及时发现休克的早期症状和进行有效的抢救,因此必须当机立断,不失时机地积极处理。

【推荐处方】

1. 抗过敏治疗

处方 1. 肾上腺素,0.01~0.03mg/kg,静脉注射,也可皮下注射或肌内注射;必要时,间隔 15~30 分钟重复注射。

处方 2. 异丙嗪,0.5~1.0mg/kg,肌内注射。

处方 3. 肾上腺皮质激素

① 5% 葡萄糖注射液　20~40ml　　静脉滴注,1 次 /

　　地塞米松　0.5~1.0mg/kg　　　4~6h。

或② 5% 葡萄糖注射液　20~40ml　　静脉滴注,1 次 /

　　氢化可的松　8~10mg/kg　　　4~6h。

处方 4. 10% 葡萄糖注射液　10ml　　缓慢静脉滴注。

　　　　 10% 葡萄糖酸钙　1~2ml/kg

2. 血管活性药

处方　5% 葡萄糖注射液　100ml　　静脉滴注。

　　　 间羟胺　0.02~0.2mg/kg

3. 补充血容量　详见感染性休克。

【注意事项】

1. 异丙嗪　< 3 个月的婴儿体内的药物代谢酶可能
不足,不宜应用。此外,还有可能引起肾功能不全。新生
儿或早产儿、患急性病或脱水以及患急性感染的儿童在注
射异丙嗪后易发生肌张力障碍。儿童口服 75~125mg/ 次
时可发生过度兴奋、易激动和 / 或噩梦等异常。

2. 间羟胺　间羟胺的不良反应有心律失常,发生率随
用量及患者的敏感性而异,升压反应过快、过猛可致急性
肺水肿、心律失常、心跳停顿。间羟胺过量的表现为抽搐、
严重高血压、严重心律失常,此时应立即停药观察,血压过
高者可用 5~10mg 酚妥拉明静脉注射,必要时可重复。

三、低血容量性休克

【概述】

低血容量性休克是指各种原因引起的循环容量丢失
而导致有效循环血量与心输出量减少、组织灌注不足、细
胞代谢紊乱和功能受损的病理生理过程,主要死因为组织
低灌注、大出血、感染及再灌注损伤等所导致的多器官功
能障碍综合征。

【临床特征】

1. 精神状态改变；皮肤湿冷。

2. 收缩压下降（< 90mmHg 或较基础血压下降 40mmHg）；脉压减少（< 20mmHg）。

3. 尿量 < 0.5ml/(kg·h)。

4. 心率 > 100 次/min。

5. 中心静脉压 < 5mmHg 或肺动脉楔压 < 8mmHg。

【治疗原则】

及时补充血容量、治疗其病因和制止其继续血容量丢失是治疗此型休克的关键。对于出血部位明确、存在活动性失血的休克患者，应尽快进行手术或介入止血。

【推荐处方】

1. 液体复苏

处方 1. 快速输液：0.9% 氯化钠注射液，20ml/kg，20~30 分钟内静脉滴注，1 小时内可重复 2~3 次，总量为 40~60ml/kg。

处方 2. 继续输液：可用 1/2~2/3 张液体，5~10ml/(kg·h)，连用 6~8 小时。

处方 3. 维持输液：用 1/4~1/3 张液体，24 小时内的输液速度为 2~4ml/(kg·h)。

2. 血管活性药 在积极进行容量复苏的状况下，对于存在持续性低血压的低血容量性休克患者给予血管活性药。

处方 1. 多巴酚丁胺，5~20μg/(kg·min)，连续静脉滴注。

处方 2. 多巴胺，扩血管，1~4μg/(kg·min)，连续静脉滴注；增强心肌收缩力，5~10μg/(kg·min)，连续静脉滴注；收缩血管、升血压，> 10μg/(kg·min)，连续静脉滴注。

处方 3. 去甲肾上腺素，0.05~2.0μg/(kg·min)，连续静

脉滴注。

处方 4. 肾上腺素,0.05~2.0μg/(kg·min),连续静脉滴注。

【注意事项】

1. 对于出血部位明确,存在活动性出血的休克患者,应尽早行手术止血。

2. 平衡液的电解质组成相当于细胞外液,它是抗休克最好的晶体溶液。对于脑功能不全者,不主张常规输注葡萄糖注射液。若血红蛋白低至 70g/L 时,应与输血同时进行,大量失血时,输注红细胞的同时应注意补充新鲜冷冻血浆及冷沉淀、凝血因子,注意给予白蛋白、羟乙基淀粉提高胶体渗透压。过度输入不含红细胞的胶体和晶体会导致血液稀释、低黏血症、氧输送减少、凝血功能异常,相反,过度输血会发生淤滞性缺氧或弥散性血管内凝血。

3. 对于严重低血容量性休克伴低体温的患者,应及时复温,维持体温正常。纠正代谢性酸中毒,强调积极病因处理与容量复苏,不主张常规使用 NaHCO$_3$。对于合并颅脑损伤的多发伤患者、老年患者及高血压患者,应避免控制性复苏。

(李卓颖)

第四节　心搏骤停

【概述】

心搏骤停是指心脏射血功能突然终止,造成全身血液循环中断、呼吸停止和意识丧失。导致心搏骤停的病理生理机制最常见的为快速型室性心律失常(心室颤动和室性心动过速),其次为缓慢型心律失常,较少见的为无脉性电活动。心搏骤停发生后,由于脑血流突然中断,10 秒左右患者即可出现意识丧失,如在 4~6 分钟的黄金时段及时救治则存活概率较高,否则将发生生物学死亡,罕见自发逆转者。心搏骤停常是心脏性猝死的直接原因。

【临床特征】

1. 忽然昏迷　一般心脏停搏 8~12 秒后出现,部分病例可有一过性抽搐。

2. 瞳孔扩大　瞳孔大小反映脑细胞受损程度,心脏停搏后 30~40 秒瞳孔开始扩大,对光反应消失。

3. 大动脉搏动消失　心搏、呼吸骤停后,颈动脉、股动脉搏动随之消失,若仍可触及血管搏动,表示体内的重要器官尚有一定的血压灌注。

4. 心音消失　心脏停搏时心音消失。若心率 < 60 次 /min,心音极微弱,此时心脏虽未停搏,但心输出量已极低,不能满足机体所需,也要进行心脏按压。

5. 呼吸停止　心脏停搏 30~40 秒后即出现呼吸停止。此时胸腹式呼吸运动消失,听诊无呼吸音,面色灰暗或发绀。应注意呼吸过于浅弱、缓慢时不能进行有效的气体交换,所造成的病理生理改变与呼吸停止相同,亦需进行人工呼吸。

6. 心电图　常见等电位线、心室颤动、无脉性室性心动过速和无脉性电活动。

【治疗原则】

立即现场实施心肺复苏(CPR)最重要,分秒必争地开始人工循环与人工呼吸,以保证全身尤其是心、脑重要器官的血流灌注及时供应,为心肺复苏成功与否的关键。复苏开始无须强调寻找病因,不同病因所致的心搏、呼吸骤停其基础生命支持方法基本一致。待一期复苏成功后再明确病因,治疗原发病。

现代复苏观点将复苏全过程视为 3 个阶段。①基础生命支持:主要措施为胸外心脏按压、开放气道、口对口人工呼吸;②高级生命支持:指在基础生命支持的基础上应用辅助器械与特殊技术、药物等建立有效的通气和血液循环;③延续生命支持:即复苏后稳定处理,其目的是保护脑功能,防止继发性器官损害,寻找病因,力争患儿达到最好的存活状态。

【推荐处方】

高级生命支持阶段的药物治疗如下:

处方 1. 1:10 000 肾上腺素,0.1ml/kg(0.01mg/kg),静脉注射或骨髓内注射。

或 1:1 000 肾上腺素,0.1ml/kg(0.1mg/kg),气管内给药。

处方 2. 5% 碳酸氢钠注射液,5ml/kg,稀释成等张液快速静脉滴注,此后视血气结果而定。静脉滴注药物后,滴注通道要用 0.9% 氯化钠注射液冲洗,以免影响血管活性药的效应。

处方 3. 胺碘酮,5mg/kg,最大 300mg/次,静脉注射或骨髓内注射,无效者可重复,日最大剂量 15mg/kg。

处方 4. 利多卡因,1mg/kg,静脉注射或骨髓内注射,若无效 15 分钟后可重复注射,最大剂量为 5mg/kg,维持剂量为 25~50μg/(kg·min);气管插管内给药时 2~3mg/kg。

【注意事项】

1. 新生儿复苏,无论经静脉、骨髓内还是气管导管内给药,剂量均为 1:10 000 肾上腺素 0.1~0.3ml/kg(0.01~0.03mg/kg),可每 3~5 分钟给药 1 次。3 次用药无效或心复跳后心率又逐渐变慢,可用肾上腺素 0.1~1μg/(kg·min) 持续静脉给药。

2. 复苏时纠正酸中毒要谨慎,以免矫枉过正,引起高钠血症、血液渗透压过高、代谢性碱中毒及血 CO_2 升高。其应用指征是 pH < 7.2、严重肺动脉高压、高钾血症、三环类抗抑郁药过量、长时间心脏停搏。使用碳酸氢钠的同时

必须保证有效通气。

3. 室上性心动过速、室性心动过速、心室颤动、无脉性室性心动过速若经 CPR、2~3 次除颤及给予肾上腺素均无效,可考虑使用胺碘酮。若无胺碘酮,可用利多卡因。虽然与利多卡因相比,胺碘酮有不抑制心肌收缩力的优点,但胺碘酮能减慢房室传导、延长房室结不应期和 Q-T 间期、减慢心室内传导(QRS 增宽),因此应避免与其他延长 Q-T 间期的药物同时使用。

(李卓颖)

第五节　急性心力衰竭

【概述】

急性心力衰竭是指心力衰竭急性发作和 / 或加重的一种临床综合征,可表现为急性新发或慢性心力衰竭急性失代偿。

【临床特征】

突发严重的呼吸困难,呼吸频率常达 30~50 次 /min,强迫坐位、面色灰白、发绀、大汗、烦躁,同时频繁咳嗽、咳粉红色泡沫痰;极重者可因脑缺氧而致神志模糊。发病伊始可有一过性血压升高,病情如未缓解,血压可持续下降直至休克。听诊时两肺满布湿啰音和哮鸣音,心尖部第一心音减弱、心率快,同时有舒张早期第三心音奔马律,肺动脉瓣第二心音亢进。

【治疗原则】

急性左心衰竭时的缺氧和严重呼吸困难是致命性威胁,必须尽快缓解。治疗目标为改善症状,稳定血流动力学状态,维护重要脏器功能,避免复发,改善预后。

【推荐处方】

1. 存在肺充血/水肿而无休克的患者

处方1. 呋塞米,1~2mg/(kg·次),静脉注射。

处方2. 吗啡,0.1~0.2mg/kg,皮下注射,最大单剂量15mg。

处方3. 硝普钠,临床应用宜由小剂量0.3μg/(kg·min)开始,可酌情逐渐增加剂量至8μg/(kg·min),静脉滴注,通常疗程不应超过72小时(适用于严重心力衰竭、原有后负荷增加以及伴肺淤血或肺水肿患者。)

处方4. 硝酸甘油,初始剂量为0.5~20μg/(kg·min),静脉滴注,最大剂量为60μg/(kg·min)。

2. 存在低血压、低灌注或休克的患者

处方1.(1)多巴胺,小剂量[3μg/(kg·min)]具有选择性扩张肾动脉、促进利尿的作用,大剂量[>5μg/(kg·min)]具有正性肌力作用和血管收缩作用(一般由小剂量开始,逐渐增加剂量,短期应用)。

(2)多巴酚丁胺,2~20μg/(kg·min),静脉滴注(使用时监测血压)。

处方2. 米力农,首剂负荷剂量为50μg/kg,静脉注射;维持剂量为0.25~0.75μg/(kg·min),静脉滴注。

3. 存在心房颤动和快速心室率的患者

处方1. 地高辛,负荷剂量为新生儿0.02~0.03mg/kg,<2岁0.05~0.06mg/kg,>2岁0.03~0.05mg/kg;维持剂量为1/5~1/4的负荷剂量,口服,分2次,1次/12h。

处方2. 毛花苷丙,<2岁0.03~0.04mg/kg,>2岁0.02~0.03mg/kg,静脉注射。先给总量的1/2,余量分2次给,间隔6~8小时。

4. 急性心力衰竭稳定后的治疗

处方1. 卡托普利,0.3~0.5mg/(kg·d),口服,3次/d。

处方2. 普萘洛尔,0.5~1.0mg/(kg·d),口服,3次/d。

处方3. 氢氯噻嗪,1~2mg/(kg·d),口服,2次/d。

处方 4. 地高辛，负荷剂量为新生儿 0.02~0.03mg/kg，< 2 岁 0.05~0.06mg/kg，> 2 岁 0.03~0.05mg/kg；维持剂量为 1/5~1/4 的负荷剂量，口服，分 2 次，1 次 /12h。

【注意事项】

1. 袢利尿药除引起低血钠、低血钾、代谢性碱中毒外，对听神经有毒性作用，致耳鸣、眩晕、听力低下、耳聋，多发生于药量较大及肾功能不全者。袢利尿药与血管紧张素转换酶抑制剂合用可加强利尿药的作用，并可预防低钾血症。使用利尿药时应定期监测症状、尿量、肾功能和电解质。

2. 硝普钠具有强效降压作用，应用过程中需密切监测血压，根据血压调整合适的维持剂量。停药应逐渐减量，并加用口服血管扩张药，以避免反跳现象。

3. 多巴胺的个体差异大，一般由小剂量起始，逐渐增加剂量，短期应用。多巴酚丁胺通常应用于心输出量严重降低所致重要器官受损的患者，这些患者几乎总是处于低血压或休克状态，其可引起窦性心动过速并诱发心肌缺血和心律失常，长期使用可增高病死率，必要时可用左西孟旦或一种磷酸二酯酶抑制剂如米力农来对抗 β 受体拮抗剂的作用，具有药理学的合理性。

4. 氨力农的副作用大，引起血小板减少、低血压、晕厥、肝损伤等。米力农的副作用轻，作为多巴胺、多巴酚丁胺的辅助治疗，短期静脉用药可改善血流动力学状况，但长期应用与安慰剂比较，死亡率增高。

5. 使用洋地黄时，应了解患儿近期使用洋地黄的情况。肾功能不全、心肌疾病、低血钾、低血镁、酸中毒、缺氧等患儿对洋地黄的敏感性增强，应用时易中毒。地高辛与维拉帕米、普萘洛尔、奎尼丁、普罗帕酮、胺碘酮、卡托普利合用，可使肾清除及分布容积下降，致血药浓度升高，易发生中毒。地高辛与红霉素合用，增加地高辛的吸收，致血药浓度升高，可致中毒。

6. 对由于严重心动过缓或心脏传导阻滞而造成血流动力学受损的患者,推荐起搏治疗以改善患者的临床情况。

(李卓颖)

第六节　急性呼吸衰竭

【概述】

急性呼吸衰竭是由于呼吸道梗阻、肺实质病变和呼吸泵异常使呼吸功能障碍导致肺不能完成机体代谢所需的气体交换,引起动脉血氧下降和二氧化碳潴留。急性呼吸衰竭是儿科急症中的常见问题,病死率高。

【临床特征】

1. **缺氧** ①呼吸系统:呼吸增快、呼吸困难、鼻翼扇动、三凹征、呼吸节律变化、呼吸暂停;②循环系统:心率增快、血压升高、面色发青或苍白、唇周和甲床发绀;③神经系统:烦躁不安、头痛、昏迷、惊厥。

2. **二氧化碳潴留** 出汗、躁动不安、意识障碍、昏迷、潮红、口唇暗红、眼结膜充血、肌肉震颤、心率增快、血压升高。

【治疗原则】

治疗原则是在保持呼吸道通畅的前提下,改善肺泡通气,纠正缺氧和二氧化碳潴留,控制感染,防治多器官功能不全,纠正酸碱失衡和水、电解质紊乱等并发症。根据病情轻重选择合适的氧疗,包括鼻导管氧、面罩给氧、头罩给氧、经鼻高流量给氧及呼吸机辅助通气。重症肺炎选择有效抗生素控制感染,新生儿急性呼吸窘迫综合征可应用肺表面活性物质,支气管痉挛者需解痉平喘,中枢性呼吸衰竭者用呼吸兴奋剂等。

【推荐处方】

1. 周围性呼吸衰竭

处方 1. 鼻导管给氧,氧流量为新生儿 0.3~0.5L/min,婴幼儿 0.5~1L/min,年长儿 1~2L/min。轻度缺氧 1~2L/min,中度缺氧 2~4L/min,重度缺氧 4~6L/min,二氧化碳潴留者1~2L/min。

处方 2. 面罩给氧,氧流量为新生儿 1~2L/min,婴幼儿2~5L/min,年长儿 6~8L/min。

处方 3. 头罩给氧,氧流量为 7L/min。

处方 4. 经鼻高流量给氧(设定合适的氧浓度与氧流量)。

处方 5. 呼吸机治疗时镇静、镇痛:

(1)咪达唑仑,2~3μg/(kg·min),持续静脉滴注;

(2)舒芬太尼,0.05~0.1μg/(kg·min),持续静脉滴注。

2. 中枢性呼吸衰竭　在以上基础上可以加用:

处方 1. 洛贝林,0.1mg/(kg·次),静脉注射,必要时每30 分钟可重复 1 次,极量为 20mg/d。

处方 2. 纳洛酮,0.01~0.03mg/(kg·次),静脉注射,必要时每 2~3 分钟可重复 1 次。

处方 3. 枸橼酸咖啡因,首剂 20mg/(kg·d),维持 10mg/(kg·d),1 次/d。

3. 呼吸衰竭并支气管痉挛

处方 1. 5% 沙丁胺醇　0.02ml/kg　　　雾化吸入,
　　　　布地奈德　　1mg　　　　　　2~3 次/d。

处方 2. 0.025% 异丙托溴铵　0.06ml/kg　雾化吸入,
　　　　布地奈德　　1mg　　　　　　2~3 次/d。

处方 3. 氨茶碱,3~5mg/kg,静脉滴注,2~3 次/d。

处方 4. 甲泼尼龙,2mg/kg,静脉滴注,1~2 次/d。

【注意事项】

1. 鼻导管给氧 FiO_2 可达 30%~40%,面罩给氧 FiO_2

可达 45%~60%,头罩给氧 FiO_2 可达 50%~60%,经鼻高流量给氧 FiO_2 可达 21%~100%,氧流量最高达 60L/min,呼吸机辅助通气 FiO_2 可达 21%~100%。

2. 给氧时应注意加强湿化和配合胸部物理治疗,保持呼吸道通畅,才可保证足够的通气量。

3. 机械通气是目前抢救重症呼吸衰竭的最有效的方法,应正确使用呼吸机,掌握机械通气的适应证,选择合适的通气模式和呼吸机参数,早插早拔,一旦患儿的通气和换气功能好转,应尽快撤机,以减少机械通气的并发症。

4. 呼吸机的模式选择和参数设置需依据患者的呼吸能力、通气需要及血气分析进行调整。呼吸机使用过程中注意冷凝水、漏气、打折等会影响潮气量和压力。

5. 枸橼酸咖啡因适用于早产儿呼吸暂停,维持用药至症状消失后 1 周或纠正胎龄至 37 周。

6. 氨茶碱的治疗剂量与中毒剂量较接近,安全范围窄,应用时需动态监测血药浓度。

(田　朗)

第七节　消化道出血

一、上消化道出血

【概述】

上消化道出血系指屈氏韧带以上的消化道出血,包括食管、胃、十二指肠、胆管和胰管等病变引起的出血。根据出血的病因,分为非静脉曲张性上消化道出血和静脉曲张性上消化道出血 2 类。

【临床特征】

1. 慢性隐性出血　①无肉眼可见的出血;②粪便潜血阳性。

2. 慢性显性出血 ①呕暗红色或鲜红色液体或血块；②排柏油样便；③无循环障碍。

3. 急性大出血 ①呕暗红色或鲜红色液体或血块；②排黑便，甚至暗红色或鲜红色血便；③有循环障碍和重度贫血，可伴低血压或休克。

【治疗原则】

首选药物治疗。严重的急性上消化道出血患者在生命支持和容量复苏的同时，可联合静脉应用生长抑素＋质子泵抑制剂。高度怀疑静脉曲张性出血时，在此基础上联用抗利尿激素＋抗生素。药物难以控制的大出血患者，可选择三腔二囊管压迫止血、介入治疗或外科手术干预。无严重合并症的患者在出血 24 小时内，血流动力学情况稳定后，应尽快行急诊内镜检查。

【推荐处方】

1. 非静脉曲张性上消化道出血

处方 1.（1）奥美拉唑，0.6~0.8mg/（kg·d），静脉滴注，1 次 /12h，2 次 /d。

（2）生长抑素，3.5μg/kg，10 分钟内静脉注射，之后以 3.5μg/（kg·h）泵入。

（3）去甲肾上腺素，8mg，加入冰 0.9% 氯化钠注射液 100ml，胃管内注入，1 次 /4~6h。

（4）注射用矛头蝮蛇血凝酶（巴曲亭），0.25~0.5U，静脉注射或肌内注射，重者 6 小时后重复 1 次，以后 1 次 /12h，3 天为 1 个疗程。

处方 2.（1）奥美拉唑，0.6~0.8mg/（kg·d），静脉滴注，1 次 /12h，2 次 /d。

（2）0.9% 氯化钠注射液　50ml
　　　奥曲肽　0.2mg/d

24 小时微量泵持续泵入，连续 3 日或至出血停止。

(3)凝血酶,400U(100U/ml),口服/胃管内注入,3次/d。

(4)注射用矛头蝮蛇血凝酶(巴曲亭),0.25~0.5U,静脉注射或肌内注射,重者6小时后重复1次,以后1次/12h,3天为1个疗程。

处方3.(1)西咪替丁,10~15mg/(kg·d),静脉滴注,1次/12h。

(2)生长抑素,3.5μg/kg,10分钟内静脉注射,之后以3.5μg/(kg·h)泵入。

(3)去甲肾上腺素,8mg,加入冰0.9%氯化钠注射液100ml,胃管内注入,1次/4~6h。

(4)注射用矛头蝮蛇血凝酶(巴曲亭),0.25~0.5U,静脉注射或肌内注射,重者6小时后重复1次,以后1次/12h,3天为1个疗程。

2. 静脉曲张性上消化道出血

处方1.(1)奥美拉唑,0.6~0.8mg/(kg·d),静脉滴注,1次/12h,2次/d。

(2)生长抑素,3.5μg/kg,10分钟内静脉注射,之后以3.5μg/(kg·h)泵入。

(3)去甲肾上腺素,8mg,加入冰0.9%氯化钠注射液100ml,胃管内注入,1次/4~6h。

(4)特利加压素,8~20μg/kg,缓慢静脉注射(超过1分钟),1次/4~8h,直至出血停止,继续用药24~48小时,以防止再出血。

(5)5% 葡萄糖注射液　50ml

阿莫西林克拉维酸钾　50~100mg/(kg·d)　｝静脉滴注,2次/d,用前皮试。

(6)注射用矛头蝮蛇血凝酶(巴曲亭),0.25~0.5U,静脉注射或肌内注射,重者6小时后重复1次,以后1次/12h,3天为1个疗程。

处方2.(1)奥美拉唑,0.6~0.8mg/(kg·d),静脉滴注,1次/12h,2次/d。

(2)生长抑素,3.5μg/kg,10分钟内静脉注射,之后以

3.5μg/(kg·h)泵入。

(3)去甲肾上腺素,8mg,加入冰0.9%氯化钠注射液100ml,胃管内注入,1次/4~6h。

(4)垂体后叶素,0.2~0.4U/min,持续静脉泵入,最高可加至0.8U/min。

(5)5% 葡萄糖注射液　50ml　　　　｜静脉滴注,
　　阿莫西林克拉维酸钾 50~100mg/(kg·d)｜2次/d,用
　　　　　　　　　　　　　　　　　　　｜前皮试。

(6)注射用矛头蝮蛇血凝酶(巴曲亭),0.25~0.5U,静脉注射或肌内注射,重者6小时后重复1次,以后1次/12h,3天为1个疗程。

处方3.(1)奥美拉唑,0.6~0.8mg/(kg·d),静脉滴注,1次/12h,2次/d。

(2)生长抑素,3.5μg/kg,10分钟内静脉注射,之后以3.5μg/(kg·h)泵入。

(3)去甲肾上腺素,8mg,加入冰0.9%氯化钠注射液100ml,胃管内注入,1次/4~6h。

(4)抗利尿激素,0.2~0.4U/min,持续静脉泵入,最高可加至0.8U/min。

(5)5% 葡萄糖注射液　50ml　　　　｜静脉滴注,
　　阿莫西林克拉维酸钾 50~100mg/(kg·d)｜2次/d,用
　　　　　　　　　　　　　　　　　　　｜前皮试。

(6)注射用矛头蝮蛇血凝酶(巴曲亭),0.25~0.5U,静脉注射或肌内注射,重者6小时后重复1次,以后1次/1h,3天为1个疗程。

【注意事项】

1. 初次发病、原因不详以及既往病史不详的患者,在生命支持和容量复苏的同时,可采用经验性联合用药。明确病因后,再根据具体情况调整治疗方案。

2. 在出血24小时内,血流动力学情况稳定后,无严重合并症的患者应尽快行急诊内镜检查。对有高危征象的

患者,应在 12 小时内进行急诊内镜检查。对怀疑肝硬化静脉曲张破裂出血的患者,应在住院后 12 小时内行急诊内镜检查。

3. 垂体后叶素的用法同抗利尿激素,治疗过程中可根据患者的心血管疾病情况以及对药物的反应联合静脉输入硝酸酯类药物,并保证收缩压不低于该年龄段的正常最低值。

4. 当特利加压素的给药剂量在 2mg/4h 以上时,会增加对循环系统产生严重副作用的风险,因此不要超过此剂量。

二、下消化道出血

【概述】

下消化道出血是指屈氏韧带以下部位包括空肠、回肠、结肠、直肠及肛门等出血。其病因繁杂,在不同年龄的疾病谱不同,主要包括肠道原发病和全身性疾病累及肠道两大类。

【临床特征】

1. 显性出血　表现为便血,根据出血部位、量和血液在肠内停留的时间不同,可出现柏油样便、暗红色或鲜血便。

2. 非显性出血　表现为失血性贫血或大便潜血阳性,可伴腹部包块、腹痛、发热、纳差、体重下降及甲床、黏膜苍白等。

【治疗原则】

应根据出血原因、出血部位及出血量采取不同的处理方式。胃镜下局部药物的喷洒止血及注射止血亦适用于结、直肠出血。一般对炎性肠病、结直肠多发性息肉及全身性疾病伴直肠出血者,大多主张先行保守治疗。对小肠疾病合并出血者,一般经非手术治疗多能止血,然后转入择期手术治疗。全身药物的应用基本上同上消化道出血的处理。

【推荐处方】

处方 1. (1)生长抑素,3.5μg/kg,10 分钟内静脉注射,之后以 3.5μg/(kg·h)泵入。

(2)去甲肾上腺素,8mg,加入冰 0.9% 氯化钠注射液 100ml,灌肠(用于结、直肠出血)。

(3)垂体后叶素,0.2~0.4U/min,持续静脉泵入,最高可加至 0.8U/min。

(4)注射用矛头蝮蛇血凝酶(巴曲亭),0.25~0.5U,静脉注射或肌内注射,重者 6 小时后重复 1 次,以后 1 次 /12h,3 天为 1 个疗程。

处方 2. (1) 0.9% 氯化钠注射液　50ml　｜24 小时微量泵
　　　　奥曲肽　0.2mg/d　　　　　　｜持续泵入,连续 3 日或至出血停止。

(2)凝血酶,400U(100U/ml),灌肠(用于结、直肠出血)。

(3)特利加压素,8~20μg/kg,缓慢静脉注射(超过 1 分钟),1 次 /4~8h,直至出血停止,继续用药 24~48 小时,以防止再出血。

(4)注射用矛头蝮蛇血凝酶(巴曲亭),0.25~0.5U,静脉注射或肌内注射,重者 6 小时后重复 1 次,以后 1 次 /12h,3 天为 1 个疗程。

处方 3. (1)生长抑素,3.5μg/kg,10 分钟内静脉注射,之后以 3.5μg/(kg·h)泵入。

(2)去甲肾上腺素,8mg,加入冰 0.9% 氯化钠注射液 100ml,灌肠(用于结、直肠出血)。

(3)抗利尿激素,0.2~0.4U/min,持续静脉泵入,最高可加至 0.8U/min。

(4)注射用矛头蝮蛇血凝酶(巴曲亭),0.25~0.5U,静脉注射或肌内注射,重者 6 小时后重复 1 次,以后 1 次 /12h,3 天为 1 个疗程。

【注意事项】

1. 对于过敏性紫癜肠道出血的患儿,可加用氢化可的松 4~8mg/(kg·d)静脉滴注。

2. 垂体后叶素的用法同抗利尿激素,治疗过程中可根据患者的心血管疾病情况以及对药物的反应联合静脉输入硝酸酯类药物,并保证收缩压不低于该年龄段的正常最低值。

3. 当特利加压素的给药剂量在 2mg/4h 以上时,会增加对循环系统产生严重副作用的风险,因此不要超过此剂量。

(江　杰)

第八节　颅内高压症

【概述】

颅内高压是神经内、外科的急重症,早期诊断和及时正确处理是挽救患儿生命及减少患儿神经系统后遗症的关键之一。

【临床特征】

1. 不同年龄儿童的颅内压正常值有所差异。对于年长儿,颅内高压指颅内压超过 20mmHg(270mmH_2O)并持续 5 分钟以上,对于婴幼儿,此标准应适当放宽,超过相应的正常值就应考虑。

2. 临床表现根据儿童的年龄有所差别。年长儿多表现为剧烈头痛、呕吐、意识状态改变、视盘水肿、高血压伴心动过缓或心动过速、抽搐或视力障碍等;小婴儿的表现多为非特异性,常表现为头围迅速增大、前囟隆起、颅缝裂开、落日眼征、易惊或者昏睡、反应差和喂养困难等。

3. 当患儿出现血压升高、心率下降、呼吸抑制等生命体征的改变,往往提示颅内压增高的终末阶段,即将发生脑疝;脑疝压迫脑组织及脑神经可导致相应的临床症状和体征。

【治疗原则】

怀疑颅内高压时,应采取措施避免颅内压进一步增高,如维持呼吸与循环及内环境稳定、及时退热、抬高患儿头部 15°~30° 并保持中立位,必要时镇静、镇痛等。当确定颅内高压症时需要紧急治疗,使用药物脱水降颅内压,必要时采取过度通气疗法并评估是否需手术干预(脑脊液分流、去骨瓣减压术等)。治疗应维持颅内压 < 20mmHg,保持足够的脑灌注压以避免继发性缺血性脑损伤。情况稳定后尽早明确病因,治疗原发病是解除颅内高压的根本性措施。

【推荐处方】

脱水降颅内压的药物治疗如下:

处方 1. 20% 甘露醇,0.5~1g/kg,静脉注射(20~30 分钟内注入),1 次 /4~6h;脑疝时首选高剂量,用药间隔时间可缩短至 2 小时。

处方 2. 3% 氯化钠,5ml/kg,静脉滴注,必要时每小时可重复 1 次(监测血清钠浓度 ≤ 160mmol/L),颅内压控制后可持续静脉滴注,速度控制在 0.5~1.5ml/(kg·h)。

【注意事项】

1. 硝酸甘油、硝普钠可使血管舒张后增加颅内压,低渗液体会加重脑水肿,应尽量避免使用。

2. 甘露醇有引起高渗透压、血容量不足、电解质紊乱和急性肾衰竭的潜在副作用,使用时应监测血清渗透压、电解质和肾功能,同时补充 0.9% 氯化钠以防止低血压和脱水;长期或大剂量使用时,可能导致脑水肿特别是血管源性脑水肿恶化。

3. 3%氯化钠适用于合并低血容量、低血压或肾功能损害的患儿,常见的副作用包括渗透性脱髓鞘脑病、低钾血症、出血倾向、颅内压反跳等。

4. 肾上腺皮质激素具有"双刃剑"作用,一方面其具有抗炎和膜稳定功能,有助于急性期改善部分疾病所致的血管源性脑水肿;另一方面也可能导致感染扩散、延误病因诊断等不良结局,因此在临床诊疗时应谨慎应用。

(彭　镜　彭　盼)

第九节　急性肾损伤

【概述】

急性肾损伤(acute kidney injury,AKI)是指由于肾脏自身或肾外多种原因引起的肾功能在数小时或数天内急剧下降的一组临床综合征,为儿科危重症之一,病死率高。根据尿量减少与否,AKI分为少尿型和非少尿型,临床常见少尿型AKI。

【临床特征】

少尿型AKI可分为少尿期、多尿期和恢复期,小儿的各期分界往往不明显。

1. 少尿期

(1)尿量减少。

(2)氮质血症:血肌酐(Cr)、尿素氮(BUN)明显升高,可出现全身各系统中毒症状。

(3)水钠潴留:全身性水肿、血压升高,并可出现肺水肿、脑水肿和心力衰竭等表现。

(4)电解质紊乱:高钾血症、低钠血症、高磷血症及低钙血症。

(5)代谢性酸中毒。

(6)内分泌及代谢改变:甲状旁腺素(PTH)升高,降钙素下降;T_3、T_4 下降,TSH 正常;促红细胞生成素降低;抗利尿激素(ADH)及肾素 - 血管紧张素 - 醛固酮活性均升高;生长激素也升高;胰岛素、胰高血糖素水平升高。

(7) 易继发感染,以呼吸道和泌尿道感染多见。

2. 多尿期

(1) 尿量增多。

(2) 肾功能逐渐恢复,血 BUN 及 Cr 下降,毒物积蓄引起的各系统症状减轻。

(3) 易出现脱水及低血钾、低血钠。

3. 恢复期

(1) 尿量逐渐恢复正常。

(2) 血 BUN、Cr 逐渐正常。

(3) 少数可遗留不同程度的肾功能损伤,表现为慢性肾功能不全,需维持透析治疗。

【治疗原则】

对 AKI 的治疗原则是去除病因,维持水、电解质及酸碱平衡,减轻症状,改善肾功能,防止并发症发生。

【推荐处方】

1. 肾前性急性肾损伤:在补充液体、纠正脱水和血容量不足的基础上可加用:

处方　呋塞米,1mg/kg,静脉注射,1~2 次 /d。

2. 肾性急性肾损伤

(1) 少尿期

处方　呋塞米,1mg/kg,静脉注射,1~2 次 /d。

(2) 多尿期:见注意事项。

3. 肾后性急性肾损伤:见注意事项。

【注意事项】

1. 对肾前性 AKI,主要是补充液体、纠正细胞外液量及溶质成分异常,改善肾血流,防止演变为急性肾小管坏死。对肾后性 AKI,应积极消除病因,解除梗阻,必要时手术治疗。无论肾前性与肾后性,均应在补液或消除梗阻的同时,维持水、电解质与酸碱平衡。

2. 对肾性 AKI,少尿期需给予低盐、低钾、低磷、低蛋白及高糖饮食,必要时可行肾脏替代治疗;多尿期则应注意加强补液,维持水、电解质平衡,防止感染。

3. 对少尿型 AKI,少尿期补液应坚持"量出为入"的原则,严格限制水、钠的摄入。

4. 治疗期间除应监测尿量外,还应密切关注血压情况,对于合并高血压者可同时进行降压治疗。

5. 保守治疗效果欠佳者,均应尽早进行肾脏替代治疗。

(康志娟)

第十节   肝 衰 竭

【概述】

肝衰竭为由多种因素引起肝细胞严重损害,导致其合成、解毒和生物转化等功能障碍,出现以黄疸、凝血功能障碍、肝性脑病和腹水等为主要临床表现的一种临床综合征。临床上可将其分为急性肝衰竭、亚急性肝衰竭、慢加急性肝衰竭和慢性肝衰竭 4 种。

【临床特征】

1. 原发病   不同的病因所致的肝衰竭可表现出相应的临床表现,但也可仅出现非特征性的临床表现,如乏力、明显畏食、腹胀、恶心、呕吐等严重的消化道症状。

2. 黄疸   黄疸既可以是肝脏原发病的表现之一,也可以是肝衰竭的特征性表现,主要表现为黄疸进展迅速,短时间内进行性加深。

3. 肝性脑病   最早出现的表现是性格改变,昼夜睡眠规律颠倒、嗜睡或烦躁不安、易激惹。扑翼样震颤为其较为特异性的表现,在肝性脑病早期、中期甚至完全昏迷前均可出现,亦可见舌、下颚及面部的微细震颤。继而神志发生改变,随后出现意识障碍、昏睡或昏迷,各种反应、反射均消失,可有脑水肿的表现。

4. 凝血功能障碍　早期仅有凝血功能异常;严重者出现注射部位出血不止,皮肤出血点、瘀斑,鼻咽部、消化道出血或肺出血等。

【治疗原则】

目前肝衰竭的治疗尚缺乏特效药物和手段。原则上强调早期诊断、早期治疗,针对不同的病因采取相应的综合治疗措施,并积极防治各种并发症。

【推荐处方】

1. 针对病因治疗或特异性治疗

(1) HBV-DNA 阳性的肝衰竭

处方　恩替卡韦,0.015mg/kg,睡前口服,每天 1 次,每 3 个月后评估。

(2) 药物性肝衰竭

处方 1. *N*-乙酰半胱氨酸(NAC),首剂 140mg/kg,口服;后继 70mg/kg,口服,1 次 /4h,连用 3~5 天。

| **处方 2.** 5% 葡萄糖注射液或 0.9% 氯化钠注射液　100ml
还原型谷胱甘肽　1.5g/m² | 静脉滴注,1~2 次 /d。 |

(3) 毒蕈中毒

处方 1. 水飞蓟素,4~5mg/(kg·d),口服,2 次 /d。

| **处方 2.** 0.9% 氯化钠注射液　20~50ml
青霉素　5 万~10 万 U/(kg·d) | 静脉滴注,1 次 /6h,连用 5~7 天。用前皮试。 |

(4) 自身免疫性肝病

处方　甲泼尼龙,2mg/kg,静脉滴注,1~2 次 /d,1 周无效则停用;

如有效可改泼尼松,1~1.5mg/(kg·d),口服,3 次 /d,病情稳定后渐趋减量。

2. 护肝药治疗

处方 1. 熊去氧胆酸,15~20mg/(kg·d),口服,2~3 次 /d。适用于胆汁淤积症。

处方 2. 双环醇,0.5~1.0mg/(kg·d),口服,2~3 次 /d。适用于氨基转移酶升高者。

3. 针对内毒素血症的治疗

处方 1. 利福昔明,0.1~0.2g,口服,4 次 /d。适应于 6 岁以上的儿童。

处方 2. 新霉素,25~50mg/(kg·d),口服,4 次 /d。

处方 3. 乳果糖溶液,< 1 岁,5ml/d;1~6 岁,5~10ml/d;> 6 岁,10~15ml/d。口服,2~3 次 /d;维持剂量应调至每日最多 2~3 次软便。

4. 并发症的治疗

(1)脑水肿的治疗

处方 1. 20% 甘露醇,0.5~1.0g/kg,静脉注射,1 次 /6~8h。

处方 2. 呋塞米,0.5~1mg/kg,静脉注射,1~2 次 /d。常与渗透性利尿药交替使用。

处方 3. 人血白蛋白,0.5g/kg,静脉滴注。适用于低蛋白血症患者。

(2)肝性脑病的治疗

处方 1. 门冬氨酸鸟氨酸,2.5~5.0g,先将本品用适量注射用水充分溶解,再加入 0.9% 氯化钠注射液或 5%、10% 葡萄糖注射液中,最终门冬氨酸鸟氨酸的浓度不超过 2%,缓慢静脉滴注,1 次 /6h。

处方 2. 5% 葡萄糖注射液　100~250ml　静脉滴注,
精氨酸　1.25~5g　4 小时内滴注完成,1~2 次 /d。

（3）出血的预防与治疗

处方 1. 维生素 K_1，5~10mg，肌内注射，1 次 /d，连用 3 天。

处方 2. 新鲜血浆或冷沉淀，5~10ml/kg，自发性出血或实行有创损伤性检查或治疗前使用。

处方 3. 适用于门静脉高压出血患者。

1）0.9% 氯化钠注射液　1ml 　生长抑素　0.1~0.25mg（负荷剂量）	静脉注射。
2）0.9% 氯化钠注射液　50~100ml 　生长抑素　250μg（维持剂量）	以 3.5μg/ （kg·min）持续 静脉滴注，直 至出血停止。

【注意事项】

1. 肝衰竭的治疗强调综合治疗，如肠内营养、纠正低蛋白血症、纠正凝血功能异常、维持水与电解质及酸碱平衡、预防与治疗感染、肠道微生态的调节等。

2. 及早进行人工肝支持治疗，清除各种有害物质，补充必需物质，改善内环境，暂时替代衰竭肝脏的部分功能，为肝细胞再生及肝功能恢复创造条件或等待机会进行肝移植。

3. 肝移植是治疗各种原因所致的中至晚期肝衰竭的最有效的方法之一，适用于经积极内科综合治疗和 /或人工肝治疗疗效欠佳，不能通过上述方法好转或恢复者。

4. 精氨酸注射液可引起高氯性酸中毒，以及血中的尿素、肌酸、肌酐浓度升高。

（李双杰）

第十一节   意外伤害及物理损害

一、溺 水

【概述】

2002 年,世界溺水大会在荷兰阿姆斯特丹举行,会上统一了溺水的定义,即机体淹没或浸入液体中时,呼吸道经受损伤的过程。

【临床特征】

1. 刚跌入水中时神志尚清楚,一般血压上升、心率增快。

2. 溺水 1~2 分钟后表现为激烈呛咳、呕吐、窒息、神志模糊、呼吸浅表不规则、血压下降、心搏减慢。

3. 溺水 3~4 分钟后出现重度症状,表现为青紫、颜面水肿、眼口鼻黏膜充血、四肢冰凉、血压下降、神志不清或烦躁不安,常有肺部啰音及心律失常。

【治疗原则】

溺死过程极短,抢救需争分夺秒。原则是立即解除呼吸道梗阻,恢复自主呼吸,恢复心搏,加强监护,防治感染等并发症。要点是实施有效的心肺脑复苏和充分的呼吸管理。

【推荐处方】

1. **恢复呼吸,纠正低氧血症**   无呼吸者应该立即给予气管插管,建议 ≤ 6ml/kg 的小潮气量和最佳呼气末正压通气。呼气末正压(PEEP)为 5~10cmH_2O,如果严重缺氧则PEEP 可能需要 15~20cmH_2O。

2. **溺水合并心力衰竭**

处方(1)限制液体总量约 40ml/(kg・d)。

(2)20% 甘露醇,0.25~0.5ml/kg,快速静脉滴注,4~6 次 /d,连用 3~5 天。

(3)毛花苷丙,负荷剂量为新生儿 0.02mg/kg,< 2 岁 0.03~0.04mg/kg,> 2 岁 0.02~0.03mg/kg;首次用量为负荷剂量的 1/2,余量分 2 次,缓慢静脉注射,间隔 6~8 小时。

或地高辛,负荷剂量为新生儿 0.02~0.03mg/kg,< 2 岁 0.05~0.06mg/kg,> 2 岁 0.03~0.05mg/kg;维持剂量为 1/5~1/4 的负荷剂量,口服,1 次 /12h。

(4)呋塞米,1~2mg/kg,静脉注射。

3. 溺水合并神经系统受累

处方 (1)苯巴比妥,首剂 20mg/kg,维持 5mg/kg,连续静脉滴注,1 次 /12h,连用 3 天。

(2)高压氧治疗。

(3)亚低温治疗,体温 32~34℃维持 12~72 小时,然后以 0.25~0.50℃ /h 的速度进行复温,最终维持体温 ≤ 37℃。

【注意事项】

1. 尽早施救。早期开始基础生命支持与高级生命支持计划是改善溺水患者的预后的关键,包括现场抢救、基础生命支持、保温等。

2. 溺水合并肺部感染及急性肺损伤 /ARDS:①保护性通气预防 ARDS;②放置胃管减压;③大多数患者会发生代谢性酸中毒,不推荐常规使用碳酸氢钠;④预防性使用抗生素,经验性应用广谱抗生素覆盖高度可疑的 G^+ 和 G^- 病原菌,厌氧菌和真菌感染可在致病菌明确后使用抗生素。

3. 尚无足够的证据支持应用 1 种或多种特异性的神经保护剂,如抗氧化剂、巴比妥类药物、钙通道阻滞剂、促红细胞生成素、糖皮质激素、利多卡因、镁剂等。

二、溺 粪

【概述】

溺粪是学龄儿童经常发生的意外。在我国南方农村常将粪池暴露于户外,小儿不慎失足跌入事件时有发生。

【临床特征】

粪水吸入者可有咳嗽、气促、发绀,口、鼻腔内有粪水流出,肺部出现湿啰音。大量粪渣吸入者可因窒息而死亡。大量吞入粪水者出现恶心、呕吐、腹胀、腹痛、腹泻甚至便血、肝脾大、肝功能受损,以及发热、休克等表现。

【治疗原则】

原则是保持呼吸道通畅,立即恢复呼吸与心跳,清除吞入、吸入的粪水,积极控制感染和并发症。

【推荐处方】

1. 院内急救 建立通畅的呼吸、恢复心搏、纠正低氧血症;防止和减少细菌及毒素和有害物质的吸收。

(1)洗胃及导泻

处方 1. 1:5 000 高锰酸钾水,外用,洗胃。

处方 2. 硫酸镁,1 剂,胃管内注入,导泻。

(2)防止主要脏器受累:应严格限制液体入量与速度,警惕肺水肿、脑水肿存在。

处方 1. 20% 甘露醇,0.25~0.5ml/kg,快速静脉滴注。

处方 2. 呋塞米,1~2mg/kg,静脉注射。

2. 对症支持

(1)镇静止惊

处方 1. 地西泮,0.3~0.5mg/kg,静脉注射。

处方 2. 咪达唑仑,0.3mg/kg,静脉注射或肌内注射。

(2)维持水、电解质和酸碱平衡,保证足够的热量、蛋白质及维生素的补充。

【注意事项】

1. **现场急救**　拉出粪池后,立即清除口腔、鼻腔内的粪水,促使其呕吐,脱去衣物清洁全身,如有呼吸与心跳停止,应立即行人工呼吸和胸外按压,并建立通畅的呼吸、恢复心搏、纠正低氧血症;无呼吸者,应给予气管插管或气管切开吸出气管中的粪水及粪渣,并给予彻底冲洗。

2. **控制感染**　给予广谱抗生素治疗至少3天,对于明显粪水吞入或吸入的患儿应首选用针对革兰氏阴性菌的抗生素,以后根据细菌培养结果及药敏试验结果及时调整抗生素治疗。

3. **注意溺粪迟发危象**　即由于粪水中细菌和毒素的吸收和/或缺血再灌注损伤等原因,溺粪患者可在被救起时一般情况良好,无明显症状,但数小时后突然出现高热、抽搐、昏迷等;或经抢救后病情一度好转,数小时后病情突然恶化而死亡;或数小时至数天后出现高热、咳嗽、胸痛、腹泻等症状或肝脾大、肝功能损害、发热、休克、尿呈棕褐色或蓝色等。对轻症溺粪患儿,至少留院观察12~24小时,以防溺粪迟发危象的发生。

三、电 击 伤

【概述】

一定的电流或电能量通过人体引起损伤、功能障碍甚至死亡称为电击伤。雷击也是一种电击伤,属于高压电损伤范畴。

【临床特征】

1. **全身反应**　可有短时的头晕、心悸、惊恐、面色苍白、表情呆滞,电流通过人体时可引起肌肉强烈收缩,出现心律不齐、血压下降甚至昏迷;严重者出现心室颤动,迅即心搏骤停。

2. 局部灼烧 轻者皮肤被电火花烧伤呈 0.5~2cm 大小的半圆形焦黄色干燥灼伤;重者损伤部位创面大,组织损伤较深,可深达肌肉和骨骼引起坏死,甚至皮肤碳化、骨骼断裂。

3. 其他损伤 骨折或关节脱臼及器官损伤;血管损伤可发生出血;电流刺激脊髓可发生肌肉麻痹甚至截瘫。

【治疗原则】

对接触者应立即急救,分秒必争。

【推荐处方】

1. 迅速脱离电源,现场心肺复苏 心搏骤停应立即行胸外按压,同时给予肾上腺素。

处方1. 肾上腺素(1∶10 000),0.1~0.3ml/kg(0.01~0.03mg/kg),静脉注射。

处方2. 肾上腺素(1∶1 000),0.1mg/kg,支气管滴注。

2. 出现心室颤动

处方1. 利多卡因,1~2mg/kg,稀释后缓慢静脉滴注。

处方2. 电除颤:直流电胸外除颤,2J/kg,如经 2 次电击无效者可增至 4J/kg。

【注意事项】

1. 心肺复苏后的处理包括维持血压、纠正酸中毒、防治脑水肿,预防肾衰竭。

2. 远端肢体坏死者,酌情行筋膜松解术及截肢治疗。

3. 对触电者心肺复苏后,及早使用抗脂质过氧化物酶如超氧化物歧化酶(SOD)可避免组织损伤。谷胱甘肽、维生素 E、维生素 C 等亦有脂质过氧化作用。

四、烧 伤

【概述】

烧伤是小儿常见的意外伤害之一,烧伤程度与热源温度和接触时间密切相关,因小儿的皮肤娇嫩且不能自己消除致伤原因,故同等条件下小儿烧伤时其程度比成人严重。同样面积的烧伤,小儿比成人易发生休克、失水及酸中毒,继发感染的机会也更大。

【临床特征】

1. **Ⅰ度烧伤** 达表皮角质层,生发层健在,表现为轻度红、肿、痛、热、感觉过敏、表面干燥无水疱。

2. **Ⅱ度烧伤** ①浅Ⅱ度:达真皮层,部分生发层健在,表现为剧痛、感觉过敏、有水疱;疱皮剥脱后可见创面均匀发红、潮湿、水肿明显。②深Ⅱ度:达真皮深层,有皮肤附着残留,表现为痛觉较迟钝、可有或无水疱、基底苍白、间有红色斑点、创面潮湿;拔毛时痛,毛根有正常的解剖结构;数天后如无感染,出现网状栓塞血管。

3. **Ⅲ度烧伤** 达皮肤全层,有时可深达皮下组织、肌肉和骨骼,表现为皮肤痛觉消失,无弹性,干燥,无水疱,如皮革状,蜡白、焦黄或碳化;拔毛不痛,无正常的毛根解剖结构;数天后出现粗大的树枝状栓塞血管。

【治疗原则】

必须抢救及时,处理得当,安全迅速转送。

【推荐处方】

1. **消化道出血** 常规给予抗酸及保护胃黏膜治疗。

处方1. 奥美拉唑,<1岁者0.7mg/(kg·d),>1岁且体重<20kg者10mg/d,>1岁且体重≥20kg者20mg/d,静脉滴注,1~2次/d。

处方 2. 西咪替丁,5~10mg/kg,静脉滴注,2~4 次 /d。

处方 3. 铝碳酸镁,0.5~1g,口服,3 次 /d。

2. 急性肾功能不全　抗休克、碱化尿液和使用利尿药是防治肾衰竭的重要措施。

处方 1. 5% 碳酸氢钠注射液,100ml/($m^2 \cdot d$),静脉滴注。

处方 2. 呋塞米,1~2mg/kg,静脉注射;或氢氯噻嗪,1~2mg/(kg · d),口服,2 次 /d。

3. 脑水肿　控制输液速度及剂量,若出现脑水肿,应在输液的同时给予脱水治疗。

处方 1. 20% 甘露醇,0.25~0.5ml/kg,快速静脉滴注。

处方 2. 呋塞米,1~2mg/kg,静脉注射。

【注意事项】

1. 热力烧伤应立即脱去着火的衣裤,酸碱烧伤应迅速脱去浸有酸碱的衣裤后用大量清水冲洗。四肢烧伤可将肢体浸入冰水中约 30 分钟可止痛。24 小时内的新鲜创面应尽早在无菌条件下进行创面清创处理。

2. 大面积烧伤的治疗包括:①抗休克治疗:烧伤面积在 10% 以下的以口服补液治疗;烧伤面积在 10% 以上的应静脉输液。每 1% 的 Ⅱ、Ⅲ度烧伤面积需胶体和晶体液(1:1)1.5ml/kg,算出第 1 个 24 小时的液体量后再加当日需水量 [儿童 70ml/(kg · d),婴儿 100ml/(kg · d)],这就是 24 小时内的总液体量。胶体液以血浆、白蛋白及全血为主,晶体液为 0.9% 氯化钠注射液、2:1 液等。②创面处理:Ⅰ度烧伤创面无须特殊处理,注意保护创面,3~5 天可自愈;浅 Ⅱ度创面若无感染,清创后包扎或暴露;深 Ⅱ度和 Ⅲ度创面采用清创后暴露疗法,保持创面干燥结痂,争取早日去痂、植皮、封闭创面。感染创面则应及时清除感染的焦痂和坏死组织,达到充分引流,或用湿润烧伤膏,也可用纳米银凝胶外敷促使坏死组织脱落;如创面脓多、肉芽组织水肿,也可用高渗盐水纱布 4~6 层湿敷;如坏死组织较多时,创面不宜湿敷,宜采用暴露或半暴露疗法。

3. 败血症的防治可以选用 2 种以上有效的广谱抗生素联合使用,足量静脉给药,在使用大剂量多种抗生素时注意继发真菌感染和厌氧菌感染的可能性。

4. 脓毒症的防治包括:①尽早清除感染原;②选择合理有效的抗生素;③连续性血液净化(CBP);④酌情输入全血、血浆、白蛋白、多种氨基酸、脂肪乳等;⑤供给足够的热量,增强机体抵抗力,纠正酸中毒和维持水、电解质平衡;⑥感染性休克:详见感染性休克的治疗。

5. 肺部感染的防治包括:①保持呼吸道通畅,充分供氧,及时清除痰液,勤翻身,鼓励咳嗽;②控制输液速度和用量;③适当应用利尿药;④配合抗生素治疗;⑤必要时呼吸机辅助呼吸。

五、热 射 病

【概述】

热射病(HS)是以核心温度超过 40℃伴有中枢神经系统功能障碍(包括谵妄、抽搐、昏迷)为特点的严重威胁生命的疾病。HS 分为经典型热射病(CHS)和劳力性热射病(EHS)2 种类型,前者通常发生在暴露于高温环境中的儿童和老年人,后者发生在高温高湿环境中从事高强度体力劳动的健康年轻人群。

【临床特征】

1. 患儿的核心温度超过 40℃,均有神经系统功能障碍,表现为谵妄、昏睡、昏迷和抽搐。

2. 大量液体丢失、皮肤血管扩张和心功能异常,常有低血压、血乳酸增高。

3. 高热引起肺血管内皮损伤、失控的全身炎症反应和弥散性血管内凝血等因素常导致急性呼吸窘迫综合征。

4. 胃肠受损后出现胃肠黏膜水肿、出血和腹泻,肝脏受损时肝功能异常。

5. 部分患儿出现肾衰竭,表现为少尿、血肌酐及尿素氮增高。

【治疗原则】

早期诊断、早期干预、早期康复,争分夺秒地开展救治,阻断病程发展,防止主要脏器功能衰竭。

【推荐处方】

1. 镇静、给氧,保护脑功能　运用镇静、脱水和冰帽冷敷等措施治疗热射病发病早期(3~5 天)患者,可以降低脑代谢率,保护大脑功能,改善预后。

处方 1. 地西泮,0.3~0.5mg/kg,静脉注射。

处方 2. 10% 水合氯醛,0.3~0.5ml/kg,口服或灌肠。

处方 3. 苯巴比妥,5~10mg/kg,肌内注射或静脉滴注。

处方 4. 咪达唑仑,0.3mg/kg,静脉注射或肌内注射。

2. 抗凝治疗

处方　肝素,50~100U/kg,皮下注射,4~6 次 /d。

【注意事项】

1. 脱离高热环境,稳定气道、呼吸,迅速将患者转移至阴凉通风处,解开衣物束缚,使其平卧,保持呼吸道通畅。使用乙醇擦浴、冬眠合剂、床旁血滤以及冷流体静脉滴注等辅助措施快速降低患者的体温。

2. 用面罩给予高流量吸氧。患者必须在 20 分钟内有效吸氧,如果超过 30 分钟,患者的恢复时间延长,并发症更多。待患者的生命体征平稳后,条件允许时可及早行高压氧治疗。

3. 出现肾衰竭者,可选择连续性血液净化(CBP)治疗。

4. 建议对热射病患者早期应用小剂量低分子量肝素,防止弥散性血管性凝血(DIC)发生。而对于有凝血功能严重障碍、血小板明显降低或有出血倾向者,应在患者补充凝血因子的基础上应用小剂量低分子量肝素。

六、捂热综合征

【概述】

婴儿捂热综合征在寒冷季节较常发生,多见于农村和1岁以内的婴儿,是由于过度保暖或捂闷过久导致的以缺氧、高热、大汗、脱水、抽搐、昏迷及呼吸与循环衰竭为主要表现的临床综合征。

【临床特征】

1. 高热、大汗、脱水、烦躁、面色苍白、四肢发凉、口唇发绀、呼吸急促,甚至呼吸和循环衰竭。

2. 常有酸中毒和多器官功能衰竭。

【治疗原则】

应立即去除病因,脱离高温环境,迅速物理降温,给氧。注意改善脑缺氧,纠正内环境紊乱,维持重要脏器功能。

【推荐处方】

1. 镇静止痉

处方1. 地西泮,0.3~0.5mg/kg,静脉注射。

处方2. 10% 水合氯醛,0.3~0.5ml/kg,灌肠。

处方3. 苯巴比妥,5~10mg/kg,肌内注射或静脉滴注。

2. 液体疗法 补液纠酸;输液量为100~150ml/(kg·d),张力为 1/5~1/3。若有循环衰竭或酸中毒,首先给 2:1 液或等渗溶液(1.4% 碳酸氢钠注射液)10~20ml/kg,扩容纠酸。

3. 积极控制脑水肿

处方(1)20% 甘露醇,0.5g/kg,快速静脉滴注。

(2)地塞米松,0.5~1.0mg/kg,静脉注射。

(3)呋塞米,1mg/kg,静脉注射。

4. 高压氧治疗　一般生命体征平稳,惊厥停止即进入高压氧舱行高压氧治疗,5~7 天为 1 个疗程,对于有神经系统后遗症者坚持每月 1 个疗程。

5. 纳洛酮的应用

处方　纳洛酮,首剂 0.05~0.1mg/kg,静脉注射;继以 0.1mg/kg 加入液体中维持 6~8 小时,1 次 /d,连用 3~5 天。

【注意事项】

对于捂热综合征,切忌使用解热药,以免因出汗过多而加重虚脱。同时,要让患儿尽快呼吸到新鲜的空气。

七、犬 咬 伤

【概述】

狂犬病是一种人畜共患传染病,为侵害中枢神经系统的急性病毒性传染病,它多由染病的动物咬人而得,传播途径主要为犬(95%)、猫(4%)咬伤,一旦发病,病死率为 100%。既往多见于农村地区,随着人们生活水平的不断提高,城乡饲养宠物盛行,因犬咬伤人事件的就诊量呈上升趋势。

【临床特征】

1. 牙痕咬伤　多发生在肢体部分,仅有牙痕孔,深达皮,伴有疼痛和出血。

2. 撕裂伤　犬攻击人时常有撕扯动作,利牙作用的创口周围的组织、血管、神经肌腱有不同程度的撕裂伤,表现为出血多,创面不规则、组织缺损、污染严重。

3. 狂犬病　为被带狂犬病毒的病犬咬伤后的一种致死性并发症。典型的狂躁型临床表现为恐水、怕风、恐惧不安、咽喉肌痉挛,以及对声音、光亮刺激过敏,多汗、流涎和咬伤处出现麻木、感觉异常等。麻痹型病例多开始于肢体被咬处,然后呈放射状向四周蔓延,部分或全部肌肉瘫痪,咽喉肌、声带麻痹而失声。

4. 将狂犬病暴露程度分为 3 个等级 ①Ⅰ级：接触或者喂养动物，或者完好的皮肤被舔，完好的皮肤接触狂犬病动物或人狂犬病病例的分泌物、排泄物。②Ⅱ级：裸露的皮肤被轻咬，无出血的轻微抓伤或擦伤；致伤当时肉眼难以判断时，可用乙醇擦拭暴露处，如有疼痛感，则表明皮肤存在破损。③Ⅲ级：单处或多处贯穿皮肤的咬伤或抓伤、破损皮肤被舔舐、黏膜被动物唾液污染、暴露于蝙蝠等。

【治疗原则】

以预防为主。及时正确地清洗、消毒伤口，及时规范化接种狂犬病疫苗和注射免疫球蛋白是预防狂犬病发病及伤口感染的关键措施。

【推荐处方】

注射狂犬病疫苗。

处方 1. Essen 5 针法：分别于就诊后的第 0、3、7、14 和 28 天在上臂三角肌各注射 1 剂 Vero 细胞人用狂犬病疫苗。

处方 2. Zagreb 4 针法：即 2-1-1 免疫程序，就诊当天分别在左、右上臂三角肌各注射 1 剂 Vero 细胞人用狂犬病疫苗，第 7 和第 21 天再在上臂三角肌各注射 1 剂。

【注意事项】

1. **分级处理** 狂犬病预防处置门诊的医师在判定暴露级别后，立即进行伤口处理。Ⅰ级暴露者无须进行处置；Ⅱ级暴露者应当立即处理伤口并接种狂犬病疫苗；Ⅲ级暴露者应立即处理伤口，并按照相关规定使用狂犬病被动免疫制剂，并接种狂犬病疫苗。

2. **伤口处理** 用无菌敷料覆盖创口，用无菌刷及肥皂液刷洗创口周围 2~3 次，刷洗后用 0.9% 氯化钠注射液冲洗；创口内先用 20% 肥皂水、0.9% 氯化钠注射液交替冲洗，继之用大量 3% 过氧化氢溶液、0.9% 氯化钠注射液对创口进行冲洗，较深伤口冲洗时用注射器或者高压脉冲器械伸入伤口深部进行灌注清洗,做到全面彻底,冲洗时间至少15分钟;然后用大量0.05%等渗聚维酮、苯扎氯铵溶液对创口内进行消毒。

3. 注射被动免疫制剂 所有首次暴露的Ⅲ级暴露者,以及有严重免疫缺陷、长期大量使用免疫抑制剂、头面部暴露的Ⅱ级暴露者均应使用狂犬病被动免疫制剂。伤口经彻底清创后,注射总量20U/kg,解剖结构不适合穿刺的部位可酌情采取表面滴入或浸泡的办法。

4. 负压伤口治疗 广泛应用于外科领域治疗慢性、亚急性、急性开放性伤口已达成共识,但应用于犬咬伤暴露创口还较为少见,建议 –75mmHg 负压为适宜水平。

(李卓颖)

八、蛇 咬 伤

【概述】

蛇咬伤是指人体被有毒的毒蛇咬伤后,其毒液由伤口进入人体内而引起的一种急性全身中毒性疾病。根据蛇毒的成分,将其分为神经毒类、血循毒类和混合毒类。

【临床特征】

1. 神经毒类

(1)局部症状:轻度麻木感,无渗出液,不红不肿,无疼痛感。

(2)全身症状:主要表现为神经系统损害,多在咬伤后的1~6小时出现。轻者出现头晕、乏力、眼睑下垂、张口不利、咽痛、腹痛、呕吐、全身肌肉疼痛等;严重者出现瞳孔散大、视物模糊、语言不清、流涎、牙关紧闭、吞咽困难、肌肉阵挛或抽搐、昏迷、呼吸减弱或停止、血压下降,最后呼吸麻痹而死亡。

2. 血循毒类

(1)局部症状:严重肿胀,向近心端蔓延,皮下瘀斑、水疱、血疱等,有组织坏死和出血,伤口剧烈疼痛,局部淋巴结肿大或触痛。

(2)全身症状:主要表现为血液循环系统损害,全身广泛皮肤、黏膜、内脏出血,可出现溶血性黄疸及血红蛋白尿,严重者可出现休克,甚至全身各主要脏器受损。

3. 混合毒类 同时兼具神经毒类和血循毒类的特点,因此症状比较复杂。

(1)局部症状:伤口呈红肿状态,有水疱或血疱,皮肤瘀斑,组织坏死,伤口剧痛,向近心端迅速蔓延。

(2)全身症状:四肢肌肉无力,全身肌肉酸痛,牙关紧闭,呼吸困难,心律失常,循环衰竭,尿少或尿闭,意识障碍,甚至心搏、呼吸停止。

【治疗原则】

尽早明确诊断,积极防止毒素扩散和吸收,促进蛇毒排出,迅速使用抗蛇毒血清中和体内蛇毒,对症处理,保护脏器,防治可能发生的并发症。

【推荐处方】

1. 局部处理

处方 1.(1)局部结扎:立即用束带将患肢近心端扎紧,每 15~20 分钟放松 1~2 分钟。

(2)冲洗伤口:立即用流动水、肥皂水、1:5 000 高锰酸钾溶液或 3% 过氧化氢溶液冲洗伤口及周围皮肤,以洗掉伤口外表的毒液。

(3)季德胜蛇药片,适量溶水外敷,2~3 次/d。

处方 2.(1)局部结扎。

(2)冲洗伤口。

(3)封闭:2% 利多卡因 5~10ml 中加入地塞米松 5mg,在伤口周围与患肢肿胀上方 3~5cm 处进行深部皮下环封。

处方 3.(1)局部结扎。

(2)冲洗伤口。

(3)胰蛋白酶2 000U或糜蛋白酶4 000U加入2%利多卡因5~10ml中,在牙痕中心及周围注射达肌肉层或结扎上端进行套式封闭。

2. 全身处理

处方1.(1)抗毒血清:根据不同的蛇类选择不同的抗毒血清,溶于5%葡萄糖氯化钠注射液500ml中静脉滴注,1~2小时内滴完,严重者可在12小时内重复1次。用前皮试。

(2)破伤风抗毒素,皮下注射或肌内注射1 500~3 000IU。用前皮试。

处方2.(1)抗毒血清,用法同处方1。用前皮试。

(2)破伤风免疫球蛋白,肌内注射250IU。用前皮试。

处方3.(1)抗毒血清,用法同处方1。用前皮试。

(2)破伤风抗毒素,皮下注射或肌内注射1 500~3 000IU。用前皮试。

(3)血液灌流+血液透析。

处方4.(1)抗毒血清,用法同处方1。用前皮试。

(2)破伤风免疫球蛋白,肌内注射250IU。用前皮试。

(3)血液灌流+血液透析。

【注意事项】

1. 抗毒血清最好在4小时内使用,但通常24小时内使用均有效,用前应做过敏试验。应注意,即使皮试阴性,给药后仍然可有过敏反应出现,甚至发生过敏性休克,此时应立即注射1:10 000肾上腺素0.01mg/kg,每10~15分钟重复1次,并用肾上腺糖皮质激素抗过敏。

2. 一般1次注射剂量的抗蛇毒血清能中和1条蛇的排毒量,若被2条毒蛇咬伤,就应给予双倍剂量的抗蛇毒血清。

3. 如能确定毒蛇的种类,则应尽早使用特效的单价抗蛇毒血清;如不能确定毒蛇的种类,则应使用当地数种毒蛇的多价血清。

4. 禁用吗啡、巴比妥类、氯丙嗪、苯海拉明等中枢抑制剂,血循毒类毒蛇咬伤禁用肾上腺素、双香豆素等药物。

5. 对于没有明显症状的蛇咬伤病例,至少应该在出院前观察 12 小时以上,神经毒类毒蛇咬伤的患者应该观察至少 24 小时。

6. 对于合并骨筋膜室综合征表现或持续监测骨筋膜室压＞ 4kPa 的情况,还需及早手术减压。

7. 对于合并其他脏器功能衰竭者,除常规处理外,还需加强相应的对症支持治疗。

（康志娟）

第十二节　急性中毒

一、有机磷杀虫剂中毒

【概述】

婴幼儿常见的中毒原因多为误食或误用沾染有机磷杀虫剂的食物或玩具、农药容器等;不恰当地使用有机磷杀虫剂杀虫或驱虫,母亲在使用农药后未认真洗手或换衣服而给婴儿哺乳;在喷洒过农药的田地附近玩耍,引起接触或吸入中毒。年长儿也可因自杀服用后中毒。

【临床特征】

1. 急性期胆碱能兴奋或危象

(1)毒蕈碱样症状:主要是副交感神经末梢兴奋所致的平滑肌痉挛和腺体分泌增加。儿童最常见的为瞳孔缩小、过度流涎、肌肉乏力、心动过速或心动过缓,严重者可出现肺水肿和呼吸衰竭。

(2)烟碱样症状:主要为乙酰胆碱在横纹肌神经肌肉接头处过度蓄积和刺激,使面、眼睑、舌、四肢和全身横纹肌发生肌纤维颤动,甚至全身肌肉强直性痉挛。患者常有全身紧束和压迫感,而后发生肌力减退和瘫痪。严重者可有呼吸肌麻痹,造成周围性呼吸衰竭,也可见血压增高、心跳加快和心律失常。

(3)中枢神经系统:不同程度的意识障碍,严重者可为昏迷、中枢性呼吸与循环衰竭。

(4)血清胆碱酯酶活力(ChE)降低:轻度中毒降至正常值的50%~70%,中度降至正常值的30%~50%,重度降至正常值的30%以下。

2. 继发性综合征

(1)中间综合征:不能抬头、眼活动受累、肢体不同程度的软弱无力、呼吸困难甚至呼吸麻痹,多在急性有机磷中毒后的2~4日(偶为7日)出现。

(2)迟发性周围神经病变:手足发麻或疼痛、下肢酸痛,继之下肢乏力、腱反射减弱,多在中毒后的2~3周出现。

3. 反跳　症状好转后数天至1周内病情突然恶化,再次出现有机磷中毒症状。

4. 多脏器损害。

【治疗原则】

尽快脱离中毒环境,并阻止毒物进一步吸收。经口中毒患者,应尽早、彻底洗胃,注意维护气道的安全性。评估患者的生命体征并维持其稳定,对呼吸、心跳停止者,立即行心肺复苏,同时遵循"早期、联合、重复"的原则给予解毒药。复能剂首选氯解磷定,也可选用碘解磷定。重度中毒患者尽早行血液灌流,血液透析或连续性肾脏替代治疗(CRRT)仅在合并肾功能不全或多脏器功能衰竭等情况时进行。发生反跳后需积极寻找病因并去除,同时可重新按照胆碱能危象予以解毒治疗。

【推荐处方】

所有处于急性期的患者均需0.9%氯化钠注射液洗胃;胃管内注入药用炭1g/kg;并进行如下处理:

（1）轻度中毒

处方 1. 1）阿托品，0.02~0.03mg/kg，肌内注射，每 2~4 小时可重复 1 次。

2）5% 葡萄糖注射液　　10ml　　（药物终浓度为 2.5%）
　　氯解磷定　　10~15mg/kg　　静脉滴注，1 次/2~4h。

处方 2. 1）阿托品，0.02~0.03mg/kg，肌内注射，每 2~4 小时可重复 1 次。

2）5% 葡萄糖注射液　　10ml　　（药物终浓度为 2.5%）
　　碘解磷定　　10~15mg/kg　　静脉滴注，1 次/2~4h。

（2）中度中毒

处方 1. 1）阿托品，0.03~0.05mg/kg，肌内注射或静脉注射，每 30~60 分钟重复 1 次，至阿托品化后逐渐减量。

2）5% 葡萄糖注射液　　10ml　　（药物终浓度为 2.5%）
　　氯解磷定　　15~30mg/kg　　静脉滴注，每 2~4 小时重复15mg/kg，共2~4次。

处方 2. 1）阿托品，0.03~0.05mg/kg，肌内注射或静脉注射，每 30~60 分钟重复 1 次，至阿托品化后逐渐减量。

2）5% 葡萄糖注射液　　10ml　　（药物终浓度为 2.5%）
　　碘解磷定　　15~30mg/kg　　静脉滴注，每 2~4 小时重复15mg/kg，共2~4次。

（3）重度中毒

处方 1. 1）阿托品，0.05~0.10mg/kg，特别危重者首剂 0.1~0.2mg/kg，后改为 0.05~0.10mg/kg，1 次/5~20min；至阿托品化后改为 0.02~0.03mg/kg，1 次/15~30min；意识开始恢复后改为 0.01~0.02mg/kg，1 次/30~60min。

2）5% 葡萄糖注射液　　10ml　　（药物终浓度为 2.5%）
　　氯解磷定　　30mg/kg　　静脉滴注，30 分钟后可重复15mg/kg，1 次/2~4h。

处方 2. 1）阿托品，0.05~0.10mg/kg，特别危重者首剂 0.1~0.2mg/kg，后改为 0.05~0.10mg/kg，1 次/5~20min；至阿托品化后改为 0.02~0.03mg/kg，1 次/15~30min；意识开始恢复后改为 0.01~0.02mg/kg，1 次/30~60min。

2)5% 葡萄糖注射液　　10ml 　　（药物终浓度为 2.5%）
　碘解磷定　　30mg/kg 　　静脉滴注,30分钟后可重
　　　　　　　　　　　　　　　复15mg/kg,1次/2~4h。

【注意事项】

1. 阿托品的使用应早期、足量和反复用药,直至"阿托品化"为止。"阿托品化"的指标为瞳孔较前扩大、颜面潮红、皮肤干燥、口干、心率加快、肺部湿啰音显著减少或消失、轻度躁动不安、中毒症状好转等,必须全面分析,不可只依据 1~2 个指标进行判断。阿托品减量不能过快,否则可能使病情反复,甚至发生致命性的肺水肿和呼吸衰竭,一般达阿托品化之后维持用药 1~3 天。

2. 警惕阿托品中毒。如果出现中毒表现,立即停用阿托品,并用毛果芸香碱解毒。若兴奋症状过于强烈,可酌情选用地西泮、水合氯醛等,但剂量不宜过大。

3. 复能剂禁与碱性药物配伍,对于急性中毒 2~3 日后及慢性中毒者,复能剂无效,仍须以阿托品治疗为主。复能剂均有毒性,切勿 2 种以上同时应用。

4. 同时可碱化尿液,保护脏器功能,必要时可进行血液净化。

二、一氧化碳中毒

【概述】

一氧化碳中毒也称煤气中毒,近年来主要是由于使用燃气热水器或者使用煤炉通风不善所致。因一氧化碳与血红蛋白的亲和力高于氧气,故一氧化碳极易与血红蛋白结合形成碳氧血红蛋白,血红蛋白失去携氧能力而造成组织窒息。

【临床特征】

1. 中毒急性期　无明显的青紫,皮肤及口唇呈樱桃

红色,症状轻重与血中的碳氧血红蛋白含量多少有关。含10%~20% 的碳氧血红蛋白时可发生头胀、头痛、恶心;含30%~50% 的碳氧血红蛋白时可出现无力、呕吐、眩晕、精神错乱、震颤;含 50%~60% 的碳氧血红蛋白时可出现昏迷、惊厥;含 70%~80% 的碳氧血红蛋白时可出现呼吸中枢麻痹、心脏停搏。

2. 迟发型神经系统后遗症期　发生率波动在 12%~50%,一般出现在 2~40 天的无症状期后;可有局灶性神经损伤和抽搐等神经系统综合征,也可有淡漠和记忆障碍等精神或认知障碍。

【治疗原则】

立即治疗,尽快脱离中毒场所,维持呼吸、循环等器官功能;对于存活的患儿,治疗的主要目标是预防迟发型神经系统和神经精神后遗症的发生。所有患者一经发现,均应迁移至空气通畅的场所,保暖;吸入纯氧至少 40 分钟。

【推荐处方】

处方 1. 甘露醇,0.5~2g/kg,静脉快速滴注或静脉注射,有脑水肿时使用。

处方 2.(1)高压氧治疗(36 小时内)。

(2)甘露醇,0.5~2g/kg,静脉快速滴注或静脉注射,有脑水肿时使用。

【注意事项】

1. 如出现休克、呼吸衰竭及时治疗。

2. 高压氧治疗是最有效的方法,可明显减少神经、精神后遗症和降低病死率,但中毒后的 36 小时再使用则收效不大。

三、鼠药中毒

(一) 敌鼠中毒

【概述】

敌鼠是一种抗凝血的高效杀鼠剂,通过竞争性地抑制维生素 K 的活性,破坏正常的凝血机制,导致各部位出血。

【临床特征】

1. 多在误食后的短时间内或 3 天内出现中毒症状。
2. 初为恶心、呕吐、食欲减退、精神不振等。
3. 可逐渐出现全身各处出血现象,严重者可有休克。
4. 可伴关节痛、腹痛、腰痛、低热等。

【治疗原则】

立即治疗,催吐、洗胃及导泻,尽快减少体内的毒物对机体的损害;维持呼吸、循环等生命体征。

【推荐处方】

处方 1.(1)5% 葡萄糖注射液　250ml
　　　　维生素 K_1　10mg
　　　　　　　　　　　静脉滴注,3 次/d,连用 3~5 日。

(2)5% 葡萄糖注射液　250ml
　　维生素 C　2~3g
　　　　　　　　　　　静脉滴注,1 次/d,连用 3~5 日。

处方 2.(1)5% 葡萄糖注射液　250ml
　　　　维生素 K_1　20~50mg
　　　　　　　　　　　静脉滴注,3 次/d,连用 7~14 日。

(2)5% 葡萄糖注射液　250ml
　　维生素 C　2~3g
　　　　　　　　　　　静脉滴注,1 次/d,连用 7~14 日。

(3)5% 葡萄糖注射液　5ml
　　地塞米松,0.15~0.3mg/kg
　　　　　　　　　　　静脉注射,1 次/12h,可连用3日。

处方 3.(1)5% 葡萄糖注射液　250ml
　　　　维生素 K_1　20~50mg
　　　　　　　　　　　静脉滴注,3 次/d,连用 7~14 日。

(2)5% 葡萄糖注射液　250ml 　　维生素 C　2~3g	静脉滴注,1 次 / d,连用 7~14 日。
(3)5% 葡萄糖注射液　100ml 　　氢化可的松　5mg/kg	静脉滴注,1 次 / 12h 或 1 次 /d, 可连用 3 日。

【注意事项】

妥善保管毒鼠药品,对于可疑敌鼠中毒病例,取可疑食物、呕吐物等进行毒物鉴定,出血量大者可酌情使用血浆、浓缩红等血液制品。

(二) 毒鼠强中毒

【概述】

人口服毒鼠强的最低致死量为 5mg/kg,主要通过结合 γ- 氨基丁酸(GABA)受体,从而阻止正常的 GABA 结合,使中枢神经过度兴奋而惊厥,同时导致肾上腺素的作用增强。

【临床特征】

1. 潜伏期多为 0.5~2 小时,最快可在 5~10 分钟内猝死。
2. 早期表现为头晕、头痛、乏力、恶心、呕吐等。
3. 可很快进展为全身抽搐,甚至为惊厥持续状态。
4. 可导致呼吸衰竭而死亡。

【治疗原则】

立即治疗,催吐、洗胃及导泻,尽快减少体内的毒物对机体的损害;控制惊厥,维持呼吸、循环等生命体征。所有患儿均需 0.9% 氯化钠注射液洗胃,并予药用炭 1g/kg 胃管内注入。

【推荐处方】

处方 1. 20% 甘露醇,50ml,胃管内注入。
处方 2. (1)50% 硫酸镁,1g/kg,胃管内注入。

(2)地西泮,0.3~0.5mg/kg,静脉注射。

处方 3.(1)20% 甘露醇,50ml,胃管内注入。

(2)咪达唑仑,0.1~0.3mg/kg,静脉注射。

处方 4.(1)20% 甘露醇,50ml,胃管内注入。

(2)5% 葡萄糖注射液　　100ml
　　苯巴比妥注射液　　5~20mg/kg　｜静脉滴注。

处方 5.(1)20% 甘露醇,50ml,胃管内注入。

(2)咪达唑仑,0.1~2μg/(kg・min),持续泵入。

(3)5% 葡萄糖注射液　　50ml
　　维生素 B_6　　10mg/kg　｜静脉滴注,1 次/d。

【注意事项】

由于毒鼠强无色无味,毒性极高,中毒者接触史可不明显,主要表现为突发抽搐,故常被误诊为"癫痫",控制和治疗抽搐是关键,有条件者可早期行血液灌流,辅以连续性血液滤过治疗。

四、亚硝酸盐类中毒

【概述】

因误食亚硝酸盐而引起的中毒;也可因胃肠功能紊乱时,胃肠道内的硝酸盐还原菌大量繁殖,食入富含硝酸盐的蔬菜,则硝酸盐在体内还原成亚硝酸盐,引起亚硝酸盐中毒。

【临床特征】

1. 潜伏期一般为 0.5~3 小时,偶有长至 20 小时。

2. 中毒者皮肤黏膜呈典型的青紫,尤以口唇、口周、甲床明显。

3. 重症者皮肤黏膜青紫加重,可呈蓝褐色或蓝黑色,可有头晕、乏力、嗜睡、呼吸急促、心率加快、恶心、呕吐等。

4. 危重患儿可昏迷、惊厥、休克、心律失常,甚至脏器功能衰竭而死亡。

【治疗原则】

立即催吐、洗胃及导泻,进食较久者应洗肠,减少体内的毒物对机体的损害,维持呼吸、循环等生命体征。以 1∶5 000 高锰酸钾液洗胃,并经胃管内注入药用炭 1g/kg 和 20% 甘露醇 50ml。

【推荐处方】

处方 1. 亚甲蓝,3~5mg/kg,口服,3 次 /d。

处方 2. (1)1% 亚甲蓝,1~2mg/kg,缓慢静脉注射。若 1~2 小时症状不消失或重现可再重复注射全量或半量 1 次。

(2)5% 葡萄糖注射液　250ml ｜ 静脉滴注,1 次 /d
　　细胞色素 C　0.25~0.5mg/kg ｜ (用前皮试)。

(3)5% 葡萄糖注射液　250ml ｜ 静脉滴注,1 次 /d。
　　维生素 C　2~3g ｜

【注意事项】

有血压下降者可酌情给予升压药,有惊厥者给镇静药,严重病例可输注新鲜血或换血,积极对症支持治疗。

五、药物中毒

(一)苯二氮䓬类药物中毒

儿童一般多用短效制剂如地西泮、咪达唑仑、氯硝西泮、艾司唑仑等,应用不当或过量、静脉注射过快以及误服、自杀大量服用均可发生急性中毒,大部分症状发生于中毒 4 小时内。

【临床特征】

1. 可有嗜睡、头晕、乏力、共济失调、言语不清、震颤、腐蚀、视物模糊、反射减弱,甚至出现呼吸抑制。

2. 严重中毒者可发生休克、深度昏迷、抽搐、呼吸与循环衰竭。

【治疗原则】

口服中毒者立即催吐、0.9% 氯化钠注射液洗胃及导泻,维持呼吸、循环等生命体征,维持水、电解质平衡。

【推荐处方】

处方 1. (1)20% 甘露醇,50ml,胃管内注入。

(2)0.9% 氯化钠注射液　100ml 　　氟马西尼　0.01mg/kg	缓慢静脉注射(最大剂量 0.2mg),可重复给药,累积剂量不超过 1mg。

处方 2. (1)20% 甘露醇,50ml,胃管内注入。

(2)0.9% 氯化钠注射液　10ml 　　氟马西尼　2~10μg/(kg·h)	持续泵入,最大剂量为 400μg。

【注意事项】

1. 总体来说只需要支持治疗,必要时给予气管插管机械通气。

2. 重症患者尽早行血液灌流有效,血液透析则无效。

(二) 巴比妥类药物中毒

【概述】

儿童常用的巴比妥类药物为长效类如苯巴比妥,中效类有戊巴比妥、异戊巴比妥,短效类有司可巴比妥。一次摄入药物 5~10 倍的催眠剂量即可引起急性中毒。长期服用较大量易发生蓄积中毒。静脉注射速度过快可发生严重的中毒反应。

【临床特征】

1. 轻度中毒　嗜睡、言语不清、共济失调、不太不稳、眼球震颤、情绪波动及认知能力下降。

2. 重度中毒　①昏迷或谵妄、狂躁、惊厥,瞳孔正常或偏小,缺氧时可散大固定、对光反应减弱或消失,可呈去皮质、去大脑的屈肌、伸肌状态;②呼吸抑制、低血压、肺水肿、脑水肿等;③可合并肝、肾功能损害,部分有发热、各型皮疹。

【治疗原则】

无特异性的解毒药,对于误服中毒的患儿应立即催吐、0.9%氯化钠注射液洗胃及导泻,维持呼吸、循环等生命体征。

【推荐处方】

处方(1)药用炭,1g/kg,胃管内注入。
(2)50%硫酸镁,1g/kg,胃管内注入。
(3)5%葡萄糖注射液　　250ml　　　｜静脉滴注,
　　5%碳酸氢钠溶液　　50ml 或 3~5ml/kg｜1~2 次/d。

【注意事项】

1. 口服中毒者超过 5~6 小时仍应洗胃,昏迷患儿禁忌催吐,口服短效巴比妥类避免洗胃。

2. 使用药用炭前注意保持呼吸道通畅,危重患儿应给予气管插管,禁用于胃肠道穿孔或梗阻患儿。

3. 血液透析、血液灌流对于长、短效类药物中毒均有效,有条件者可尽早使用。

(三) 咖啡因与氨茶碱中毒

【概述】

咖啡因中毒多由于误服或治疗用量过大引起,少数因摄入含大量咖啡因的饮料所致。氨茶碱的有效治疗剂量与中毒剂量相差不大,可由于用量过大、用药间隔过短、静脉注射较大剂量或速度过快引起。

【临床特征】

1. 可有恶心、呕吐、腹痛,甚至呕血、便血等消化道症状。

2. 可出现头痛、头晕、耳鸣、烦躁、谵妄、肌肉震颤、惊厥、昏迷、体温升高、呼吸加快、心动过速及心律失常等,可有血压下降、多尿、血尿。

3. 严重者可出现肺水肿、肺栓塞、脑水肿、呼吸与循环衰竭等,偶可见 DIC。

【治疗原则】

口服中毒者应尽早催吐、0.9% 氯化钠注射液洗胃、胃管内注入 1g/kg 药用炭;对症支持治疗,维持血压、脏器功能稳定,维持水、电解质平衡,尿多时适当补钾。

【推荐处方】

处方 1.(1)50% 硫酸镁,1g/kg,胃管内注入。

(2)5% 葡萄糖注射液,250ml,静脉滴注。

处方 2.(1)有脑水肿时用:甘露醇,0.5~2g/kg,快速静脉滴注或静脉注射。

(2)5% 葡萄糖注射液　100ml ｜ 静脉滴注。
　　苯巴比妥注射液　5~20mg/kg ｜

(3)5% 葡萄糖注射液　100ml ｜ 静脉滴注。
　　山莨菪碱注射液　0.1~0.3mg/kg ｜

(4)5% 葡萄糖注射液　20ml ｜ 静脉滴注。
　　普萘洛尔　0.01~0.03mg/kg ｜

处方 3.(1)50% 硫酸镁,1g/kg,胃管内注入。

(2)5% 葡萄糖注射液,250ml,静脉滴注。

(3)5% 葡萄糖注射液　20ml ｜ 静脉滴注。
　　艾司洛尔　25~50μg/kg ｜

(4) 双嘧达莫注射液,0.142mg/(kg·min),静脉滴注。

【注意事项】

1. β 受体拮抗剂应用时应注意无哮喘或哮鸣音时使用。

2. 惊厥时由于氨茶碱所致的脑血管痉挛的脑缺氧所

致者,经眼底镜检查证实者可使用山莨菪碱。

3. 双嘧达莫缓慢静脉注射治疗氨茶碱中毒者,对心律失常、预防和治疗弥散性血管内凝血有明确疗效。

4. 同时吸氧、强心、退热、预防感染等也非常重要。

5. 发生持续性惊厥、顽固性呕吐及脏器功能衰竭者,应及时予以气管插管机械通气。

(四)对乙酰氨基酚中毒

【概述】

对乙酰氨基酚是目前较为常用的非处方药,有各种制剂如泰诺等,儿童的中毒剂量为 150mg/kg,用量过大、时间过久可发生中毒。

【临床特征】

主要引起肝损害,一般分为以下 4 期:

1. 第一期　在服用后的 0.5~24 小时。有食欲减退、恶心、呕吐、身体不适、无力、面色苍白、出汗,偶有中枢神经抑制现象。

2. 第二期　在服用后的 24~48 小时。第一期的症状消失,但出现右上腹触痛、黄疸、胆红素和氨基转移酶升高、凝血酶原时间延长、少尿或无尿。

3. 第三期　在服药后的 72~96 小时。肝功能明显异常,第一期的症状可重现,严重者可有肝性脑病、精神错乱等。

4. 第四期　在服药后的 4~14 日。肝功能恢复或进展形成不良后果,偶有血小板、白细胞、粒细胞减少,溶血性贫血,可见肾功能损害。

【治疗原则】

立即催吐、0.9% 氯化钠注射液洗胃及导泻,超过 4 小时则效果欠佳,维持呼吸、循环等生命体征。并从胃管内注入药用炭 1g/kg。

【推荐处方】

处方 1. N- 乙酰半胱氨酸，首剂 140mg/kg，稀释后口服或胃管内注药；以后改为 70mg/kg，1 次 /4h，连用至 72 小时。

处方 2. (1)10% 葡萄糖注射液　250ml ｜ 静脉滴注，
　　　　　N-乙酰半胱氨酸　140mg/kg ｜ 首剂。

(2)10% 葡萄糖注射液　250ml ｜ 静脉滴注，1 次 /
　　N- 乙酰半胱氨酸　70mg/kg ｜ 4h，至 72 小时。

【注意事项】

1. 肝衰竭时 N- 乙酰半胱氨酸应静脉给药，可降低低血压、脑水肿和死亡的风险，但有可能发生血管神经性水肿、支气管痉挛、低血压甚至死亡，一般发生在给药后的 30 分钟内。如发生类过敏反应，可给予抗组胺药，重症者暂停给药，补液，给予抗组胺药，必要时可联合糖皮质激素、肾上腺素。

2. 对乙酰氨基酚严重中毒者可行血液灌流，肾衰竭时行血液透析。

（五）布洛芬中毒

【概述】

布洛芬是镇痛解热药，半衰期为 1.8~2 小时，过量的症状仅见于剂量超过 100mg/kg 时，若剂量超过 400mg/kg，则可有严重的中毒表现，如抽搐、昏迷。

【临床特征】

症状发生于过量服药后的 4 小时内，多数布洛芬过量是良性、快速、自限性的过程。

1. 常见症状　轻微的胃肠道症状和中枢神经系统障碍，包括恶心、呕吐、疼痛、倦怠、嗜睡、共济失调等，可在 24 小时内消失。

2. 不常见症状　代谢性酸中毒、肌肉震颤、瞳孔散大、寒战、出汗、过度换气、收缩压轻度上升、无症状的心动过缓、低血压、呼吸困难、耳鸣、皮疹。

3. 罕见症状 昏迷、痫性发作、低体温、上消化道出血和急性肾损伤。

【治疗原则】

立即催吐、0.9% 氯化钠注射液洗胃、灌服药用炭、导泻,以对症支持治疗为主。

【推荐处方】

处方 (1)药用炭,1g/kg,胃管内注入。
(2)50% 硫酸镁,1g/kg,胃管内注入。

【注意事项】

治疗以对症支持治疗为主,注意水、电解质和酸碱平衡,及时监控肝、肾功能,对症处理。

六、铅 中 毒

【概述】

铅是嗜神经和嗜胎盘毒物,同时又是导致多系统、多器官损伤的重金属毒物,对器官损害是终身、不可逆的。

【临床特征】

1. 铅污染 多呈现非特异性表现。①头痛、腹痛、情绪急躁、攻击行为(如咬人)、板状腹、黄疸、震颤、认知能力下降、学习成绩下降、注意力分散、记忆力下降、持续哭闹;②缺钙、缺锌、缺铁及贫血症状;③体重不增、身高发育迟滞、偏食、异食、免疫功能低下、反复呼吸道感染、乏力、纳差、易累、腹泻与便秘交替等。

2. 慢性中毒 ①多见于 2~3 岁以后的患儿,一般从铅污染环境至出现症状需 3~6 个月;②可伴有严重的中枢神经系统病变。

3. 急性中毒　①流涎、恶心、呕吐,呕吐物常为白色奶块状,腹痛、出汗、烦躁、拒食等;②急性铅中毒性脑病:突起顽固性呕吐,伴有呼吸、脉搏增快、血压增高,共济失调、斜视、惊厥、昏迷、颅内压增高等;③重症者可有多脏器功能衰竭。

【治疗原则】

对于误服大量含铅物品而中毒的患儿应立即催吐、洗胃及导泻,维持呼吸、循环等生命体征;对于慢性铅中毒患儿要脱离铅环境,合理驱铅治疗。洗胃后,胃管内注入50%硫酸镁 1g/kg,再次洗胃。并口服牛奶或生蛋白。

【推荐处方】

处方 1. 5% 葡萄糖注射液　250ml
　　　依地酸钙钠　15~25mg/kg

终浓度为 0.3%~0.5%。缓慢静脉滴注,1 次/d,连用 2~3 天,停 5~10 天,可再用 3~5 个疗程。

处方 2. (1) 二巯丙醇,4mg/kg,肌内注射,1 次/4h,连用 3~5 日。

(2)依地酸钙钠,12.5mg/kg,肌内注射,1 次/4h,连用 3~5 日。

(3) 青霉胺,20~25mg/(kg·d),口服,4 次/d,连用 3~5日,最大剂量不超过 1g/d。

处方 3. (1)5% 葡萄糖注射液　　10ml
　　　　10% 葡萄糖酸钙　　10ml

缓慢静脉注射,有剧烈腹痛时临时使用。

(2)5% 葡萄糖注射液　　100ml
　　山莨菪碱　0.1~0.3mg/kg

静脉滴注,有剧烈腹痛时临时使用。

（3）地西泮，0.3~0.5mg/kg，静脉注射，有惊厥发作时临时使用。

（4）20% 甘露醇，0.5~2g/kg，静脉快速滴注或静脉注射，根据脑水肿情况可临时使用；或 2~4 次 /d，连用 3~5 日，逐渐减停。

【注意事项】

1. 依地酸钙钠静脉用药可能引起肾脏损害，在治疗过程中须监测尿常规和肾功能，如有异常或者无尿则立即停药，无尿 4 小时以上应同时做血液透析。

2. 处方 2 适用于重症患儿，二巯丙醇和依地酸钙钠需在不同部位注射，在二巯丙醇使用过程中不能使用铁剂；在重复疗程中，每日用量应酌减。

3. 血铅水平低于 45μg/dl 时不推荐应用螯合剂，主要以改善居住环境、饮食及卫生习惯以及加强健康教育为主。

（李　欣）

第二章
营养性疾病

第一节　蛋白质 - 能量营养不良

【概述】

蛋白质 - 能量营养不良指由于各种原因引起的蛋白质和 / 或热量摄入不足或消耗增多引起的营养缺乏病,多见于 3 岁以下的婴幼儿。热量严重不足引起者称消瘦型,严重蛋白质缺乏者称水肿型,临床表现介于两者之间者称消瘦 - 水肿型或混合型。营养不良仍是全球范围内威胁儿童生长健康的重要疾病,是第三世界国家儿童死亡的主要原因。我国轻至中度营养不良的发生率仍较高,但重度营养不良已少见。

【临床特征】

1. 最早的表现为活动减少、精神较差、体重不增。

2. 随后出现体重下降,主要表现为消瘦。

3. 最重要的判断指标为皮下脂肪厚度。皮下脂肪消耗的顺序为腹部、躯干、臀部、四肢、面颊。

4. 轻度营养不良仅有体重下降,精神状态正常,身高不受影响。

5. 重度营养不良的特点为精神萎靡,反应差,体温偏低,脉细无力,食欲差,消化不良,可有血浆白蛋白下降而出现凹陷性水肿,合并严重感染,可伴有重要脏器功能损害。

【治疗原则】

蛋白质 - 能量营养不良的治疗原则是去除病因、合理喂养。轻至中度营养不良以合理喂养、平衡膳食为主；重度营养不良喂养困难的患儿给予肠外营养；继发性营养不良患儿积极治疗原发病。

【推荐处方】

基本药物治疗

处方 1.（1）胰酶，0.3~0.6g，口服，3 次 /d。

（2）补充维生素和微量元素：

1）维生素 A，> 12 个月者 200 000IU，6~12 个月者 100 000IU，0~5 个月者 50 000IU，口服，1 次 /d。

2）叶酸，5mg/d，口服，1 次 /d。

3）葡萄糖酸锌，2mg/d，口服，1 次 /d，至少连用 2 周。

4）硫酸铜口服液，0.3mg/（kg·d），口服，1 次 /d，至少连用 2 周。

5）铁剂，3mg/（kg·d），口服，1 次 /d，至少连用 2 周。

（3）苯丙酸诺龙，10~25mg，肌内注射，1~2 次 /w，连用 2~3 周。

（4）胰岛素，2~3U，肌内注射，1 次 /d，连用 1~2 周。

（5）肌内注射胰岛素前，口服葡萄糖 20~30g。

处方 2.（1）胃蛋白酶，周岁以下 0.75g，1~3 岁 1.5g，3 岁以上 3g，口服，2 次 /d。

（2）补充维生素和微量元素：

1）维生素 A，> 12 个月者 200 000IU，6~12 个月者 100 000IU，0~5 个月者 50 000IU，口服，1 次 /d。

2）叶酸，5mg/d，口服，1 次 /d。

3）葡萄糖酸锌，2mg/d，口服，1 次 /d，至少连用 2 周。

4）硫酸铜口服液，0.3mg/（kg·d），口服，1 次 /d，至少连用 2 周。

5）铁剂，3mg/（kg·d），口服，1 次 /d，至少连用 2 周。

(3)苯丙酸诺龙,10~25mg,肌内注射,1~2次/w,连用2~3周。

(4)胰岛素,2~3U,肌内注射,1次/d,连用1~2周。

(5)肌内注射胰岛素前,静脉注射25%葡萄糖40~60ml。

【注意事项】

1. 蛋白质-能量营养不良往往伴有消化功能障碍,调整饮食时强调个体化,不宜操之过急。营养不良程度越重,给予的热量、蛋白质和脂肪越要从小剂量起,缓慢增加,以免引起消化不良。能口服的尽量给予胃肠营养,不能耐受口服的需给予肠外营养或部分肠外营养。

(1)轻至中度蛋白质-能量营养不良:热量251~335kJ(60~80kcal)/(kg·d)、蛋白质3g/(kg·d)、脂肪1g/(kg·d),逐渐增加到热量628kJ(150kcal)/(kg·d)、蛋白质3.5~4.5g/(kg·d)、脂肪3.5~4.0g/(kg·d),体重正常后再恢复至热量418~500kJ(100~120kcal)/(kg·d)、蛋白质3.5g/(kg·d)、脂肪3.5g/(kg·d)。

(2)重度蛋白质-能量营养不良:热量167~251kJ(40~60kcal)/(kg·d)、蛋白质1.5~2g/(kg·d)、脂肪1g/(kg·d),少量增加至满足追赶生长需要时可达热量628~711kJ(150~170kcal)/(kg·d)、蛋白质3.0~4.5g/(kg·d)、脂肪3.0~4.5g/(kg·d),体重正常后再恢复至热量418~500kJ(100~120kcal)/(kg·d)、蛋白质3.5g/(kg·d)、脂肪3.5g/(kg·d)。

2. 苯丙酸诺龙为蛋白同化激素,可使骨骼骺端过早融合,影响身高,并有促进性早熟或女性男性化的作用。

3. 胰岛素使用前需用葡萄糖,以免发生低血糖。

4. 蛋白质-能量营养不良往往合并其他营养素及微量元素的缺乏,需个体化给予补充。

5. 如果蛋白质-能量营养不良伴有先天畸形,必须去除病因,纠正畸形。

(陈淳媛)

第二节 维生素缺乏及中毒性疾病

一、维生素 A 缺乏症

【概述】

维生素 A 缺乏症是因为体内缺乏维生素 A（即视黄醇）所致的全身性疾病。

【临床特征】

1. 眼部症状 进展缓慢，首先是暗适应迟缓，随后暗光下视力减退，逐渐发展成夜盲症；其后出现眼干燥症的表现，球结膜及角膜干燥、失去光泽，眼泪减少，眼干，眨眼及畏光。

2. 皮肤症状 皮肤干燥，毛发干枯、脱发，口角炎，指甲多纹、失去光泽、易折断，毛囊角化，尤以肩、臀、四肢伸侧及皮肤多见，呈鸡皮疙瘩样的毛囊丘疹。

3. 免疫功能低下 维生素 A 缺乏使上皮细胞角化增生，影响黏膜上皮的完整性和致密度，增加感染的可能性。

4. 其他表现 可合并迁延性腹泻及营养不良、体格生长及智力发育落后、贫血，有或无肝脾大。

【治疗原则】

改善饮食以增加膳食中的维生素 A 及 β- 胡萝卜素的摄入。积极治疗原有的营养缺乏病及其他慢性疾病如营养不良、迁延性腹泻、肝胆疾病等，以增加对维生素 A 及 β- 胡萝卜素的吸收。

【推荐处方】

处方 1. 婴幼儿轻症：维生素 A，3 000μg，口服，1 次 /d，直至血浆维生素 A 水平正常。

重症有角膜软化者:维生素 A,15 000~25 000μg/d,口服,3 次 /d,症状减轻后逐渐减量,疗程一般需要 1 个月或更长。

处方 2. 重症有角膜软化者:水剂维生素 A,15 000~25 000μg,肌内注射,1 次 /d。

症状减轻改口服:维生素 A,15 000~25 000μg/d,口服,3 次 /d。

角膜软化痊愈后改预防剂量:维生素 A,1 500~2 000μg,口服,1 次 /d,直至血浆维生素 A 水平正常。

处方 3. 亚临床状态维生素 A 缺乏:维生素 A,450~600μg/d,口服,1 次 /d,直到血浆维生素 A 水平正常。

或大剂量维生素 A,3 万 ~6 万 μg,口服,每 4~6 个月1 次,之后视情况补充。

【注意事项】

1. 婴幼儿对维生素 A 较敏感,应谨慎使用,不能长期、大剂量应用。

2. 肾衰竭患者慎用。

3. 摄入过量可致急性中毒,甚至严重中毒。

二、维生素 B 缺乏症

(一) 维生素 B₁ 缺乏症(脚气病)

【概述】

维生素 B₁ 缺乏症是由于维生素 B₁ 缺乏而引起的一组营养性疾病。

【临床特征】

1. 一般表现　以 3~6 个月的婴儿最多见,多为母乳中的维生素 B₁ 不足所致,常有畏食、呕吐、腹胀、腹泻或便秘、体重减轻等。

2. 神经系统症状　婴儿可表现为神经麻痹和中枢神

经系统症状,早期有烦躁、夜啼、因喉返神经麻痹所致声音嘶哑甚至失声为本病的特征。

3. 心血管系统症状　婴幼儿常突发心力衰竭,多见于哺乳后或睡觉将醒时突然发生。

4. 水肿与浆液渗出　年长儿可于早期出现下肢或踝部水肿,甚至延及全身或伴发心包积液、胸腔积液、腹水。

【治疗原则】

应同时给患儿及乳母维生素 B_1 治疗。

【推荐处方】

处方 1. 轻症:患儿给予维生素 B_1,15~30mg/d,口服,3 次 /d;乳母给予维生素 B_1 片,60mg/d,口服,3 次 /d。

处方 2. 维生素 B_1 注射液,50~100mg/d,肌内注射,1 次 /d。一般治疗后 2~3 天症状明显好转或消失,再继续 5~10mg/d,口服,3 次 /d,连用 1 个月。

【注意事项】

1. 应避免用葡萄糖注射液稀释,以免血中的丙酮酸及乳酸含量增高,加重病情。

2. 因血中的丙酮酸、乳酸增加,故纠正酸中毒很重要。

3. 本病常伴有其他 B 族维生素缺乏,应同时予以适当补充。

4. 重症或消化道功能紊乱者应以肌内注射或静脉注射补充。

(二) 维生素 B_2 缺乏症(核黄素缺乏症)

【概述】

维生素 B_2 缺乏症又名核黄素缺乏症,是一种由于体内的维生素 B_2 缺乏,以阴囊炎、唇炎、舌炎和口角炎为主要表现的临床综合征。

【临床特征】

1. 阴囊症状　阴囊瘙痒为初发的自觉症状,夜间尤为剧烈,重者影响睡眠。可表现为红斑型、湿疹型、丘疹型等。

2. 口腔症状　包括唇干裂、口角炎、舌炎等。

3. 眼部症状　有球结膜充血,角膜周围血管形成并侵入角膜。

4. 脂溢性皮炎　多见于皮脂分泌旺盛处。

【治疗原则】

维生素 B_2 制剂是治疗该病的有效药物。

【推荐处方】

处方 1. 维生素 B_2,5mg,口服,2 次 /d,一般坚持服用至症状完全消失。

处方 2. 维生素 B_2,5~10mg/d,肌内注射,1 次 /d,根据症状连用 1~4 周。

【注意事项】

1. 经治疗后,阴囊瘙痒等自觉症状 3 天内便可减轻或消失,阴囊炎在 1~2 周内大多数治愈。口腔症状缓解需要的时间较长,一般需要 2~4 周。与烟酸或复合维生素 B 合用则效果更好。

2. 阴囊炎的局部治疗亦很重要,局部干燥者可涂抹保护性软膏,有渗液、流黄水者可用 1% 硼酸液湿敷。对久治不愈的阴囊炎应考虑是否合并真菌感染。

3. 本品不可与碱性溶液、头孢菌素、林可霉素等配伍。

(三) 维生素 B_6 缺乏症

【概述】

维生素 B_6 在自然界的食物中分布很广,很少因其缺乏而致病,轻度缺乏时有发生,不过通常是和其他 B 族维生素缺乏同时存在。维生素 B_6 在体内以辅酶形式参与所有氨基酸的代谢，以及糖原、肾上腺素、神经递质等的代谢。对免疫功能、神经系统亦有影响。

【临床特征】

1. 皮肤损害　包括唇舌炎，眼周、鼻和唇周皮脂溢出。
2. 神经系统表现　抽搐、周围神经炎等。
3. 其他表现　如贫血；还可出现免疫力降低，易发生感染。

【治疗原则】

平衡膳食可以预防维生素 B_6 缺乏，对于长期用异烟肼治疗结核病者要注意补充维生素 B_6。

【推荐处方】

处方 1. 婴儿：维生素 B_6，0.3~0.5mg/d，口服，3 次 /d，连用 3 周。

儿童：维生素 B_6 片，0.5~1.5mg/d，口服，3 次 /d，连用 3 周。

处方 2. 维生素 B_6，50~100mg，肌内注射，1 次 /d，根据症状一般连用 7 天。

【注意事项】

1. 治疗维生素 B_6 缺乏症，首剂宜肌内注射。
2. 维生素 B_6 缺乏对诊断可造成干扰，使尿胆原试验呈假阳性。
3. 服用雌激素时应增加维生素 B_6 的用量，不宜应用超大剂量的维生素 B_6 治疗未经证实有效的疾病。

三、维生素 C 缺乏症

【概述】

长期缺乏维生素 C 所致的全身性疾病称为维生素 C

缺乏症。维生素 C 是一种水溶性维生素,人体不能合成维生素 C,必须从饮食中摄取。新鲜的水果、蔬菜、乳制品中都含维生素 C。食物中的维生素 C 在人体小肠上段吸收,吸收后即分布到体内所有的水溶性结构中。

【临床特征】

表现为倦怠、全身乏力、精神抑郁、虚弱、畏食、营养不良、面色苍白等;牙龈肿胀、出血,并可因牙龈及齿槽坏死而致牙齿松动、脱落;皮肤瘀点、瘀斑;毛囊过度角化、周围出血;儿童可因骨膜下出血而致下肢假性瘫痪、髋关节外展,膝关节半屈,呈蛙样姿势。

【治疗原则】

对轻症患儿给予口服治疗,对重症患者及有呕吐、腹泻或内脏出血症状者应改为静脉注射。同时供给富含维生素 C 的食物。骨骼病变明显的患儿应安静少动,以防止骨折及骨骺脱位。有牙龈出血者应注意口腔清洁。有并发症者应针对病因和症状予以适当处理。

【推荐处方】

处方 1. 维生素 C,50~150mg/d,口服,3 次/d,连用 1 个月。

处方 2. 维生素 C,100~300mg,静脉注射或静脉滴注(稀释后用),1 次/d。

【注意事项】

1. 半胱氨酸尿症、高草酸盐尿症、草酸盐沉积症、尿酸盐性肾结石、痛风、糖尿病、葡萄糖-6-磷酸脱氢酶缺乏症、铁粒幼细胞贫血等患者慎用。

2. 维生素 C 不能与红霉素同服,也不能与氨茶碱、甲氧西林、青霉素、华法林、维生素 K、碳酸氢钠、头孢唑林、右旋糖酐、红霉素等配伍。

3. 快速静脉滴注维生素 C 可引起头晕、晕厥,应以 5%~10% 葡萄糖注射液稀释后使用。

四、维生素 D 缺乏性佝偻病

【概述】

维生素 D 缺乏性佝偻病是由于儿童体内的维生素 D 不足使钙磷代谢紊乱,产生一种以骨骼病变为特征的全身慢性营养性疾病。

【临床特征】

多见于婴幼儿,特别是小婴儿,母孕期缺乏维生素 D 者发病较早。

1. 初期 多见于 6 个月以内的小婴儿。多为神经兴奋性增高的表现,如易激惹、烦躁哭闹、汗多刺激头皮而摇头等。

2. 活动期(激期) 早期维生素 D 缺乏的婴儿未经治疗,继续加重,出现典型的骨骼改变。①头部:额骨和顶骨中心部分常常逐渐增厚,变成"方盒样"头型,即方颅;②胸部:肋串珠;③脊柱:重症可有脊柱后弯或侧弯;④骨盆:脊柱弯曲可伴有骨盆畸形,入口变小,前后径缩短,女孩长大可导致难产;⑤四肢:手、足镯征,出现"X""O""K"型腿;⑥其他:重症佝偻病患儿长韧带松弛、肌张力、肌力下降,伴有营养不良及贫血,并可有肝脾大。

3. 恢复期 以上任何症状经日光照射或治疗后临床症状和体征逐渐减轻或消失。

4. 后遗症期 多见于 2 岁以后的儿童。

【治疗原则】

治疗目的是控制活动期,防治骨骼畸形。维生素 D 一般以口服为主。

【推荐处方】

处方 1. 维生素 D,2 000~4 000U/d,口服,1 次 /d,连用 1 个月;1 个月后改预防剂量 400~800U/d,口服,1 次 /d,连用至青春期。

处方 2. 维生素 D,2 000~5 000U/d,口服,1 次 /d,连用 4~6 周。之后改为< 1 岁的婴儿 400U/d,口服,1 次 /d,连用至 2~2.5 岁;> 1 岁的婴儿 600U/d,口服,1 次 /d,连用至 2~2.5 岁。

处方 3. 维生素 D,15 万 ~30 万 U,肌内注射 1 次;1 个月后口服维持,400~800U/d,口服,1 次 /d,连用至青春期。

【注意事项】

1. 维生素 D 长期过量服用可出现的不良反应有骨关节疼痛、肿胀、皮肤瘙痒、口唇干裂、发热、头痛、恶心、呕吐、便秘或腹泻等不良反应。

2. 维生素 D 增多症、高钙血症、高磷血症伴肾性佝偻病患者禁用维生素 D;动脉硬化、心功能不全、高胆固醇血症、高磷血症、对维生素 D 高度敏感及肾功能不全患者、过敏体质者慎用维生素 D。

3. 必须按推荐剂量服用,不可超量服用。用药应随访,1 个月后如症状、体征、实验室检查结果均无改善时应考虑其他疾病,注意鉴别诊断。

五、维生素 D 缺乏性手足搐搦症

【概述】

维生素 D 缺乏性手足搐搦症是维生素 D 缺乏性佝偻病的伴随症状之一,多见于 6 个月以内的婴儿。

【临床特征】

主要表现为惊厥、喉痉挛和手足搐搦,并有程度不等的活动性佝偻病的表现。

1. 典型发作　血清钙低于 1.75mmol/L 时可出现惊厥、喉痉挛和手足搐搦，这 3 种症状最常见。①惊厥：是婴儿期的症状。②手足搐搦：可见于较大的婴儿、幼儿，突发手足痉挛呈弓状，双手呈腕部屈曲状，手指伸直，拇指内手掌心，强直痉挛；足部踝关节伸直，足趾同时向下弯曲。③喉痉挛：婴儿多见，喉部肌肉及声门突发痉挛、呼吸困难，有时可突发窒息、严重缺氧甚至死亡。

2. 隐匿性　血清钙多在 1.75~1.88mmol/L，没有典型发作的症状，但可通过刺激肌肉而引出下列体征：①面部神经征阳性；②腓反射阳性；③陶瑟征阳性。

【治疗原则】

急救处理：①吸氧：惊厥期应立即吸氧，喉痉挛者须立即将舌头拉出口外，并进行对口呼吸或加压给氧，必要时进行气管插管以保证呼吸道通畅；②迅速控制惊厥或喉痉挛。

【推荐处方】

1. 控制惊厥及喉痉挛

处方 1. 地西泮，0.1~0.3mg/kg，缓慢静脉注射。

处方 2. 苯巴比妥钠，8mg/kg，肌内注射 1 次。

处方 3.10% 水合氯醛，0.4~0.5ml/kg，保留灌肠，一次最大剂量不超过 10ml。

2. 钙剂治疗

| **处方** | 10% 葡萄糖注射液 | 5~20ml | 缓慢静脉注射，1 次 /d，必要时连用 2~3 天。 |
| | 10% 葡萄糖酸钙 | 5~10ml | |

【注意事项】

1. 急诊情况控制后，按维生素 D 缺乏性佝偻病给予维生素 D 治疗。

2. 苯巴比妥钠常有嗜睡、眩晕、头痛、乏力、精神不振等延续效应,偶见皮疹、剥脱性皮炎、中毒性肝炎、黄疸等,也可见巨幼红细胞贫血、关节疼痛、骨软化。肝、肾功能不全,呼吸功能障碍,对本品过敏者禁用苯巴比妥钠。

六、维生素 D 中毒

【概述】

由于短期内多次注射大剂量维生素 D 治疗佝偻病,或每日摄入维生素 D 过多所致。

【临床特征】

1. 早期症状为畏食、恶心、倦怠、烦躁不安、低热、呕吐、顽固性便秘、体重下降。

2. 重症可出现惊厥、血压升高、心律失常、烦渴、尿频、夜尿,甚至脱水、酸中毒;尿中出现蛋白质、红细胞、管型等改变,继而发生慢性肾衰竭。

【治疗原则】

怀疑维生素 D 过量或中毒时应立即停用维生素 D,限制钙的摄入,包括减少富含钙的食物摄入,减少肠钙的吸收,加速钙的排泄,注意保持水、电解质平衡。

【推荐处方】

处方 1. 氢氧化铝,> 5 岁者 0.15~0.3g,口服,3 次 /d,连用 2~3 周。

或氢氧化铝凝胶,2~8ml,3 次 /d,连用 2~3 周。

处方 2. 5%~10% 葡萄糖注射液 250ml　依地酸二钠　12.5~25mg/kg　静脉滴注,2 次 /d,3 天为 1 个疗程。间歇 4 天后进行第 2 个疗程,一般用 2~4 个疗程。最大剂量不超过 1g/d。

处方 3. 泼尼松,1~2mg/(kg·d),口服,3 次 /d,1~2 周后血钙即可降至正常,连用 2~3 周。

【注意事项】

1. 胆汁、胰液分泌不足或排泄障碍及限钠饮食者禁用氢氧化铝。氢氧化铝不宜与氯丙嗪、对氨基水杨酸、地高辛、华法林、双香豆素、奎尼丁、普萘洛尔、巴比妥类、维生素类药物等同用。

2. 长期用依地酸二钠可引起微量元素减少,特别是缺锌,因此连续用药一般不超过 4 个疗程。

七、晚发性维生素 K 缺乏症

【概述】

晚发性维生素 K 缺乏症是指出生 1 个月到乳儿期因缺乏维生素 K 而引起的出血性疾病。

【临床特征】

出生后的 1~3 个月发病。以颅内出血最常见,常表现为硬膜下出血和蛛网膜下腔出血,也可为脑实质及脑室出血,其次是皮下、胃肠道及黏膜下出血。

【治疗原则】

轻症维生素 K 缺乏症病例以补充维生素 K 及输血为主。维生素 K 缺乏合并颅内出血急性期以止血、输血、营养支持疗法、对症处理治疗为主;恢复期及后遗症期以营养脑细胞、加强功能锻炼为主。

【推荐处方】

处方 1. 维生素 K_1,1~5mg,缓慢静脉注射(1mg/min),1 次 /d,连用 3~5 天。

处方 2. 维生素 K_1，1~3mg，肌内注射，1 次 /d，连用 3~5 天。

【注意事项】

1. 静脉注射维生素 K_1 时不能过快，过快可引起面色潮红、支气管痉挛、心动过速及血压下降等过敏反应。

2. 早产儿的肝功能不成熟，肝脏不能合成凝血因子，经维生素 K_1 治疗常不能迅速奏效，最好同时输新鲜血浆治疗。

（曾　津）

第三节　锌缺乏症

【概述】

锌是人体必需的微量元素之一，参与胎儿发育、儿童智力发育、生长发育、新陈代谢及组织修复。锌缺乏是由于锌摄入不足或代谢障碍导致体内锌缺乏，引起以食欲减退、生长发育迟缓、皮炎和异食癖为临床表现的营养缺乏性疾病。某些遗传缺陷如肠病性肢端皮炎，由于小肠吸收锌功能障碍可致严重的锌缺乏。

【临床特征】

1. 厌食、异食癖。

2. 生长发育落后。

3. 免疫功能降低，易发生感染。

4. 智能发育延迟。

5. 性发育及功能障碍。

6. 胎儿生长发育落后、多发畸形。

7. 其他，如脱发、皮肤粗糙、皮炎、地图舌、口腔溃疡、伤口难以愈合、夜盲、贫血等。

8. < 10 岁的儿童清晨空腹血清锌下限为 70μg/dl，清晨非空腹血清锌下限为 65μg/dl。

【治疗原则】

治疗原发病、补充锌剂、重在预防；每日按元素锌计 0.5~1.5mg/kg，疗程为 3 个月。

【推荐处方】

1. 普通患儿锌缺乏

处方 1. 葡萄糖酸锌口服液，10ml/d，口服，1 次 /d。

处方 2. 硫酸锌口服溶液，1~10 岁 20ml/d，10 岁以上 30ml/d，口服，分 3 次。

处方 3. 葡萄糖酸锌颗粒，1~6 岁 0.5 包 /d，7~9 岁 1.0 包 /d，10 岁以上 1.5 包 /d，可分次口服。

2. 肠病性肢端皮炎患儿锌缺乏　需终身补锌。婴幼儿开始补充锌元素，3mg/(kg·d)。

处方 1. 葡萄糖酸锌口服液，3ml/(kg·d)，口服，1 次 /d。

处方 2. 硫酸锌口服溶液，1~2ml/(kg·d)，口服，分 3 次。

处方 3. 葡萄糖酸锌颗粒，婴幼儿 1/4~1/3 包 /(kg·d)，可分次口服。

【注意事项】

1. 严重缺锌的患儿要排除肠病性肢端皮炎，此病为一种常染色体隐性遗传病，小肠缺乏吸收锌的载体。

2. 血清锌易受感染、进食和生理因素的影响，对锌缺乏的诊断敏感性不高，轻至中度缺锌时血清锌可以保持在正常水平，对锌缺乏高风险因素的儿童可以试验性补锌治疗。

3. 平衡膳食是预防缺锌的主要措施，对早产、人工喂养、营养不良、长期腹泻、大面积烧伤等患儿应适当补锌。

4. 锌中毒可干扰铜代谢,引起低铜血症、贫血、中性粒细胞减少、细胞色素氧化酶活性降低。

(陈淳媛)

第四节   儿童单纯性肥胖

【概述】

由于长期能量摄入超过人体消耗,使体内脂肪过度积聚、体重超过参考值范围的营养障碍性疾病。我国儿童肥胖的发生率有增加趋势。儿童肥胖大多属于单纯性肥胖,是机体内遗传因素和外界因素相互作用的结果。肥胖不仅威胁儿童健康,且与成年期代谢综合征的发生密切相关,使发展为成年期糖尿病、高血压等慢性疾病的风险增加。通常用体重指数(BMI)和疾病预防控制中心(CDC)标准 BMI 百分位来诊断 ≥ 2 岁儿童和青少年的超重或肥胖。BMI 介于同年龄和同性别第 85~95 百分位则诊断为超重;BMI ≥ 同年龄和同性别第 95 百分位则诊断为肥胖;BMI ≥ 同年龄和同性别第 95 百分位的 120% 或 ≥ 35kg/m^2 则诊断为过度肥胖。

【临床特征】

1. 发病年龄常见于婴儿期、5~6 岁和青春期,男性多于女性。

2. 食欲旺盛,喜食甜食和高脂肪食物。

3. 肥胖换气不良综合征:表现为严重肥胖患儿有疲劳感,活动时气短或腿痛,甚至出现肺通气量不足、呼吸浅快,最终导致低氧血症、发绀、红细胞增多、心脏扩大或充血性心力衰竭而死亡。

4. 特殊体征:皮下脂肪丰满,分布均匀,腹部膨隆下垂,可有皮纹、双下肢畸形(膝外翻和扁平足),男性阴茎可隐匿在阴阜脂肪垫中被误诊为阴茎发育不良。

5. 性发育较早,身高可能低于正常,部分患儿有心理障碍。

【治疗原则】

减少热能性食物的摄入和增加机体对热能的消耗;以饮食疗法和运动疗法为主,必要时可行药物治疗和手术治疗。

【推荐处方】

过度肥胖:结合饮食、运动、心理治疗,可酌情使用药物治疗。

处方　奥利司他,12 岁以上儿童 120mg,口服,3 次 /d。

【注意事项】

1. 超重和肥胖症,一般仅需给予饮食疗法、运动疗法和心理治疗,无须特殊药物治疗。

2. 饮食疗法和运动疗法是治疗儿童肥胖症的最主要的措施,治疗过程中及时监测患儿的生长发育指标。

3. 小儿正处于生长发育阶段,饮食治疗要以低脂肪、低糖类和高蛋白、高微量营养素、适量纤维素食物为主,蛋白要以优质蛋白为主。

4. 经正规强化生活方式治疗后,体重未减轻或并发症未获缓解者才考虑药物治疗。

5. 强化生活方式,严重并发症获得缓解的超重患儿不应进行药物治疗。

6. 有明确的 2 型糖尿病家族史或心血管危险因素的超重 / 肥胖患儿应给予药物治疗。

7. 药物治疗时应注意药物的毒副作用。

(陈淳媛)

第三章

新生儿疾病

第一节 新生儿呼吸系统疾病

一、新生儿窒息

【概述】

新生儿窒息是指出生后不能建立正常的自主呼吸而导致低氧血症、高碳酸血症，可导致全身多脏器损伤。

【临床特征】

1. 产前具有可能导致窒息发生的高危因素。

2. 1 或 5 分钟 Apgar 评分 ≤ 7 分，仍未建立有效的自主呼吸。

3. 脐动脉血气 pH < 7.15。

4. 可能合并全身多脏器缺氧缺血性损害。

【治疗原则】

新生儿复苏时很少需要用药。新生儿心动过缓通常是由于肺部通气不足或严重缺氧，纠正心动过缓的最重要的步骤是充分的正压通气。肾上腺素用于 45~60 秒的正压通气和胸外按压后，心率持续 < 60 次/min。扩容剂用于有低血容量、怀疑失血或休克的新生儿对其他复苏措施无反应时。纳洛酮仅限于产妇在分娩前 4 小时内使用麻醉药哌替啶，分娩后新生儿有明显的呼吸抑制者。

【推荐处方】

1. 增加心率

处方 1. 1:10 000 肾上腺素,0.1~0.3ml/kg,脐静脉注射。

处方 2. 1:10 000 肾上腺素,0.5~1ml/kg,气管内滴入。

2. 扩容

处方　0.9% 氯化钠注射液,10ml/kg,脐静脉注射,5~10 分钟内缓慢注入。

3. 拮抗麻醉药

处方　纳洛酮,0.1mg/kg,脐静脉注射。

【注意事项】

1. 肾上腺素首选脐静脉给药。如脐静脉插管操作尚未完成或没有条件做脐静脉插管时,可气管内快速注入,必要时每 3~5 分钟重复 1 次。若需重复给药,则应选择静脉途径。

2. 扩容剂首选 0.9% 氯化钠注射液,必要时可重复扩容 1 次。

3. 分娩现场新生儿复苏时一般不推荐使用碳酸氢钠。

4. 多采用脐静脉给药,不推荐气管内给药。

二、新生儿呼吸暂停

【概述】

新生儿呼吸暂停指呼吸停止 20 秒以上,或呼吸停止不超过 20 秒,但伴有发绀和心率减慢(< 100 次 /min)。反复呼吸暂停可致脑损伤,预后严重。

【临床特征】

1. 多见于胎龄 ≤ 34 周或出生体重 < 1 500g 的早产儿;如为足月儿,多有其他原发病病史,如肺部疾患、中枢神经系统疾患、全身性疾病、高胆红素血症、代谢紊乱等。

2. 主要表现为呼吸停止、发绀、心率减慢和肌张力低下。

【治疗原则】

轻症患者可以通过触觉刺激、头部抬高 15° 或俯卧位等方式减少呼吸暂停发作。对反复发生呼吸暂停者，应给予药物或 / 和持续气道正压通气治疗。枸橼酸咖啡因由于疗效确定、不良反应少，现已逐渐取代氨茶碱成为首选的治疗药物。

【推荐处方】

处方 1.（1）5% 葡萄糖注射液　5ml
　　　　枸橼酸咖啡因　20mg/
　　　　（kg·d）（负荷剂量）　｜静脉滴注，30 分钟滴完。

（2）5% 葡萄糖注射液　5ml
　　　枸橼酸咖啡因　5~10mg/(kg·d)
　　　（维持剂量）　｜静脉滴注，1 次 /d，10 分钟滴完（负荷剂量应用后的 24 小时）。

处方 2.（1）5% 葡萄糖注射液　5ml
　　　　枸橼酸咖啡因　20mg/kg
　　　　（负荷剂量）　｜静脉滴注，30 分钟滴完。

（2）枸橼酸咖啡因 5mg/kg（维持剂量）口服或鼻饲，1 次 /d，负荷剂量应用后的 24 小时给予。

处方 3.（1）5% 葡萄糖注射液　5ml
　　　　氨茶碱　5mg/kg（负荷剂量）　｜静脉滴注，30~60 分钟滴完。

（2）5% 葡萄糖注射液　5ml
　　　氨茶碱　2mg/kg（负荷剂量）　｜静脉滴注，2 次 /d，30 分钟滴完。

【注意事项】

1. 枸橼酸咖啡因应维持到至少纠正胎龄 34 周或呼吸暂停消失 5~7 天。若需要呼吸支持，可使用到纠正胎龄 37 周以后。

2. 对于出生胎龄＜30周或极低出生体重儿在出生后早期预防性应用枸橼酸咖啡因，以减少呼吸暂停的发生。

3. 枸橼酸咖啡因的有效血药浓度和中毒浓度有较大差距，不易发生不良反应，不需要常规监测血药浓度。

4. 氨茶碱易发生心动过速、高血糖、腹胀等不良反应，有条件者可监测血药浓度。

三、胎粪吸入综合征

【概述】

胎粪吸入综合征（MAS）是由于胎儿产前或产时吸入混有胎粪的羊水所致，以呼吸道机械性阻塞及化学性炎症为主要病理改变，以出生后呼吸窘迫为主要表现的临床综合征。

【临床特征】

1. 多见于足月儿及过期产儿，出生时羊水粪染，常有窒息史，从气道中吸出胎粪。

2. 出生后不久出现呼吸窘迫，胸部隆起，肺部出现湿啰音或呼气延长。

3. 易并发肺不张、肺气漏及持续性肺动脉高压等。

【治疗原则】

出生时依据新生儿复苏操作进行复苏，保持呼吸道通畅。达到机械通气指征的患儿给予机械通气治疗，禁忌行持续气道正压通气治疗。使用广谱抗生素防治感染，使用镇静药减少躁动。使用肺表面活性物质治疗 MAS 有一定疗效，有持续性肺动脉高压时给予相应治疗。

【推荐处方】

处方　肺表面活性物质，200mg/kg，气管内滴入。

如存在持续性肺动脉高压：

处方 1. 吸入性一氧化氮，20ppm，持续吸入。

处方 2. 西地那非，2mg/kg，口服，4 次 /d。

【注意事项】

1. 如果表现出明显的肺过度膨胀或不均匀通气，慎用肺表面活性物质。

2. 吸入性一氧化氮和西地那非的注意事项见本章第五节"新生儿持续性肺动脉高压"部分。

四、新生儿呼吸窘迫综合征

【概述】

新生儿呼吸窘迫综合征（NRDS）又称新生儿肺透明膜病，是由于肺表面活性物质（PS）不足或缺乏所致。多见于早产儿，胎龄越小，发病率越高，病理以肺泡壁及支气管壁附有透明膜和肺不张为特点。

【临床特征】

1. 存在早产、糖尿病母亲所生的婴儿、感染、缺氧等高危因素。

2. 多于出生后的 2~6 小时出现症状，严重者出生后即刻出现。表现为呼吸困难、呼吸急促、青紫、鼻翼扇动、吸气性三凹征、明显的呼气性呻吟，症状进行性加重。可并发持续性肺动脉高压。

3. NRDS 为自限性疾病，出生后的 24~48 小时病情最重。在出生后的 72 小时后肺泡产生 PS 逐渐增加，病情明显好转。如果此时不恰当补液或降低通气压力，可能导致动脉导管开放（PDA），使临床症状再次加重。

【治疗原则】

应用正压通气和 PS 替代治疗，维持正常的通、换气功能及酸碱、电解质平衡，积极处理 PDA 等并发症，等待病情好转。

【推荐处方】

处方 猪肺磷脂，200mg/kg，气管内滴入。

如存在 PDA 时：

处方 1. 吲哚美辛，0.2mg/(kg·d)，1 次/d，口服，共 3 天。

处方 2. 布洛芬，10mg/kg，口服，1 次/d(第 1 天)；5mg/(kg·d)，口服，1 次/d(第 2 和第 3 天)。

【注意事项】

1. 因产前糖皮质激素的应用及出生时持续气道正压通气(CPAP)的使用，除在需要插管复苏者等个别情况下可以在产房应用 PS 外，现今不再提倡预防性应用 PS。而一旦出现症状，除应用 CPAP 外，即应尽早联合应用 PS。

2. 出生后 3 天内即使存在 PDA，不主张关闭动脉导管；3 天后如果临床症状明显，首选药物治疗。吲哚美辛发生肾功能损害、坏死性小肠结肠炎、出血等不良反应的概率较布洛芬高，现多应用布洛芬。对于不能经口给药者，国内尚缺乏相关药物的静脉剂型。

3. PDA 患儿于药物治疗 3 天后复查心脏超声，评价治疗效果，决定是否需要给予第 2 个疗程。

五、新生儿肺炎

【概述】

新生儿肺炎是新生儿的常见疾病，根据病因分为感染性肺炎和非感染性肺炎，此处仅讨论新生儿感染性肺炎。病原体主要为细菌及病毒，少数由真菌、衣原体、原虫引起。新生儿感染性肺炎根据感染途径分为宫内感染性肺炎和社区获得性肺炎，前者多为大肠埃希菌、B 族链球菌感染，后者多以表皮葡萄球菌、金黄色葡萄球菌感染常见。

【临床特征】

1. 多数患儿有体温不升或发热、反应低下、拒乳等全身症状。

2. 表现为气促、吐沫、鼻翼扇动,三凹征、呼气性呻吟、发绀、双肺可闻及干湿啰音;新生儿早期,B族链球菌肺炎的症状酷似新生儿呼吸窘迫综合征;衣原体肺炎起病缓慢,咳嗽较频、发绀、气促,重症较易发生呼吸衰竭及肺外器官功能障碍。

3. 病原学检查可明确相关致病微生物,胸部 X 线片是重要的辅助检查手段。

【治疗原则】

原则上应根据药敏试验结果或可能的病原菌选用敏感抗生素;依据病情轻重选择给氧方式,包括鼻导管给氧、CPAP 或机械通气;要警惕气胸、脓气胸、心力衰竭等并发症,及时诊断并给相应治疗;加强支持治疗、雾化吸入,经常翻身、拍背、吸痰,保持呼吸道通畅,注意水、电解质平衡与营养支持。

【推荐处方】

处方 1. (1)10% 葡萄糖注射液 5ml
青霉素　5 万 U/kg

静脉滴注;2 次 /d(≤ 7 日龄),或 3 次 /d(> 7 日龄);30 分钟滴完,用前皮试。

(2)布地奈德雾化液,1ml,雾化吸入,2 次 /d。

处方 2. (1)10% 葡萄糖注射液 5ml
头孢噻肟钠　50mg/kg

静脉滴注;2 次 /d(≤ 7 日龄),或 3 次 /d(> 7 日龄);30 分钟滴完,用前皮试。

(2)布地奈德,1ml,雾化吸入,2 次 /d。

如为衣原体肺炎:

处方　阿奇霉素颗粒,10mg/(kg·d),口服,1 次 /d,服 3 天停 4 天。

【注意事项】

1. 抗生素的选择应根据药敏试验结果选择敏感药物,如无病原学检查结果时则经验性选择抗生素。

2. 抗生素的选择应注意对新生儿的毒副作用。

3. 应根据抗生素的药动学决定用药次数。

第二节　新生儿黄疸

一、新生儿高非结合胆红素血症

【概述】

新生儿高非结合胆红素血症为新生儿期最为常见的黄疸类型。因新生儿的血脑屏障不成熟,血中的非结合胆红素容易透过血脑屏障,重度新生儿高非结合胆红素血症将导致胆红素脑病的发生,造成新生儿死亡或严重的神经系统损害。

【临床特征】

1. 新生儿高非结合胆红素血症

(1)出生后的 24 小时内即出现黄疸,或黄疸消退延迟,足月儿超过 2 周、早产儿超过 3~4 周仍有黄疸;或血清总胆红素(TSB)已达到相应日龄及相应危险因素下的光疗干预标准或超过小时 - 胆红素曲线中的第 95 百分位水平,以非结合胆红素升高为主;或 TSB 上升 >85μmol/(L·24h)或 > 8.5μmol/(L·h);或退而复升。

(2)皮肤色黄鲜亮,大便颜色正常。

(3)如 TSB 过高,可发生急性胆红素脑病。第一期表现为拒乳、反应差、嗜睡、肌张力减低;第二期出现抽搐、角弓反张和发热,严重者出现呼吸衰竭,甚至死亡;第三期反应好转,抽搐和角弓反张逐渐缓解;第四期出现典型的胆红素脑病后遗症表现。

2. 母婴血型不合新生儿溶血症

(1)母婴 ABO 血型不合新生儿溶血症多发生在母亲为 O 型,新生儿为 A 或 B 型,可发生在第 1 胎;母婴 Rh 血型不合新生儿溶血症多发生在母亲为 Rh 阴性,新生儿为 Rh 阳性。其他稀少血型也可以发生。

(2)多数患儿表现为黄疸出现过早,进展迅速,往往伴有贫血;严重者可以发生胎儿水肿、肝脾大,甚至死亡。

(3)直接抗人球蛋白试验和抗体释放试验为阳性。

【治疗原则】

以光疗治疗和换血治疗为最主要的治疗手段。药物治疗主要是加强胆红素与白蛋白结合,酶诱导剂可诱导将非结合胆红素代谢成为结合胆红素的肝脏酶的活性;应用益生菌(双歧杆菌、乳酸杆菌、鼠李糖菌)建立正常肠道菌群,促进胆红素代谢,减少肝肠循环。母婴血型不合新生儿溶血症可早期静脉滴注丙种球蛋白 1g/kg,抑制溶血过程。

【推荐处方】

处方 1.(1)维生素 B_2,5mg,口服,1 次 /d。

(2)双歧四联活菌,250mg,口服,2 次 /d。

处方 2.(1)人血白蛋白,1g/kg,静脉滴注,2 小时滴完。

(2)10% 葡萄糖注射液　6ml/kg　｜　静脉滴注。
　　5% 碳酸氢钠　　3ml/kg

处方 3. 苯巴比妥,3~5mg/(kg·d),口服,1 次 /d。

母婴血型不合新生儿溶血症时应用:

处方　静脉用丙种球蛋白,1g/kg,静脉滴注。

【注意事项】

1. 新生儿高非结合胆红素血症的药物治疗多为辅助治疗。

2. 血液制品使用前需要签署相关知情同意书。

二、新生儿高结合胆红素血症

【概述】

新生儿高结合胆红素血症在新生儿期发生较少,大部分患儿往往在新生儿期后症状逐渐明显,与肝细胞排泄胆红素障碍或胆管受阻相关。新生儿肝炎综合征、新生儿胆汁淤积、先天性胆道闭锁等是常见原因。

【临床特征】

1. 新生儿高结合胆红素血症出现晚,皮肤色黄暗淡,往往伴有肝大、质地变硬,尿色黄,大便色淡,严重者呈现白陶土样改变。

2. 血清谷丙转氨酶、谷草转氨酶、谷氨酰转肽酶、碱性磷酸酶等增高,肝脏影像学检测可能发现胆道闭锁的影像学征象。

3. 由于胆汁排泄障碍,可导致脂肪乳化吸收障碍,影响脂溶性维生素吸收,同时易发生肠源性感染。

【治疗原则】

以治疗原发病为中心,如先天性胆道闭锁早期手术治疗等,辅以对症治疗。

【推荐处方】

处方 1. 熊去氧胆酸,10~15mg/kg,口服,2 次 /d。

处方 2. 维生素 K_1,1mg,肌内注射。

处方 3. 维生素 AD 滴剂,1 粒,口服,1 次 /d。

维生素 D 滴剂,400IU,口服,1 次 /d。

【注意事项】

罹患新生儿高结合胆红素血症时应积极寻找病因,力求对因治疗。

第三节　新生儿血液系统疾病

一、新生儿贫血

【概述】

当血红蛋白或血细胞比容低于同胎龄、同日龄新生儿参考值的第 5 百分位时诊断为新生儿贫血。通常认为新生儿出生后 1 周内静脉血血红蛋白 ≤ 140g/L,毛细血管血血红蛋白 ≤ 145g/L 可诊断为新生儿贫血。新生儿病理性贫血由出血、溶血、红细胞生成障碍 3 种原因所致。

早产儿出生时脐带血血红蛋白值与足月儿相近,但贫血发生早且重,胎龄越小贫血程度越严重、持续时间越长。主要由于促红细胞生成素(EPO)浓度低所致。

【临床特征】

1. 新生儿贫血

(1)急性患儿表现为进行性苍白,烦躁不安,呼吸浅快、不规则甚至呼吸窘迫,心动过速,脉搏细弱;严重者有休克症状。

(2)慢性者则显著苍白,但呼吸窘迫不明显,可有肝脾大。

(3)溶血性贫血患儿往往伴有黄疸。

2. 早产儿贫血

(1)苍白、喂养困难、体重不增、气促、心动过速、呼吸暂停等贫血症状;少数病例有下肢、足、阴囊、颜面轻度水肿。

（2）血常规示正细胞正色素性贫血，网织红细胞正常或升高。

（3）早产儿的 EPO 降低，且与贫血程度不成比例。

（4）血清铁蛋白降低。

【治疗原则】

积极去除病因，输注浓缩红细胞纠正贫血。极低出生体重儿在出生后的 2 周开始给予 EPO、铁剂及各种维生素，防治早产儿贫血。

【推荐处方】

处方 1. 极低超低出生体重儿：重组人促红细胞生成素，250U/kg，皮下注射，隔日 1 次，疗程为 1 个月。

处方 2. 右旋糖酐铁口服液，0.2ml/kg，口服，2 次 /d，疗程为 6~9 个月。

处方 3.（1）叶酸，1~5mg/d，口服，1 次 /d，疗程为 3~4 周。

（2）维生素 B_{12}，21mg/（kg·w），皮下注射，1 次 /w。

（3）维生素 E，10~15mg/（kg·d），口服，1次/d，连用 3 个月。

【注意事项】

1. 维生素 E 属于高渗性药物，有诱发新生儿坏死性小肠结肠炎的风险。

2. EPO 有增加发生早产儿视网膜病风险的报告，应做好早产儿视网膜病的眼底筛查。

二、新生儿红细胞增多症

【概述】

新生儿红细胞增多症指新生儿的红细胞（RBC）、血红蛋白（Hb）或血细胞比容（Hct）超过同胎龄、同日龄参考值的第 95 百分位，常为胎儿缺氧等致宫内的红细胞生成增多或红细胞经胎盘灌注过多所致。

【临床特征】

1. 有胎儿缺氧史或红细胞经胎盘灌注过多史。

2. 大部分患儿无症状及体征,或只表现为面红,部分患儿则可血液淤滞而引起体内多脏器功能障碍。

3. 实验室检查包括出生 2 小时后的静脉血 Hb ≥ 220g/L,RBC > 7.00×10^{12}/L,Hct ≥ 0.65 或 2 次周围毛细血管血 Hct ≥ 0.70。

【治疗原则】

对无临床症状者,一般不需特殊治疗。需要通过治疗以使 Hct 降至 0.55~0.60 的病例有以下 3 种:①静脉血 Hct > 0.65,且出现临床症状如心脏、呼吸、神经系统症状,尤为有血栓形成者,治疗目的是降低 Hct 以消除临床症状;②少数患儿虽然 Hct < 0.65,但血液黏滞度明显增加者,其治疗目的是通过降低 Hct 以恢复正常的血液黏滞度;③ Hct > 0.70,虽无临床症状,但有发生症状的风险,治疗目的是预防症状发生及日后的神经损害。

【推荐处方】

处方 1. (1)抽出静脉血量 X ml(计算公式见注意事项),速度为 3~5ml/(kg · min);

(2)0.9% 氯化钠注射液 X ml,静脉滴注,速度为 3ml/(kg · min)。

处方 2. (1)抽出静脉血量 X ml,速度为 3~5ml/(kg · min);

(2)20% 白蛋白 X ml,静脉滴注,3ml/(kg · min)。

处方 3. (1)抽出静脉血量 X ml,速度为 3~5ml/(kg · min);

(2)同型血浆 X ml,静脉滴注,3ml/(kg · min)。

【注意事项】

1. 换血量 X/ml= 血容量 ×[(实际 Hct– 预期 Hct)/ 实际 Hct],血容量按 80~90ml/kg,预期 Hct 按静脉血为 0.60、毛细血管血为 0.65 计算。换血后复查,如个别 Hct 仍高,可重复换血 2~3 次,重症病例应一次足量换血,以使血液黏滞度短期内降至正常,达到迅速改善症状并减少反复换血的目的。

2. 较适宜的抽血部位是桡、颞及胫后动脉,输液部位可用周围静脉。输液速度与抽血速度相同。

三、新生儿出血症

【概述】

新生儿出血症是由于维生素 K 缺乏,使依赖其合成的凝血因子(Ⅱ、Ⅶ、Ⅸ、Ⅹ)合成不足及活性降低所致的一种出血性疾病。

【临床特征】

1. 依据发病时间,新生儿出血症分为早发型(出生后 24 小时内)、经典型(出生后 1~7 天)和迟发型(出生后 2 周后)。母孕期口服抗惊厥药、抗凝药、抗结核药等干扰维生素 K 的代谢、出生后未补充维生素 K、纯母乳喂养、长期应用广谱抗生素、肝功能异常等为诱因。

2. 早发型以头颅血肿、脐带断端渗血、颅内出血常见;经典型以消化道出血、皮肤黏膜出血为主;迟发型以颅内出血常见。

3. 凝血酶原时间(PT)比正常对照延长超过 3 秒,活化部分凝血活酶时间(APTT)延长有诊断意义,应用维生素 K_1 后的 24 小时内恢复正常是诊断本症的重要依据。

【治疗原则】

补充维生素 K,活动性出血应用凝血酶原复合物。

【推荐处方】

处方 1. 维生素 K_1,1mg,肌内注射。

处方 2. 凝血酶原复合物,10U/(kg·d),静脉滴注,30 分钟输完。

处方 3. 新鲜冷冻血浆,15ml/kg,静脉滴注,2~4 小时输完。

【注意事项】

1. 出生时普及预防性应用维生素 K_1,可明显减少新生儿出血症的发生。

2. 凝血酶原复合物主要含有 Ⅱ、Ⅶ、Ⅸ、Ⅹ 因子和少量蛋白质。

3. 新生儿应避免使用水溶性维生素 K。

四、新生儿免疫性血小板减少性紫癜

【概述】

新生儿免疫性血小板减少性紫癜是新生儿早期最常见的引起严重血小板减少的原因,母体内针对胎儿 / 新生儿的血小板抗体通过胎盘转移到胎儿 / 新生儿体内,导致血小板破坏。依据抗体产生的机制不同,分为新生儿同族免疫性血小板减少症(NAIT)、新生儿自身免疫性血小板减少症、新生儿溶血症合并血小板减少性紫癜和药物所致的血小板减少性紫癜,以前 2 种为多。

【临床特征】

1. NAIT 是由于母、子的血小板抗原不同所致;而新生儿自身免疫性血小板减少症是由于母亲有自身免疫病或特发性血小板减少性紫癜,后者母亲的血小板同时降低。

2. 多于出生后短期内起病,少数于胎儿期起病。轻者无明显的出血征象,重者可发生颅内出血、消化道出血等危及生命的情况。

3. 血小板计数低于正常值,血小板自身抗体阳性。

【治疗原则】

应用糖皮质激素和静脉用丙种球蛋白抑制免疫反应,减少血小板破坏,血小板明显降低或有严重出血倾向时输注血小板。

【推荐处方】

处方 1. 静脉用丙种球蛋白,1g/kg,静脉滴注,1 次 /d,共 2 天。

处方 2. 泼尼松,1mg/(kg·d),口服,1 次 /d,疗程为 4 周。

处方 3. 输注机采同型血小板,0.1~0.2U/kg,静脉滴注,30 分钟输完。

【注意事项】

1. 当血小板 < 30×10^9/L 时输注血小板;当血小板介于 $(30~50) \times 10^9$/L,有明显的出血倾向时输注血小板。

2. 应用糖皮质激素时注意不良反应的发生,包括感染、血压增高、电解质紊乱等。

第四节 新生儿感染性疾病

一、新生儿败血症

【概述】

新生儿败血症是病原体侵入新生儿的血液循环并繁

殖,引起全身炎症反应,可致感染性休克及多脏器功能不全综合征。血培养阳性有助于明确致病菌。感染可发生在娩出前或娩出过程中及出生后。病原菌随地区、年代不同而有差异,主要为大肠埃希菌、B族链球菌(GBS)、葡萄球菌、肠链球菌。院内感染尚可包括肺炎克雷伯菌、鲍曼不动杆菌、铜绿假单胞菌、表皮葡萄球菌、真菌等。

【临床特征】

1. 导致新生儿败血症的高危因素包括无原因的早产,胎膜早破＞18小时,分娩前孕母有发热史、产道感染史、绒毛膜羊膜炎等。

2. 本病的临床症状常无特异性,表现为反应低下、进食少、少哭、少动、呕吐、面色苍白、黄疸加深或延迟消退、呼吸急促或呼吸暂停、体重不增、发热或体温不升。有时起病急骤,全身情况迅速恶化,出现循环衰竭、重度酸中毒、弥散性血管内凝血、坏死性小肠结肠炎、硬肿症,常并发肺出血。

3. 重要的并发症为化脓性脑膜炎、肺炎、骨髓炎、肝脓肿等。

【治疗原则】

给予抗生素治疗,处理严重并发症,加强支持疗法,给予营养支持,维持水、电解质平衡,清除局部感染灶。

【推荐处方】

处方 1. 10% 葡萄糖注射液　5ml 　　　　苯唑西林　50mg/kg	静脉滴注,出生后7天内2次/d,出生7天后3次/d,30~60分钟滴完。用前皮试。
处方 2. 10% 葡萄糖注射液　5ml 　　　　哌拉西林舒巴坦　75mg/kg	静脉滴注,出生后7天内2次/d,出生7天后3次/d,

	30~60 分钟滴完。用前皮试。
处方 3. 10% 葡萄糖注射液　5ml 头孢他啶　50mg/kg	静脉滴注,出生后 7 天内 2 次 /d,出生 7 天后 3 次 /d,30~60 分钟滴完。用前皮试。

【注意事项】

1. 早期应用抗生素。出现症状后可根据经验性选择抗生素,若疗效不满意而培养阳性,可根据细菌培养及药敏试验结果选择敏感抗生素。

2. 宜静脉途径给药。

3. 抗生素治疗应足疗程,血培养阴性者在症状好转后继续治疗 5~7 天,血培养阳性者的疗程至少需要 10~14 天,如果有并发症则治疗 3 周以上。

4. 注意抗生素的毒副作用,青霉素类和头孢菌素类抗生素应用前需皮试,阴性者方可使用。

二、新生儿细菌性脑膜炎

【概述】

新生儿细菌性脑膜炎常继发于新生儿败血症,凡有利于新生儿败血症发病的因素均与新生儿细菌性脑膜炎的发病有关。该病的致病菌以大肠埃希菌 K_1 菌株、GBSIII 型、金黄色葡萄球菌为主,脑脊膜膨出时有局部感染病菌可直接入侵脑膜。

【临床特征】

1. 凡有全身性感染症状,不论其是否有神经系统症状与体征,均应警惕细菌性脑膜炎,应进行脑脊液检查。部分患儿前囟饱满但脑膜刺激征常不明显,有的患儿屈颈哭闹。

2. 脑脊液涂片找细菌及细菌培养是诊断新生儿细菌性脑膜炎的金标准,但阳性率不高。当脑脊液的白细胞数 $> 20 \times 10^6/L$ 时可视为异常, $> 30 \times 10^6/L$ 时可确诊。多形核白细胞占优势,但李斯特菌脑膜炎单核细胞比例高。常伴有糖 $< 1.5mmol/L$ 或脑脊液糖 $<$ 血糖的 60%,蛋白质增高。个别患儿因病程短,第 1 次脑脊液常规可正常,需再次复查才发现异常。

3. 头部影像学检查以头部 MRI 增强扫描为首选;头颅超声可动态评估颅内病变,有助于了解有无脑室管膜炎、脑水肿、脑脓肿、硬膜下积液、脑积水。

【治疗原则】

1. 早期联合应用广谱抗生素,应能透过血脑屏障,可依据药敏试验结果选择敏感抗生素。疗程视患儿的病情及脑脊液恢复情况而定, 一般为 21 日以上,或者更长。

2. 降颅内压,控制惊厥,积极处理并发症。

【推荐处方】

1. 抗感染治疗

处方 1. (1)10% 葡萄糖注射液 5ml
　　　　氨苄西林　100mg/kg

静脉滴注,出生后 7 天内 2 次/d, 出生 7 天后 3 次/d, 30~60 分钟滴完。用前皮试。

(2)10% 葡萄糖注射液　5ml
　　头孢他啶　50mg/kg

静脉滴注,出生后 7 天内 2 次/d, 出生 7 天后 3 次/d, 30~60 分钟滴完。用前皮试。

处方 2. (1)10% 葡萄糖注射液 　　　5ml 　　氨苄西林　100mg/kg	静脉滴注,出生后 7 天内 2 次 /d,出生 7 天后 3 次 /d,30~60 分钟滴完。用前皮试。
(2)10% 葡萄糖注射液　5ml 　　头孢曲松　100mg/kg	静脉滴注,1 次 /d,30~60 分钟滴完。用前皮试。
处方 3. 10% 葡萄糖注射液　5ml 　　美罗培南　40mg/kg	静脉滴注,出生后 7 天内 2 次 /d,出生 7 天后 3 次 /d,30~60 分钟滴完。

2. 减轻脑水肿治疗

处方 (1)呋塞米,0.5~1mg/kg,静脉注射,2 次 /d。

(2) 地塞米松,0.15mg/kg,静脉注射,4 次 /d,连用 2~4 天。

【注意事项】

1. 应用抗生素 48~72 小时后复查脑脊液,如病情无好转、细菌学检查仍阳性,要考虑药物对细菌不敏感或药物未达到治疗浓度,应加以调整;亦可能合并脑室管膜炎。是否局部注射抗生素未取得一致意见。

2. 糖皮质激素应在抗菌治疗开始前或同时应用,在开始抗菌治疗后 4 小时内仍可应用,早期糖皮质激素的应用可以降低听力减退或丧失的发生率。对 B 型流感嗜血杆菌脑膜炎有肯定疗效,对肺炎链球菌脑膜炎可能有效。地塞米松可能影响万古霉素等药物透过血脑屏障。

3. 青霉素类和头孢菌素类抗生素应用前需皮试,阴性者方可使用。

三、新生儿破伤风

【概述】

新生儿破伤风是由破伤风杆菌进入新生儿脐部断端生长繁殖，产生痉挛毒素引起以牙关紧闭和全身肌肉强直性痉挛为特征的感染性疾病，有较高的死亡率。随着新法接生的普及，该病已明显减少。

【临床特征】

1. 多有不洁断脐史，于出生后的 4~10 天发病，发病越早，病情越重，死亡率越高。

2. 早期表现为哭闹不安、拒乳、张口困难，逐渐出现苦笑面容、轻微刺激可诱发全身强直发作，严重者可出现喉痉挛，导致窒息死亡。经过有效治疗，1~4 周痉挛逐渐减轻，2~3 个月痊愈。

3. 易并发新生儿肺炎和败血症。

【治疗原则】

保持安静、避光，减少刺激，尽早应用破伤风抗毒素中和游离的破伤风毒素，镇静止痉，积极抗感染。

【推荐处方】

处方 1.(1)人破伤风免疫球蛋白，500IU，肌内注射。

(2)地西泮，0.3~0.5mg/kg，鼻饲，1 次 /4~8h。

(3)10% 葡萄糖注射液 5ml
青霉素 5 万 U/kg

静脉滴注，出生后 7 天内 2 次 /d，出生 7 天后 3 次 /d，30 分钟滴完。用前皮试。

处方 2.(1)破伤风抗毒素血清，2 万 U，静脉滴注，用前皮试。

（2）破伤风抗毒素血清，3 000U，脐周封闭，用前皮试。

（3）地西泮，0.3~0.5mg/kg，鼻饲，1 次 /4~8h。

（4）10% 葡萄糖注射液　　5ml　　｜　静脉滴注，出生后
　　　青霉素　 5 万 U/kg　　　　 ｜　7 天内 2 次 /d，出
　　　　　　　　　　　　　　　　　｜　生 7 天后 3 次 /d，
　　　　　　　　　　　　　　　　　｜　30 分钟滴完。用
　　　　　　　　　　　　　　　　　｜　前皮试。

　　处方 3.（1）人破伤风免疫球蛋白，500IU，肌内注射，用
前皮试。

　　（2）地西泮，0.3~0.5mg/kg，鼻饲，1 次 /4~8h。

　　（3）苯巴比妥，负荷剂量为 20mg/kg，静脉注射；维持剂
量为 5mg/（kg·d），静脉注射，1 次 /d。

　　（4）10% 葡萄糖注射液　　5ml　　｜　静脉滴注，2 次 /d，
　　　　甲硝唑　 7.5mg/kg　　　　　 ｜　30 分钟滴完，疗程
　　　　　　　　　　　　　　　　　 ｜　为 7~10 天。

【注意事项】

1. 破伤风抗毒素血清皮试阳性者可行脱敏疗法注射。
2. 青霉素皮试阴性者方可使用。

四、新生儿皮下坏疽

【概述】

　　新生儿皮下坏疽是新生儿期的急性皮下组织化脓性
感染，绝大多数由金黄色葡萄球菌引起，多发生在出生后
1 周，好发于新生儿容易受压的部位，冬季和寒冷地区的发
病率高，病情发展快，故死亡率较高。

【临床特征】

　　1. 好发于身体受压部位，以臀部和背部多见，枕部、骶
部、会阴部亦可发生。

2. 早期表现为局部组织肿胀、皮肤发红、皮温增高、皮肤变软；之后迅速扩展，中心区的颜色转为暗红色，皮下组织坏死液化，皮肤与皮下组织分离，触诊有漂浮感；继之皮肤出现坏死，局部皮肤可出现水疱，并逐渐融合扩大，内容物转为血性液体，中央部皮肤变黑，出现坏死区。

3. 患儿常有明显的全身症状，新生儿败血症的发生率高。

【治疗原则】

积极全身抗感染治疗，局部手术切开引流。

【推荐处方】

处方 1. 10% 葡萄糖注射液　5ml 　　　　万古霉素　　10mg/kg	静脉滴注，出生后 7 天内 2 次 /d，出生 7 天后 3 次 /d，30~60 分钟滴完。
处方 2. 10% 葡萄糖注射液　5ml 　　　　苯唑西林　　50mg/kg	静脉滴注，出生后 7 天内 2 次 /d，出生 7 天后 3 次 /d，30~60 分钟滴完。用前皮试。
处方 3. 10% 葡萄糖注射液　5ml 　　　　头孢噻肟钠　　50mg/kg	静脉滴注，出生后 7 天内 2 次 /d，出生 7 天后 3 次 /d，30~60 分钟滴完。用前皮试。

【注意事项】

1. 万古霉素具有潜在的肾毒性和耳毒性，应用时应监测血药浓度，监测应在血药浓度达稳态时进行。在肾功能正常的患儿中，在使用第 4 剂药物治疗（q6h. 给药时用药第 2 天）前 30 分钟采血检测谷浓度。在肾功能损害患者中，由于半衰期延长，用药第 2 天不能达到稳态血药浓度，可能导致结果被低估。在血流动力学不稳定、大剂量用药、肾功能不稳定及肾毒性危险程度高的患儿中推荐进行更多次检测，控制谷浓度为 10~20μg/ml。

2. 青霉素类和头孢菌素类抗生素应用前需皮试，阴性者方可使用。

第五节 新生儿其他疾病

一、新生儿持续性肺动脉高压

【概述】

正常新生儿出生后的 48~72 小时内肺动脉压力下降，如果出生后这一生理性转变未能实现，即发生新生儿持续性肺动脉高压，当肺血管阻力超过体循环阻力时，造成部分血液经卵圆孔及/或动脉导管水平的右向左分流，出现低氧血症。

【临床特征】

1. 围产期窒息、宫内感染、母孕期口服 5-HT 再摄取抑制剂或非甾体抗炎药、肺液吸收延迟、糖尿病母亲所生的婴儿、胎粪吸入，以及肺透明膜病、红细胞增多症、先天性膈疝等疾病或亚低温治疗导致肺血管收缩在临床上较常见。

2. 在充分肺通气的情况下严重氧合障碍。

（1）氧合指数 ≥ 15（通常 > 25），增加平均气道压并不能改善氧合。

（2）胸片除外肺通气不良，往往表现为黑肺，继发于肺部疾病者可发现相应的肺部改变。

（3）全身氧合不稳定性，提示肺动脉过度反应性。导管前后的血氧饱和度差异超过 10%，PaO_2 差异超过 15mmHg，提示导管水平分流。

3. 超声心动图对确诊最有价值,观察卵圆孔和动脉导管水平分流情况,估测肺动脉压力,同时除外先天性心脏畸形。注意右室(RV)收缩功能,避免因 RV 功能障碍误判。

【治疗原则】

去除诱因,应用药物降低肺动脉压力,应用镇静药保持安静。维持有效循环血量,应用正性肌力药增加心肌收缩力,提高体循环血压,逆转已存在的右向左分流。

【推荐处方】

处方 1. 吸入性一氧化氮,20ppm,持续吸入。

处方 2. 西地那非,2mg/kg,口服,4 次 /d。

处方 3. (1)10% 葡萄糖注射液   5ml | 静脉滴注,30~
　　　　负荷剂量:米力农   50μg/kg | 60 分钟滴完。

(2)10% 葡萄糖注射液   24ml | 静脉滴注,0.33μg/
　　维持剂量:米力农 0.475mg/kg | (kg · min),1ml/h;
　　　　　　　　　　　　　　　 | 最大剂量为 1.0μg/
　　　　　　　　　　　　　　　 | (kg · min)。

(3)10% 葡萄糖注射液   24ml | 静脉滴注,0.1~1.0μg/
　　肾上腺素   0.144~1.44mg/kg | (kg · min),1ml/h。

【注意事项】

1. 吸入性一氧化氮(iNO)在氧合指数 [(FiO_2× 平均气道压 /PaO_2)× 100] > 15 时应用。iNO 吸入的起始浓度为 5~20ppm,注意监测呼出气中的 NO、二氧化氮和血中的高铁血红蛋白浓度,减少不良反应发生。FiO_2 < 60%,PaO_2 ≥ 60mmHg 超过 60 分钟开始降低 iNO 浓度,以 5ppm/4h 降至 5ppm 后,以 1ppm/2~4h 的速度下降,直至停用。

2. 西地那非用于无 iNO 或 iNO 无效、体循环血压和心室功能正常时,应用时监测动脉血压。

3. 米力农在体循环血压正常,心室功能障碍者可以应用。应用前应无低血容量,如存在低血压不应用。应用过程中监测血压变化,避免低血压发生。

二、青紫型先天性心脏病

【概述】

青紫型先天性心脏病属于危重型先天性心脏病,新生儿期的死亡率高,预后差,多需要在新生儿期手术治疗。多数类型的青紫型先天性心脏病患儿依赖动脉导管开放而存活。

【临床特征】

1. 患儿于出生后即刻或短期内出现青紫,提高吸氧浓度青紫不缓解,青紫的严重程度和呼吸窘迫程度不成比例。

2. 根据畸形不同,可出现下肢血压低于上肢血压、差异性青紫,心脏听诊可闻及杂音,同时可出现心力衰竭、心源性休克的症状和体征。

3. 心脏超声和心脏大血管 CT 成像对确诊有重要意义。

【治疗原则】

维持心肺功能,纠正酸中毒,早期手术治疗。对依赖动脉导管开放存活的青紫型先天性心脏病患儿,通过药物维持动脉导管开放是手术治疗前的关键治疗措施。

【推荐处方】

处方 1. 10%葡萄糖注射液　10ml
　　　　 前列腺素 E　3~1.2μg/kg

持续静脉滴注,5~20μg/(kg·min),1ml/h。

| 处方 2. 10%葡萄糖注射液　24ml
多巴胺　5.8～8.6mg/kg
多巴酚丁胺　5.8～8.6mg/kg | 静脉滴注，4～6μg/
（kg·min），1ml/h。 |
| 处方 3. 10% 葡萄糖注射液
6ml/kg
5% 碳酸氢钠　3ml/kg | 静脉滴注。 |

【注意事项】

1. 前列腺素 E 用于依赖动脉导管存活的青紫型先天性心脏病的治疗，维持动脉导管开放。因药物稳定性不同，需根据药品说明书决定所配制剂的使用时间和更换频次。

2. 前列腺素 E 可导致低血压、血小板降低、呼吸暂停等不良反应，注意调整药物用量。

三、新生儿坏死性小肠结肠炎

【概述】

新生儿坏死性小肠结肠炎（NEC）是由于围产期的多种因素导致的以腹胀、呕吐、便血为主要症状的急性坏死性肠道疾病，在早产儿中 NEC 的发生率和死亡率较足月儿明显增高，胎龄越小、体重越轻，越易发生 NEC。

【临床特征】

1. 多见于早产儿，大多在出生后的 2 周内发病，极低出生体重儿可延迟到出生后的 2 个月发病。

（1）全身症状：轻者表现为发热或体温不升、反应差、呼吸暂停；重者表现为休克、呼吸衰竭、DIC，甚至死亡。

（2）消化道症状：轻者表现为喂养不耐受、腹胀、呕吐，后可出现果酱样血便、有腥臭味，最后高度腹胀、腹壁发红、肠鸣音减弱或消失，发生肠穿孔和腹膜炎。

2. 动态腹部摄片。肠壁积气和门静脉充气征是 NEC 的特异性表现，同时可发现麻痹性肠梗阻、肠壁水肿、节段性肠襻僵直固定;如果有消化道穿孔,可见到气腹。

【治疗原则】

绝对禁食、禁口服药,给予强有力的抗感染治疗。禁食期间给予静脉营养治疗,维持水、电解质平衡,改善肠道循环。输注血浆纠正凝血功能障碍,严重血小板减少者输注血小板,维持呼吸与循环功能。有外科手术指征者给予手术治疗。

【推荐处方】

处方 1. (1)10% 葡萄糖注射液 5ml 头孢哌酮舒巴坦 75mg/kg	静脉滴注,出生后7 天内 2 次 /d,出生 7 天后 3 次 /d,30~60 分钟滴完。用前皮试。
(2)10% 葡萄糖注射液 5ml 甲硝唑 7.5mg/kg	静脉滴注,2 次 /d,30~60 分钟滴完。

处方 2. 同型血浆,15ml/kg,静脉滴注,4 小时内输入。

处方 3. 静脉营养见本节第九部分。

【注意事项】

1. 抗生素的选择和应用同新生儿败血症,腹胀明显,发生肠穿孔、腹膜炎等患者加用甲硝唑。

2. 在禁食期间,每日液体量应注意将胃肠减压所引流出的液体量计入其中。

四、新生儿硬肿症

【概述】

多由寒冷引起,早产、低出生体重、缺氧、感染也是常见诱因。表现为低体温、皮肤硬肿和多器官功能损伤。

【临床特征】

1. 患儿可表现为不吃、不哭、反应低下、体温不升、皮肤硬肿。

2. 轻度硬肿症者的肛温＞34℃,硬肿面积占体表面积不足20%,全身症状不典型;中度硬肿症者的肛温为30~34℃,硬肿面积占体表面积的20%~50%;重度硬肿症者的肛温＜30℃,硬肿面积占体表面积超过50%,常伴多脏器功能损害,如微循环障碍、休克、心功能不全、DIC和肾衰竭等,肺出血是其最常见的死亡原因。

【治疗原则】

复温是治疗的中心环节,积极纠正脏器功能衰竭,提供足够的能量。

【推荐处方】

处方 1. 10% 葡萄糖注射液　24ml ｜ 静脉滴注,4~6μg/
　　　　多巴胺　5.76~8.64mg/kg ｜ (kg·min),1ml/h。

处方 2. 肝素,1mg/kg,皮下注射,4 次 /d。

同型新鲜冷冻血浆,10~15ml/kg,静脉滴注,2 小时输完。

处方 3. 呋塞米,0.5~1mg/kg,静脉注射,2 次 /d。

【注意事项】

1. 发生弥散性血管内凝血及高凝状态时立即用肝素。

2. 重症伴有尿少、无尿或明显的心肾功能损害者应严格限制输液速度和液量。

五、新生儿低血糖症

【概述】

新生儿低血糖症尚无统一的诊断标准,多数认为不论出生体重、胎龄和日龄,新生儿的血糖 < 2.2mmol/L 时应诊断新生儿低血糖症。但是根据脑对葡萄糖的需求推算,当血糖 < 2.8mmol/L 时就有发生脑损伤的风险,此时即应给予相关处理。

【临床特征】

1. 表现为嗜睡、拒乳、震颤、呼吸暂停、阵发性青紫、昏迷、眼球异常转动、多汗、抽搐、苍白、心动过速、体温不升;也有表现为激惹、兴奋和惊厥。

2. 另有一部分为无症状性低血糖,尤其多见于早产儿及巨大胎儿。

【治疗原则】

输注葡萄糖,积极纠正低血糖,顽固性低血糖者可考虑应用糖皮质激素或胰高血糖素提升血糖。同时尽可能明确病因,对因治疗。

【推荐处方】

处方 1. 10% 葡萄糖注射液,1~2ml/kg,缓慢静脉注射,1ml/min;后继用 10% 葡萄糖注射液,50ml,静脉滴注,糖速为 6~8mg/(kg·min),最高为 14mg/(kg·min)。

处方 2. 地塞米松,0.3mg/kg,静脉注射,2 次 /d。

先天性高胰岛素血症:

处方 1. 二氮嗪,5~20mg/(kg·d),口服,3 次 /d。

处方 2. 奥曲肽,5~25μg/(kg·d),皮下注射,3 次 /d。

【注意事项】

1. 治疗新生儿低血糖症的基础是密切监测血糖变化,及时处理。

2. 二氮嗪的不良反应包括体液潴留、多毛,偶见嗜酸性粒细胞增高、白细胞减少和低血压。在应用过程中应注意监测血压和血常规。

六、新生儿低钠血症

【概述】

新生儿的血清钠 < 130mmol/L 称为新生儿低钠血症。根据细胞外液容量状态,分为低容量性、等容量性和高容量性低钠血症。

【临床特征】

1. 低容量性低钠血症的表现除一般脱水症状外,多表现为低血容量性休克的症状,多有嗜睡等神经系统症状,甚至出现惊厥和昏迷。

2. 等容量性和高容量性低钠血症通常出现水肿,严重的低钠血症可出现淡漠、嗜睡、无力、惊厥等神经系统症状。

【治疗原则】

当血钠 < 120mmol/L 时,应给予 3% 氯化钠注射液在 4~6 小时内提升血钠至 120mmol/L 以上。一旦达到 120mmol/L 后,体内的钠缺乏在头 24 小时补充 2/3,之后的 24 小时补充 1/3,在 48 小时血钠达到正常。如果为高容量性低钠血症,主要通过限制水的入量进行治疗。如果为低容量性低钠血症,补充 1/2 张至 2/3 张液体。

【推荐处方】

处方 1. 10% 葡萄糖注射液　35ml
10% 氯化钠　15ml

静脉滴注(3% 氯化钠注射液),根据预计达到的血钠浓度决定输液速度和剂量。

处方 2. 10% 葡萄糖注射液　25ml 0.9% 氯化钠注射液　25ml 10% 氯化钾　1ml		静脉滴注(1/2 张液体),根据预计达到的血钠浓度决定输液速度和剂量。
处方 3. 0.9% 氯化钠注射液　50ml 10% 氯化钾　1ml		静脉滴注(等张液体),根据预计达到的血钠浓度决定输液速度和剂量。

【注意事项】

1. 提升血钠所需的 3% 氯化钠注射液按照 12ml/kg 给予,提升血钠 10mmol/L。

2. 如果血钠过低,不宜纠正过快,以免造成神经系统损害。

七、新生儿低钙血症

【概述】

现认为足月儿的血清总钙 < 2.0mmol/L,早产儿的血清总钙 < 1.75mmol/L,游离钙 < 0.75~1.1mmol/L 为新生儿低钙血症。多见于母亲患糖尿病、妊娠高血压综合征、维生素 D 缺乏症或甲状旁腺功能亢进症;患儿早产、宫内发育迟缓、窒息、人工喂养、伴或不伴甲状旁腺功能减退的高磷血症、低镁血症、维生素 D 缺乏症等均是高危因素。

【临床特征】

1. 神经肌肉兴奋性增高,表现为易惊、震颤、手足搐搦、惊厥等。

2. 严重者呼吸暂停、喉痉挛。抽搐发作间期一般状况好。

3. 心电图示 Q-T 间期延长、传导阻滞、T 波倒置或心动过速。

4. 血清总钙及游离钙低,血磷早期正常、晚期升高。

【治疗原则】

补充钙制剂,如发生惊厥或喉痉挛应同时给予迅速的止痉治疗。

【推荐处方】

处方 1. 5% 葡萄糖注射液　1ml/kg　｜　缓慢静脉注射,
　　　　 10% 葡萄糖酸钙　1ml/kg　｜　1ml/min。

处方 2. 维生素 D 滴剂,2 000U,口服,1 次 /d。
　　　　 葡萄糖酸钙口服溶液,5ml/(kg·d),口服,2 次 /d。

处方 3. 1,25- 二羟维生素 D_3,0.25~1μg/d,口服,2 次 /d。
　　　　 葡萄糖酸钙口服溶液,5ml/(kg·d),口服,2 次 /d。

【注意事项】

1. 注射钙剂时要缓慢,在心电监护下进行,避免由于注射过快而导致房室传导阻滞,甚至心脏停搏。

2. 1,25- 二羟维生素 D_3 主要用于甲状旁腺功能减退症。

3. 如同时合并低镁血症者应同时纠正,有助于低钙血症的治疗。

八、新生儿低镁血症

【概述】

新生儿的血清镁 < 1.5mg/dl 为低镁血症。

【临床特征】

1. 近一半的患儿系糖尿病母亲所生的婴儿,也与甲状旁腺功能减退症、缺氧等相关,多与低钙血症同时存在。

2. 大多数患儿无明显的临床症状,严重者可出现颤抖、易激惹、气促,甚至惊厥发作。

3. 往往使伴发的低钙血症症状加重,低钙血症难于纠正。

【治疗原则】

补充镁制剂。

【推荐处方】

处方 1. 10% 葡萄糖注射液　2ml/kg　　　｜静脉滴注,
　　　　　 25% 硫酸镁　0.2ml/kg　　　　　｜1ml/min。

处方 2. 25% 硫酸镁,0.2ml/kg,肌内注射。

【注意事项】

1. 静脉应用镁制剂应缓慢,在心电监护下进行,注意对呼吸肌的抑制。

2. 硫酸镁口服无效。

九、新生儿静脉营养

【概述】

营养治疗是新生儿危重症治疗的重要组成部分,静脉营养治疗在不能经胃肠喂养或通过胃肠喂养不能获得足够的营养时是有效的治疗手段。

【临床特征】

1. 适应证包括①早产儿不能经胃肠喂养或经胃肠喂养不能保证足够的营养供应者;②先天性消化道畸形者;③新生儿坏死性小肠结肠炎、短肠综合征及炎性肠病患儿;④无发育迟缓者禁食超过 3~5 天,发育迟缓者禁食超过 1 天。

2. 多通过中心静脉置管给予静脉营养。

【治疗原则】

1. 葡萄糖　浓度 < 12.5%，输注速度早产儿起始 4~6mg/(kg·min)，每日增加 1~2mg/(kg·min)，最大 12~14mg/(kg·min)；足月儿起始 6~8mg/(kg·min)，每日增加 1~2mg/(kg·min)，最大 12~13mg/(kg·min)。

2. 氨基酸　早产儿起始 2.0~2.5g/(kg·d)，增加 0.5~1.0g/(kg·d)，最大 3.5~4.0g/(kg·d)；足月儿起始 1.5~2.0g/(kg·d)，增加 0.5~1.0g/(kg·d)，最大 2.5~3.0g/(kg·d)。

3. 脂肪乳　早产儿起始 0.5~2.0g/(kg·d)，增加 0.5~1.0g/(kg·d)，最大 3.5~4.0g/(kg·d)；足月儿起始 1.5~2.0g/(kg·d)，增加 0.5~1.0g/(kg·d)，最大 2.5~3.0g/(kg·d)。

4. 钠　足月儿 2~3mmol/(kg·d)，早产儿 3~5mmol/(kg·d)。

5. 钾　足月儿 1~2mmol/(kg·d)，早产儿 2~3mmol/(kg·d)。

【推荐处方】

处方 1. 10% 葡萄糖　25ml
　　　　50% 葡萄糖　5ml
　　　　6% 小儿氨基酸 20ml
静脉滴注，3ml/(kg·h)。糖浓度为 10%，糖速为 5mg/(kg·min)。

处方 2. 10% 葡萄糖　20ml
　　　　50% 葡萄糖　5ml
　　　　6% 小儿氨基酸 25ml
静脉滴注，3.5ml/(kg·h)。糖浓度为 9%，糖速为 5.3mg/(kg·min)。

处方 3. 10% 葡萄糖　45ml
　　　　6% 小儿氨基酸 40ml
　　　　20% 脂肪乳　15ml
　　　　水溶性维生素　1ml/kg
　　　　脂溶性维生素　1ml/kg
静脉滴注，5ml/(kg·h)。

【注意事项】

1. 器官功能衰竭终末期、生命体征不稳定、濒死状态时不宜使用静脉营养。

2. 水、电解质、酸碱严重失衡未纠正者不宜使用静脉营养。

3. 严重感染,严重出血倾向,出、凝血指标异常者慎用脂肪乳剂。

4. 血浆甘油三酯 > 2.26mmol/L 时暂停使用脂肪乳剂,直至廓清。

5. 严重肾功能不全者应用肾病专用氨基酸,尿素氮 > 12.9mmol/L 时需控制氨基酸的用量在 1g/(kg·d) 以内。

6. 严重肝功能异常者应控制脂肪乳的用量,应用肝病专用氨基酸,胆汁淤积及高非结合胆红素血症达换血标准时需控制脂肪乳的用量。

7. 氨基酸及有机酸代谢性疾病应限制相关氨基酸的使用。

(薄　涛)

第四章

呼吸系统疾病

第一节 上呼吸道及支气管疾病

一、急性上呼吸道感染

【概述】

急性上呼吸道感染俗称"感冒",是由各种病毒、细菌、支原体等病原体侵犯鼻、鼻咽和咽部引起的上呼吸道急性感染,婴幼儿由于解剖和免疫的特点易患本病。

【临床特征】

1. 呼吸道表现 鼻塞、喷嚏、流涕、咳嗽、咽部不适和咽痛等,3~4天可缓解。病变蔓延可引起耳痛、声音嘶哑等。

2. 伴随症状 发热、烦躁不安、头痛、乏力等全身不适表现;呕吐、腹痛、腹泻等消化道症状;婴幼儿易并发高热、抽搐。

【治疗原则】

本病多呈自限性,症状较轻者无须药物治疗,症状明显影响日常生活者则需服药,以对症治疗为主,并注意休息、适当补充水分、避免继发细菌感染等。流感病毒感染者可用奥司他韦,细菌感染者可选用青霉素类、头孢菌素类或大环内酯类抗生素。高热者服用布洛芬或对乙酰氨基酚退热;热性惊厥者需止惊治疗;鼻塞者用减充血剂;咽痛者可局部喷药或含服咽喉含片。

【推荐处方】

1. 急性上呼吸道感染(高热)

处方 1. 布洛芬,10mg/kg,口服,间隔 6~8 小时可再次服用。

处方 2. 对乙酰氨基酚,15mg/kg,口服,间隔 6 小时可再次服用。

2. 急性上呼吸道感染(细菌感染)

处方 1. 阿莫西林克拉维酸钾,30~50mg/(kg·d),口服,2~3 次/d。

处方 2. 头孢克洛,20~40mg/(kg·d),口服,2~3 次/d。

处方 3. 阿奇霉素,10mg/(kg·d),口服,1 次/d。

3. 急性上呼吸道感染(热性惊厥)

处方 1. 地西泮,0.3mg/kg,静脉注射,10 分钟后可重复。

处方 2. 咪达唑仑,0.3mg/kg,静脉注射,10 分钟后可重复。

处方 3. 丙戊酸,15mg/kg,静脉注射,缓慢静脉注射(5 分钟);后维持治疗,1~2mg/(kg·h),静脉滴注。适用于惊厥持续>30 分钟者。

【注意事项】

1. 普通病毒感染无须全身应用抗病毒治疗,金刚烷胺仅对甲型流感有效。

2. 有细菌感染证据者可选用抗生素,不推荐作为预防用药。

3. 3 月龄儿童,体温>39℃或因发热导致患儿不适症状可口服对乙酰氨基酚退热,剂量为 15mg/kg,2 次间隔时间>6 小时;≥6 月龄儿童,推荐使用对乙酰氨基酚或布洛芬,布洛芬的剂量为 10mg/kg,2 次用药的最短间隔为

6~8 小时;不推荐布洛芬与对乙酰氨基酚交替使用退热。

4. 解热镇痛药不能有效预防惊厥发作,热性惊厥 > 5 分钟主张用止惊药,地西泮 0.3mg/kg,最大剂量 < 10mg,用药后 10 分钟仍抽搐可重复用地西泮或咪达唑仑。

5. 不建议用糖皮质激素退热。

二、疱疹性咽峡炎

【概述】

疱疹性咽峡炎是由肠道病毒引起的以发热、咽痛、流涎、咽峡部疱疹为特征的疾病,4 岁以下的儿童多见,夏、秋季高发,一般病程为 4~6 天,重者可至 2 周。

【临床特征】

1. 持续或反复高热。

2. 咽痛,咽峡部疱疹,2~3 天疱疹溃破后形成小溃疡。

3. 流涎,拒食,烦躁,哭闹不安。

【治疗原则】

本病主要是对症治疗,合并细菌感染者用抗生素治疗。高热者退热处理,惊厥者止惊治疗,咽痛者含服咽喉片或局部喷药。

【推荐处方】

处方 1.(1)开喉剑喷雾剂,4 喷,喷口咽部,4~6 次 /d。

(2)蓝芩口服液,5~10ml,口服,2~3 次 /d。

处方 2.(1)康复新液,10ml,含漱,2~3 次 /d。

(2)小儿豉翘清热颗粒,1~4g,口服,3 次 /d。

【注意事项】

1. 疱疹性咽峡炎需注意与手足口病相鉴别。

2. 合并细菌感染者可用抗生素,如青霉素类、头孢菌素类、大环内酯类。

3. 咽痛明显、进食困难者需补液治疗。

4. 中成药治疗疱疹性咽峡炎有一定疗效，如蓝芩口服液、小儿豉翘清热颗粒、百蕊颗粒等清热解毒的中成药。

三、急性扁桃体炎

【概述】

急性扁桃体炎是因病毒、细菌、支原体等病原菌感染导致的腭扁桃体非特异性炎症，往往伴有轻重不同的急性咽炎。

【临床特征】

1. 局部症状　咽痛，吞咽时加剧，语言含糊不清，重者呼吸困难。波及咽鼓管可出现耳痛、耳鸣等。查体可见咽部充血、扁桃体肿大，部分可见脓性分泌物。

2. 全身症状　畏寒、发热、烦躁不安、头痛、乏力等全身不适表现；婴幼儿易并发高热、抽搐。

【治疗原则】

病毒感染者主要是对症治疗，高热者予退热治疗，惊厥者予止惊治疗。细菌感染者用抗生素治疗，首选 β- 内酰胺类药物，过敏者可用大环内酯类。

【推荐处方】

处方 1. 0.9% 氯化钠注射液　30~50ml 阿莫西林克拉维酸钾　50~100mg/（kg·d）	连续静脉滴注，2 次 /d，用前皮试。
处方 2. 0.9% 氯化钠注射液　30~50ml 头孢硫脒　50~100mg/（kg·d）	连续静脉滴注，2 次 /d，用前皮试。

处方 3. 5% 葡萄糖注射液　　　　　　　连续静脉滴注,
　　　　10~20ml/(kg·d)　　　　　　　1 次 /d。
　　　　阿奇霉素　10mg/(kg·d)

【注意事项】

1. 病毒感染者无须常规用抗生素治疗,细菌感染者用抗生素治疗。

2. A 族链球菌所致的化脓性扁桃体炎可以引起扁桃体周围脓肿、蜂窝织炎、咽后壁脓肿等化脓性并发症;也可能在感染后的 2~4 周引起非化脓性并发症,如风湿病、肾小球肾炎等。

3. 注意阿奇霉素的浓度,以最终浓度 ≤ 1.0mg/ml 静脉滴注为宜,以减少注射相关的副作用。

四、急性感染性喉炎

【概述】

急性感染性喉炎是病毒、细菌等侵犯喉部黏膜引起的急性弥漫性喉部炎症性疾病,以犬吠样咳嗽、声音嘶哑、喉鸣、吸气性呼吸困难为临床特征。易引起不同程度的喉梗阻,严重病例如不及时治疗可造成窒息死亡。

【临床特征】

1. 发热、声音嘶哑、犬吠样咳嗽,严重者喉鸣、失声、吸气性呼吸困难。

2. 按吸气性呼吸困难的轻重,喉梗阻可分为 4 度。Ⅰ度:患者仅于活动后出现吸气性喉鸣及呼吸困难,心肺无改变;Ⅱ度:患者于安静时亦出现喉鸣及呼吸困难,肺部听诊可闻及喉传导音或管状呼吸音,心率增快,三凹征明显;Ⅲ度:除上述喉梗阻症状外,患者因缺氧而出现阵发性烦躁不安,口唇及指趾发绀,肺部听诊呼吸音降低、心音低钝、心率快;Ⅳ度:患者渐呈衰竭、昏睡状态,面色苍白发灰,肺部听诊呼吸音几乎消失,仅有气管传导音,心音微弱,心律不齐。

【治疗原则】

一旦确诊,首先保持呼吸道通畅、吸氧,Ⅲ度以上喉梗阻及时气管切开。糖皮质激素是减轻喉头水肿的主要治疗。细菌感染者用抗生素治疗。

【推荐处方】

1. 急性喉炎(病毒感染)

处方 1.(1)布地奈德,1mg,雾化吸入,2~3 次 /d。

(2)泼尼松,1~2mg/(kg・d),1 次 /4~6h,呼吸困难好转后停用。

处方 2.(1)布地奈德,1mg,雾化吸入,2~3 次 /d。

(2)地塞米松,0.3~0.5mg/kg,静脉注射。适用于Ⅱ度以上喉梗阻。

处方 3.(1)布地奈德,1mg,雾化吸入,2~3 次 /d。

(2)氢化可的松,5~10mg/kg,静脉滴注。适用于Ⅱ度以上喉梗阻。

2. 急性喉炎(细菌感染)　在以上基础上加用:

处方 1. 头孢克洛,10mg/kg,3 次 /d。

处方 2. 0.9% 氯化钠　30~50ml 阿莫西林克拉维酸钾　50~100mg/(kg・d)	连续静脉滴注,2 次 /d,用药前皮试。
处方 3. 0.9% 氯化钠　30~50ml 头孢噻肟　150mg/(kg・d)	连续静脉滴注,3 次 /d,用前皮试。
处方 4. 5% 葡萄糖　10~20ml/(kg・d) 阿奇霉素　10mg/(kg・d)	连续静脉滴注,1 次 /d。

【注意事项】

1. 急性喉炎起病急、进展快,应避免因喉梗阻而窒息致死。

2. 糖皮质激素是减轻喉头水肿的主要药物,早期可口服泼尼松、雾化吸入糖皮质激素防止病情进展,严重者静脉注射和雾化吸入糖皮质激素可迅速改善症状。

3. 对于起病急、病情进展快、难以判断病毒或细菌感染者,一般给予全身抗生素治疗,如青霉素类、头孢菌素类或大环内酯类等,一般用 1 种抗生素即可,病情严重者可采用联合用药。

4. Ⅱ度喉梗阻积极治疗 4~6 小时呼吸困难不缓解及Ⅲ度以上喉阻塞者应及时气管切开。

5. 烦躁不安者宜镇静,异丙嗪可有镇静和减轻喉头水肿的作用,而氯丙嗪则使喉头松弛,加重呼吸困难,不宜使用。

五、急性支气管炎

【概述】

急性支气管炎是由病毒或细菌感染、理化因素、过敏因素等引起的气管、支气管黏膜急性炎症性疾病。婴幼儿发病较多,常继发于上呼吸道感染。

【临床特征】

1. 急性支气管炎

(1)咳嗽,干咳或有痰。有或无发热,年长儿可诉头痛、胸痛,婴幼儿可有呕吐、腹泻等。

(2)双肺呼吸音粗糙,可闻及干啰音或粗湿啰音。

2. 哮喘性支气管炎

(1)多见于 3 岁以下的儿童,常有湿疹或其他过敏史。

(2)咳嗽、气喘、呼吸性呼吸困难、肺部哮鸣音。

(3)有反复发作的倾向。

【治疗原则】

病毒感染者不用抗生素,细菌感染者用 β- 内酰胺类药物,支原体感染用大环内酯类。高热者退热,咳嗽者止咳化痰,喘憋严重者平喘,过敏体质者可酌情选用抗过敏药。

【推荐处方】

处方 1. 0.9% 氯化钠注射液　30~50ml 　　　　　连续静脉滴注,
阿莫西林克拉维酸钾　50~100mg/(kg·d) 　　2 次 /d,用前皮试。

处方 2. 0.9% 氯化钠注射液　30~50ml 　　　　　连续静脉滴注,
头孢硫脒 50~100mg/(kg·d) 　　　2 次 /d,用前皮试。

处方 3. 5% 葡萄糖注射液　10~20ml/(kg·d) 　　　连续静脉滴注,
阿奇霉素　10mg/(kg·d) 　　　　1 次 /d。

【注意事项】

1. 病原是病毒或反应性气道的患儿,病程 < 7 天,很少用抗生素。明确为急性细菌性、肺炎支原体性、衣原体性气管支气管炎者以及伴有免疫功能缺陷或原有呼吸道疾病患者均有使用抗生素的指征。对病毒病原者病程 ≥ 7 天、咳嗽明显加重伴痰量增多和 / 或脓痰增多者、外周血白细胞升高者也有经验性使用抗生素的指征。

2. 细菌性支气管炎首选青霉素类,明确为百日咳杆菌或肺炎支原体、衣原体者选用大环内酯类抗生素。

六、毛细支气管炎

【概述】

毛细支气管炎是婴幼儿期由呼吸道合胞病毒等感染

引起,临床以呼吸急促、三凹征和喘憋为特征的下呼吸道感染性疾病。仅见于 2 岁以下的儿童,尤其是 6 个月以内的儿童多见。病变主要累及毛细支气管,咳嗽与喘憋同时发生是本病的特点,肺部听诊有喘鸣音,严重时呼吸音减低或消失,在喘憋缓解时可闻及细湿啰音,严重缺氧易发生呼吸衰竭和心力衰竭等危症。

【临床特征】

1. 发病年龄 仅见于 2 岁以内,尤以 2~6 月龄儿童多见。

2. 呼吸道症状 咳嗽与喘憋同时发生是本病的特点。

3. 易并发肺气肿。

【治疗原则】

此病呈自限性,无特效药物治疗,控制喘息、改善缺氧是治疗的关键。轻者雾化治疗湿化气道,促进分泌物排出。呼吸困难者吸氧,烦躁者镇静,合并细菌感染者可用抗生素。

【推荐处方】

1. 轻型喘憋

处方 1. 5% 沙丁胺醇   0.02ml/kg   雾化吸入,
            布地奈德   1mg   2~3 次 /d。

处方 2. 0.025% 异丙托溴铵   0.06ml/kg   雾化吸入,
            布地奈德   1mg   2~3 次 /d。

2. 重型喘憋

处方 1. (1)5% 沙丁胺醇   0.02ml/kg   雾化吸入,
            布地奈德   1mg   3~4 次 /d。
            0.025% 异丙托溴铵   0.06ml/kg

(2) 甲泼尼龙,2mg/kg,静脉滴注,1 次 /4~6h。

(3) 孟鲁司特,4mg,口服,每晚 1 次。

处方 2. (1)3% 高渗盐水,雾化吸入,2 次 /d。

（2）人免疫球蛋白，400mg/(kg·d)，1次/d，连用3~5天。

3. 毛细支气管炎合并心力衰竭病例

处方1.（1）毛花苷丙，负荷剂量为<2岁0.03~0.04mg/kg，>2岁0.02~0.03mg/kg；首剂给半量，缓慢静脉注射（时间>5分钟），余量分2次，间隔6~8小时。

（2）呋塞米，1~2mg/kg，静脉注射，每4~6小时可重复。

（3）多巴胺，3~5μg/(kg·min)，持续静脉滴注。

处方2.（1）米力农，0.25μg/(kg·min)，持续静脉滴注。

（2）呋塞米，1~2mg/kg，静脉注射，每4~6小时可重复。

（3）多巴胺，3~5μg/(kg·min)，持续静脉滴注。

【注意事项】

1. 呼吸道合胞病毒肺炎患者需给予足够的液体，对口服不能维持液体平衡的患者需鼻饲或静脉补充液体。

2. 氧气雾化时的最佳雾化颗粒为2~5μm，氧流量需6~8L/min。雾化治疗后可使痰液稀释，需定时翻身、拍背，必要时吸痰，保持呼吸道通畅。

3. 有缺氧者需及时氧疗，维持血氧饱和度≥95%，严重缺氧、呼吸暂停频繁者使用呼吸机辅助通气。

4. 不常规推荐用抗病毒治疗。合并细菌感染者可选用相应的抗生素治疗。不常规推荐静脉使用糖皮质激素治疗，严重喘憋者可应用甲泼尼龙，可选用雾化吸入糖皮质激素治疗。

5. 布地奈德的不良反应少，偶见轻度喉部刺激性、咳嗽、声音嘶哑、口咽部念珠菌感染、速发型或迟发型过敏反应等，雾化后及时清洗面部及漱口。

6. 不推荐胸部理疗。

7. 推荐对患有显著血流动力学异常的心脏疾病及慢性肺疾病的早产儿（胎龄小<32周，在新生儿期使用过体积浓度超过210ml/L的氧气），如在1岁内使用帕利珠单抗（palivizumab），呼吸道合胞病毒感染季节需再次预防性使用，15mg/kg，每月1次，最多可使用5次。1岁以上除有慢

性肺部疾病、需要持续用氧、长期使用糖皮质激素的患儿外不推荐使用。

第二节　肺　炎

一、支气管肺炎及并发症

【概述】

支气管肺炎是由病毒或细菌感染引起的肺部炎症,临床表现轻重不一,共同表现为发热、咳嗽、气促或呼吸困难,肺部听诊可闻及固定的中细湿啰音,胸部X线片检查可见点片状阴影。不同年龄阶段的易感病原菌有差异,各病原菌感染有其自身的临床特点。

【临床特征】

1. 一般情况　起病多急骤,新生儿或小婴儿有时发病迟缓。热型不规则,可伴食欲减退、呕吐、反应差、拒乳等临床表现。

2. 呼吸道表现　咳嗽、气促、呼吸困难,部分可见喘憋、三凹征,听诊肺部可闻及中细湿啰音。

3. 重症肺炎　常见的并发症有呼吸衰竭、心力衰竭、抗利尿激素分泌异常综合征、中毒性脑病、中毒性肠麻痹、水与电解质及酸碱平衡紊乱、弥散性血管内凝血等。

【治疗原则】

必须综合治疗,积极控制炎症,改善肺通气功能,防治并发症是治疗的关键。病毒感染者不用抗生素,流感病毒感染者可用奥司他韦,呼吸道合胞病毒感染处理参照第一节毛细支气管炎,腺病毒感染处理参照本节腺病毒肺炎。细菌感染者依据病原菌种类、病情轻重及患儿年龄合理使用抗生素。有并发症者及时对症治疗:高热者退热,咳嗽者止咳化痰,喘憋严重者平喘(可参照本章第一节中毛细支气管炎的处理)。

【推荐处方】

1. 轻症细菌性肺炎

处方1.阿莫西林克拉维酸钾,30~50mg/(kg·d),口服,2~3 次/d。

处方2.头孢克洛,20~40mg/(kg·d),口服,2~3 次/d。

处方3.头孢地尼,9~18mg/(kg·d),口服,3 次/d。

处方4.阿奇霉素,10mg/(kg·d),口服,1 次/d。

2. 急性支气管肺炎(细菌感染)

处方1.0.9% 氯化钠注射液　30~ 　　50ml 　　阿莫西林克拉维酸钾　50~ 　　100mg/(kg·d)	连续静脉滴注,2 次/d,用前皮试。
处方2.0.9% 氯化钠注射液　30~ 　　50ml 　　头孢曲松　50~80mg/(kg·d)	连续静脉滴注,1 次/d,用前皮试。
处方3.0.9% 氯化钠注射液　10~ 　　20ml/(kg·d) 　　阿奇霉素　10mg/(kg·d)	连续静脉滴注,1 次/d。

3. 急性支气管肺炎合并心力衰竭加用

处方1.(1)毛花苷丙,负荷剂量为< 2 岁 0.03~0.04mg/kg,> 2 岁 0.02~0.03mg/kg;首剂给半量,缓慢静脉注射(时间 > 5 分钟),余量分 2 次,间隔 6~8 小时。

(2)呋塞米,1~2mg/kg,静脉注射,每 4~6 小时可重复。

(3)酚妥拉明,0.5~1mg/kg,静脉滴注。

处方2.(1)地高辛,新生儿 0.025~0.03mg/kg,< 2 岁 0.04~0.06mg/kg,> 2 岁 0.03~0.04mg/kg;首剂给半量,余量分 2 次,间隔 6~8 小时;维持剂量为总量的 1/5~1/4。

(2)氢氯噻嗪,1mg/kg,口服,2 次/d。

(3)卡托普利,0.5~1mg/(kg·d),口服,3 次/d。

4. 肺炎合并中毒性脑病加用

处方1.(1)甘露醇,0.25~1g/kg,静脉注射,1次/6h。

(2)酚妥拉明,0.5~1mg/kg,静脉滴注,1次/2~6h。

(3)地塞米松,0.25mg/kg,静脉注射,1次/6h。

处方2.(1)甘露醇,0.25~1g/kg,静脉注射,1次/6h。

(2)山莨菪碱,1~2mg/kg,静脉滴注,1次/2~4h。

(3)地塞米松 0.25mg/kg,静脉注射,1次/6h。

5. 肺炎合并弥散性血管内凝血加用

处方1.(1)肝素,0.5~1mg/kg,皮下注射,1次/4~6h。

(2)新鲜血浆,5~10ml/kg,静脉滴注,1次/d。

(3)氨基己酸,0.1~0.12g/kg,口服或静脉滴注。

处方2.(1)肝素,0.5~1mg/kg,皮下注射,1次/4~6h。

(2)新鲜血浆,5~10ml/kg,静脉滴注,1次/d。

(3)氨甲环酸,8~10mg/kg,口服或静脉滴注,2次/d。

【注意事项】

1. 明确细菌感染者使用抗生素,有效性和安全性是选择抗菌药的首要原则,选用肺组织浓度高的药物,轻症口服抗菌药治疗,重症肺炎或呕吐严重者静脉给药,必要时联合用药。一般需用药时间应持续至体温正常后5~7日,临床症状基本消失后3日。

2. 抗菌药的选择。轻症社区获得性肺炎口服抗菌药治疗,1~3月龄首选大环内酯类;4月龄~5岁选择阿莫西林克拉维酸钾、头孢克洛、头孢丙烯、头孢地尼等,>5岁~青少年首选大环内酯类;若起病急,伴脓痰可联合阿莫西林口服。重症肺炎应住院治疗,多静脉给药,可选用阿莫西林克拉维酸钾、哌拉西林舒巴坦、苯唑西林、头孢呋辛、头孢曲松、万古霉素、阿奇霉素等。病原菌一旦确定,根据病原菌选用抗生素。

3. 肺炎合并脓胸、脓气胸、肺大疱时需根据病情行胸腔穿刺引流。中毒症状较重者可加用肾上腺皮质激素如地塞米松静脉注射。肺内病变广泛、严重,合并肺不张时可行支气管灌洗。重症肺炎有呼吸衰竭时应使用呼吸机辅助通气;有脑水肿时应止惊、脱水、利尿;有心力衰竭者应强心、利尿、镇静、给氧等。对症治疗包括镇咳、祛痰、解痉平喘、雾化、给氧等。烦躁不安者可镇静。

二、腺病毒肺炎

【概述】

腺病毒肺炎是因腺病毒感染,以高热、咳嗽、喘憋、呼吸困难、肺部体征出现较晚为特征的肺部感染。

【临床特征】

1. 好发于冬、春季,多见于 6 个月 ~2 岁的儿童。

2. 高热、咳嗽、喘憋、呼吸困难,易出现心力衰竭。

3. 肺部体征出现较晚,3~5 天后出现细湿啰音。

4. 胸部 X 线片特点包括:①改变较肺部体征出现早;②大小不等的肺部阴影或融合成大病灶、肺气肿多见;③病灶吸收缓慢,需数周或数月。

【治疗原则】

腺病毒肺炎尚无特异性治疗,以对症治疗与支持治疗为主。合并细菌感染和肺炎支原体感染者予抗生素治疗。重症腺病毒感染可予免疫治疗,其中人免疫球蛋白可中和抗体、提高免疫功能,而腺病毒特异性 T 细胞转移是目前治疗侵袭性腺病毒感染的较好选择。呼吸困难者予呼吸支持。纤维支气管镜可辅助气道管理,清除肺内的分泌物。

【推荐处方】

处方 1.(1)5% 葡萄糖注射液　　100ml　　静脉滴注,1~
　　　　西多福韦　　5mg/kg　　　　　　2 次 /w。

(2)人免疫球蛋白,400mg/(kg·d),静脉滴注,1 次 /d,连用 3~5 天。

处方 2. (1) 5% 葡萄糖注射液　　100ml　｜ 静脉滴注,1~

　　　　　西多福韦　5mg/kg　　　　｜ 2 次 /w。

(2) 甲泼尼龙,2mg/kg,静脉滴注,1~3 次 /d,连用 3~7 次。

【注意事项】

1. 免疫功能不全患者,尤其是接受同种异体移植治疗的群体,推荐抢先抗病毒治疗。

2. 西多福韦对抑制腺病毒复制有效,治疗腺病毒疾病有局限性,且该药应用时注意水化和保肾治疗。

3. 更昔洛韦需要病毒胸苷激酶将其磷酸化为更昔洛韦单磷酸盐而发挥作用,腺病毒缺乏该酶,不推荐该药治疗腺病毒感染。

4. 合并细菌感染者用抗生素治疗。重症病例需加强对症支持治疗,包括吸氧、镇静、解痉、止喘、化痰,必要时输血、输血浆或应用人免疫球蛋白等进行支持治疗。

三、金黄色葡萄球菌肺炎

【概述】

金黄色葡萄球菌肺炎是因感染金黄色葡萄球菌所致的肺炎,以新生儿及婴幼儿多见。临床表现除发热、咳嗽、全身中毒症状重外,可有猩红热样皮疹或荨麻疹,肺外有化脓性迁徙病灶。脓胸、脓气胸是本病的特征。

【临床特征】

1. 冬、春季发病较多,多见于新生儿及婴幼儿。

2. 起病急,高热,咳嗽,呼吸困难;肺部体征出现早,可闻及中细湿啰音。

3. 全身中毒症状重,面色苍白,呻吟,可有感染性休克;易并发脓胸、脓气胸、肺大疱。

4. 可出现猩红热样皮疹或荨麻疹样皮疹。肺部以外有化脓性迁徙病灶。

【治疗原则】

最主要的治疗是抗感染,青霉素敏感金黄色葡萄球菌感染首选青霉素,甲氧西林敏感金黄色葡萄球菌(MSSR)首选苯唑西林,备选第一和第二代头孢菌素;耐甲氧西林金黄色葡萄球菌感染(MRSA)首选万古霉素,备选利奈唑胺、替加环素,可联合利福平。合并脓胸、脓气胸者需胸腔穿刺抽液,必要时行胸腔闭式引流。炎症反应严重者可选用糖皮质激素治疗。

【推荐处方】

1. 青霉素敏感金黄色葡萄球菌感染

处方　0.9% 氯化钠注射液　30~50ml 青霉素 5万~20万 U/(kg·d)	连续静脉滴注,3~4 次 /d,用前皮试。

2. 耐青霉素金黄色葡萄球菌(MSSA)

处方 1. 0.9% 氯化钠注射液　30~50ml 苯唑西林　50~100mg/(kg·d)	连续静脉滴注,2 次 /d,用前皮试。
处方 2. 0.9% 氯化钠注射液　30~50ml 氟氯西林　50~100mg/(kg·d)	连续静脉滴注,2 次 /d,用前皮试。
处方 3. 0.9% 氯化钠注射液　30~50ml 头孢硫脒　50~100mg/(kg·d)	连续静脉滴注,2 次 /d,用前皮试。

3. 耐甲氧西林金黄色葡萄球菌(MRSA)

处方 1. 5% 葡萄糖注射液　30~50ml 万古霉素 40~60mg/(kg·d)	连续静脉滴注,3~4 次 /d。

| 处方 2. 5% 葡萄糖注射液　30~
　　　50ml
　　利奈唑胺　10mg/(kg·d) | 连续静脉滴注，
3 次 /d。 |
| 处方 3. 5% 葡萄糖注射液　30~
　　　50ml
　　替加环素　1.2mg/(kg·d) | 连续静脉滴注，
2 次 /d。 |

【注意事项】

1. 宜早期、足量、足疗程静脉应用抗生素，不随意更换药物，严重者可联合用药。金黄色葡萄球菌肺炎的抗感染疗程需根据病情的严重程度决定，通常需要 7~21 天；一般不推荐短疗程，中至重度肺炎通常需要 2~3 周，严重者需要 4 周。

2. 万古霉素缺乏对 MSSA 的杀灭作用，治疗严重感染的疗效、降低死亡率、细菌敏感性方面不如 β- 内酰胺类。

3. 并发脓胸者需积极穿刺引流。

四、流感嗜血杆菌肺炎

【概述】

流感嗜血杆菌肺炎是由具有荚膜的流感嗜血杆菌 B 引起的肺炎症，常并发脑膜炎。

【临床特征】

1. 多见于 6 个月 ~5 岁的儿童，冬、春季多见。

2. 全身症状重，中毒症状明显，寒战、高热、气促、呼吸困难、发绀、鼻翼扇动、三凹征，有时呈痉挛性咳嗽。

3. 易并发脑膜炎、脓胸、败血症、化脓性关节炎。

4. 可后遗支气管扩张。

【治疗原则】

根据药敏试验结果选用抗生素，一般首选阿莫西林克拉维酸钾或哌拉西林舒巴坦,耐药者可选用头孢菌素。合并颅内感染者积极脱水、降颅内压治疗。同时给予对症治疗,高热时退热,咳喘者止咳平喘化痰,缺氧者给氧,烦躁不安者可适当镇静。病情严重者加强支持治疗,如输注血浆、人免疫球蛋白、转移因子等。并发心力衰竭、呼吸衰竭、中毒性脑病、脓胸、脓气胸、中毒性肠麻痹等均给予相应治疗。

【推荐处方】

处方 1. 0.9% 氯化钠注射液　30~50ml

氨苄西林 5万~20万 U/(kg·d)

静脉滴注,3~4次/d,连用 2 周。用前皮试。

处方 2. 0.9% 氯化钠注射液　30~50ml

阿莫西林克拉维酸钾　50~100mg/(kg·d)

静脉滴注,3~4次/d,连用 2 周。用前皮试。

处方 3. 0.9% 氯化钠注射液　30~50ml

头孢呋辛 50~100mg/(kg·d)

静脉滴注,3~4次/d,连用 2 周。用前皮试。

处方 4. 0.9% 氯化钠注射液　30~50ml

头孢曲松 50~100mg/(kg·d)

静脉滴注,1 次/d,连用 2 周。用前皮试。

【注意事项】

1. 近年来流感嗜血杆菌对氨苄西林的耐药性增加,但对第二和第三代头孢菌素、阿莫西林克拉维酸钾仍较敏感。

2. 诊断为流感嗜血杆菌肺炎,有指征时应做腰椎穿刺查脑脊液。

3. 预防感嗜血杆菌感染的最有效的方法是对 5 岁以下的儿童进行预防接种。婴儿 2~5 个月接种,间隔 1~2 个月,共 3 剂,1.5 岁加强 1 次;6~12 个月婴儿接种 2 次,间隔 1~2 个月;1~5 岁儿童只需接种 1 次。

五、支原体肺炎

【概述】

支原体肺炎是由肺炎支原体引起的肺部感染,占社区获得性肺炎的 10%~30%,大多病情较轻、预后良好,重症支原体肺炎可遗留肺不张、支气管扩张、闭塞性支气管炎及闭塞性细支气管炎等后遗症。

【临床特征】

1. 多见于年长儿,也可见于婴幼儿。

2. 发热,咳嗽,以干咳为主,病程长;肺部体征多不明显,影像学改变明显。

3. 可有肺外表现,如皮肤、心血管系统、神经系统、血液系统等症状。

4. 支原体肺炎经大环内酯类抗菌药正规治疗 7 天及 7 天以上,临床症状加重、仍持续发热、肺部影像学加重者称难治性支原体肺炎。

【治疗原则】

普通支原体肺炎用大环内酯类抗感染;难治性支原体肺炎感染除用四环素类、氟喹诺酮类药物治疗外,可能需联合糖皮质激素和支气管镜治疗。混合感染者联合其他抗菌药,高热者退热处理,咳嗽痰多者止咳化痰,胸腔积液者穿刺引流。

【推荐处方】

1. 普通支原体肺炎

处方 1. 5% 葡萄糖注射液　10~20ml/kg　｜　静脉滴注,
　　　　阿奇霉素　10mg/kg　｜　1 次 /d。

处方 2. 5% 葡萄糖注射液　5~10ml/(kg·d)　｜　静脉滴注,
　　　　红霉素　20~30mg/(kg·d)　｜　2 次 /d。

2. 难治性支原体肺炎

处方 1.（1）5% 葡萄糖注射液　　100ml　　　静脉滴注，
　　　　　　替加环素　1.2mg/kg　　　　　　1 次 /d。

（2）甲泼尼龙，1~2mg/kg，静脉滴注，1~2 次 /d，连用 3~5 天。

处方 2.（1）5% 葡萄糖注射液　　100ml　　　静脉滴注，
　　　　　　环丙沙星　10mg/（kg·d）　　　2 次 /d。

（2）人免疫球蛋白，1g/（kg·d），静脉滴注，1 次 /d，连用 1~2 天。

【注意事项】

1. 可采用序贯疗法，先用红霉素静脉滴注控制症状，体温正常后可改阿奇霉素口服，总疗程为 2~4 周。红霉素的浓度以 1%~5% 为宜，阿奇霉素的浓度一般不超过 0.1%。阿奇霉素静脉滴注 3~5 天后，需停 4 天再用 3 天，共 2~4 周。肺外损害可加用短程肾上腺皮质激素治疗。

2. 四环素类在 8 岁以下禁用，氟喹诺酮类在 18 岁以下禁用。

3. 停药依据临床症状、影像学表现以及炎症指标决定，不宜以肺部实变完全吸收和抗体阴性或 MP-DNA 转阴作为停药指征。

4. 肺炎急性期咳嗽、喘息明显及肺不张者可吸入糖皮质激素，应用布地奈德混悬液 0.5~1.0mg/ 次，同时联合使用支气管扩张药雾化吸入，2 次 /d，连用 1~3 周。恢复期有气道高反应性或小气道病变，或肺不张未完全恢复，可用布地奈德混悬液雾化吸入，0.5~1.0mg/d，持续使用 1~3 个月后复查。

六、衣原体肺炎

【概述】

衣原体肺炎是由衣原体感染引起的肺部炎症，多由沙眼衣原体和肺炎衣原体感染所引起。沙眼衣原体感染多见于6个月以内,尤其是1~3月龄的婴儿,多无发热,起病缓慢,鼻塞、流涕后数天或数周咳嗽,呈痉挛性咳嗽,多无回声,半数患者伴有结膜炎。肺炎衣原体感染多见于学龄儿童,多为轻症,预后良好。

【临床特征】

1. 多为轻症,起病缓慢,病程长。

2. 咳嗽,以干咳为主,吸气性喘鸣。

3. 可有肺外表现,如红斑结节、甲状腺炎、急性感染性多发性神经根炎等。

【治疗原则】

最主要的治疗是大环内酯类抗感染治疗,对大环内酯类耐药者可选多西环素治疗。另外,高热者退热,喘息者平喘治疗。重症病例加强支持治疗。

【推荐处方】

处方1. 红霉素,40mg/(kg·d),口服,2次/d,连用2~3周。

处方2. 琥乙红霉素,40~50mg/(kg·d),口服,4次/d,连用2周。

处方3. 阿奇霉素,10mg/(kg·d),口服,1次/d,连用3天。

处方4. 复方磺胺甲噁唑,100mg/(kg·d),口服,2次/d,连用2~3周。

处方5. 多西环素,4mg/(kg·d),口服,1次/d,连用1~2周。

【注意事项】

1. 红霉素的疗程太短或剂量太小,常使全身不适、咳嗽等症状持续数天。

2. 阿奇霉素短疗程与红霉素连续用14天的疗效相当。

3. 多西环素不宜用于8岁以下的儿童。

七、真菌性肺炎

【概述】

真菌性肺炎即侵袭性肺部真菌感染,指真菌侵入气管、支气管及肺组织引起的感染,不包括真菌寄生和过敏引起的肺部病变。病原菌有念珠菌、曲菌、组织胞浆菌、球孢子菌、毛霉菌、隐球菌等,以念珠菌最常见。

【临床特征】

1. 低热、咳嗽、气促、发绀。
2. 可合并鹅口疮、皮肤真菌感染。

【治疗原则】

依据病原菌选用抗真菌药治疗,疗程为 6~12 周。积极治疗基础疾病,去除诱因,加强支持治疗。

【推荐处方】

处方 1. 氟康唑,6mg/(kg·d),静脉滴注,1 次 /d,连用 6~12 周。

处方 2. 0.9% 氯化钠注射液　50ml　　静脉滴注,2次/d,
　　　　　伊曲康唑　6mg/kg　　　　　连用 2 日后改
　　　　　　　　　　　　　　　　　　为 1 次 /d,连用
　　　　　　　　　　　　　　　　　　6~12 周。

或伊曲康唑,6~8mg/(kg·d),口服,2 次 /d,连用 6~12 周。

处方 3. 5% 葡萄糖注射液　3~　　静脉滴注,
　　　　　　5ml/(kg·d)　　　　　2 次 /d,连用
　　　　　伏立康唑　6mg/kg　　　　6~12 周。

处方 4. 0.9% 氯化钠注射液　　　静脉滴注,
　　　　　　100~250ml　　　　　1 次 /d。

第 1 天:卡泊芬净　70mg/m²

0.9% 氯化钠注射液　100~250ml

第 2 天起：卡泊芬净　50mg/m²

静脉滴注，1 次 /d，连用 6~12 周。

处方 5.(1)5% 葡萄糖注射液

1~2ml/(kg·d)

两性霉素 B　0.1mg/(kg·d)

缓慢静脉滴注，1 次 /d。

如无反应，可逐渐加量至：

5% 葡萄糖注射液　15~30ml/(kg·d)

两性霉素 B　1.0~1.5mg/(kg·d)

缓慢静脉滴注，1 次 /d，连用 6~12 周。

或(2)5% 葡萄糖注射液　5~8ml/(kg·d)

静脉滴注，2 次 /d，6~12 周。

两性霉素 B 脂质体　3.0~4.0mg/(kg·d)

使用前试验注射。

处方 6.(1) 两性霉素 B：同处方 5。

(2)氟胞嘧啶，50~150mg/(kg·d)，静脉滴注，2~3 次 /d，连用 6~12 周。

【注意事项】

1. 依据真菌种类、药敏试验结果、病情轻重以及患儿的耐受性选择用药。氟康唑的适应证为隐球菌属和念珠菌属感染，对曲霉属感染无效。伊曲康唑的适应证为曲霉属、念珠菌属、隐球菌属和组织胞浆菌属感染，对镰刀霉菌属的活性低，对毛霉菌无效。伏立康唑的适应证为曲霉属、念珠菌属以及镰刀霉菌属、足放线菌属感染，对接合菌属无活性。卡泊芬净的适应证为念珠菌属和曲霉菌感染，对隐球菌属、镰刀霉菌属以及接合菌属无活性。两性霉素 B 的适应证为曲霉属、念珠菌属、隐球菌属和组织胞浆菌感染。

2. 儿科常见肺部真菌感染的药物选择。肺念珠菌感染病情轻者首选氟康唑，病情重者可两性霉素 B 联合氟胞嘧啶(5-FC)、或应用卡泊芬净、伏立康唑、伊曲康唑。对于克柔和光滑念珠菌感染,首选卡泊芬净、伏立康唑、两性霉素 B、伊曲康唑。肺曲菌病首选伊曲康唑,病情重者选择伏立康唑,其他药物不能耐受者选择卡泊芬净,病情严重者可联合用药。肺隐球菌病轻者选择氟康唑,重者选择两性霉素 B 联合 5-FC。肺接合菌病选择两性霉素 B,可联合 5-FC。肺孢子菌病首选 TMP-SMZ,耐药用卡泊芬净。肺组织胞浆菌病轻者选择氟康唑、伊曲康唑,重者选择两性霉素 B。

3. 抗真菌治疗的时间长短因病情而异,患侵袭性肺部真菌病的患儿一般均在免疫功能低下的情况下发病,给药时间不宜过短,一般要 6~12 周,甚至更长,一般治疗至临床症状消失,影像学示病变基本吸收。

4. 两性霉素 B 的静脉滴注时间 > 6 小时,首先从小剂量开始,浓度为 0.05~0.1mg/ml,注意水化和保护肾功能,警惕低钾血症。两性霉素 B 脂质体先用注射用水溶解,稀释浓度为 0.6mg/ml,1mg/(kg·h);伏立康唑最快速度不超过每小时 3mg/kg;卡泊芬净须大约在 1 小时内经静脉缓慢滴注,浓度 0.5mg/ml;氟胞嘧啶静脉滴注速度为 4~10ml/min。

第三节 支气管哮喘

【概述】

支气管哮喘是一组以反复发作性咳嗽、喘息、气促和胸闷为主要表现的气道慢性炎症性疾病。多与接触变应原、冷空气、物理性或化学性刺激、呼吸道感染及运动等有关,常在夜间和 / 或清晨发作或加剧。80% 的哮喘始于 3 岁以前,多数患儿可经治疗缓解或自行缓解。

【临床特征】

1. 咳嗽,以干咳为主,反复发作,清晨和夜间明显,运动可诱发。

2. 喘息、胸闷,发作期肺部可闻及哮鸣音。

【治疗原则】

哮喘控制治疗应越早越好,要坚持长期、持续、规范、个体化治疗。急性发作期应快速缓解症状,如解痉平喘、抗感染治疗;慢性持续期和临床缓解期需防止症状加重和预防复发,避免接触变应原,加强哮喘防治教育。

【推荐处方】

1. 轻症哮喘急性发作期

处方(1)5% 沙丁胺醇　0.02ml/kg 　　　　布地奈德　1mg	雾化吸入,2~ 3 次 /d。

(2)泼尼松,1~2mg/(kg·d),口服,2~3 次 /d。

2. 重型哮喘急性发作期　可联合使用以下处方。

处方 1. 5% 沙丁胺醇　0.02ml/kg 　　　　布地奈德　1mg 　　　　0.025% 异丙托溴铵0.06ml/kg	雾化吸入,第 1 小 时 1 次 /20min, 每1~4小时可重复。
处方 2. 5% 葡萄糖注射液　50ml 　　　　甲泼尼龙　2mg/kg	静脉滴注, 1 次 /4~8h。
处方 3. 5% 葡萄糖注射液　50ml 　　　　氨茶碱　4~6mg/kg	静脉滴注,20~30 分钟滴完;后以维 持剂量0.7~1mg/ (kg·h),静脉滴注。
处方 4. 10% 葡萄糖注射液 　　　　20ml 　　　　25% 硫酸镁　25~ 　　　　40mg/(kg·d)	静脉滴注 20 分钟 以上,1~2 次 /d, 连用 1~3 天。

3. 哮喘慢性持续期和临床缓解期轻度持续　用药1~3 个月后评估。

处方 1. 布地奈德雾化悬液,250~500μg/d,雾化吸入,1 次 /d。

处方 2. 布地奈德, > 5 岁 200~600μg/d, < 5 岁 100~200μg/d,吸入治疗。

处方 3. 丙酸倍氯米松, > 5 岁 200~500μg/d, < 5 岁 100~200μg/d,吸入治疗。

处方 4. 丙酸氟替卡松, > 5 岁 100~250μg/d, < 5 岁 100~200μg/d,吸入治疗。

处方 5. 孟鲁司特,1~5 岁 4mg/d,6~14 岁 5mg/d, > 15 岁 10mg/d,睡前顿服。

4. 哮喘慢性持续期和临床缓解期中度持续　用药 1~3 个月后评估。

处方 1. 布地奈德雾化悬液,500~1 000μg/d,雾化吸入,1~2 次 /d。

处方 2. 布地奈德, > 5 岁 600~1 000μg/d, < 5 岁 200~400μg/d,吸入治疗。

处方 3. 丙酸倍氯米松, > 5 岁 500~1 000μg/d, < 5 岁 200~400μg/d,吸入治疗。

处方 4. 沙美特罗替卡松粉吸入剂,50μg/100μg,1 吸 /次,1 次 /d。

处方 5. 布地奈德富莫特罗吸入剂,160μg/4.5μg,1 吸 /次,1 次 /d。

5. 哮喘慢性持续期和临床缓解期重度持续　用药 1~3 个月后评估。

处方 1.(1)中度持续哮喘患者的治疗处方之一。

(2) 孟鲁司特,1~5 岁 4mg/d,6~14 岁 5mg/d, > 15 岁 10mg/d,睡前顿服。

处方 2.(1)中度持续哮喘患者的治疗处方之一。

(2)缓释茶碱,4~6mg/(kg·d),睡前顿服。

6. 哮喘慢性持续期和临床缓解期极重度持续　用药 1~3 个月后评估。

处方 1.(1)中度持续哮喘患者的治疗处方 1~4 之一,

吸入频次可根据病情控制程度增加。

（2）孟鲁司特，1~5 岁 4mg/d，6~14 岁 5mg/d，＞15 岁 10mg/d，睡前顿服。

（3）泼尼松，1~2mg/（kg·d），口服，2~3 次/d。

处方 2.（1）沙美特罗替卡松粉吸入剂，50μg/250μg，1 吸，2~3 次/d。

（2）泼尼松，1~2mg/（kg·d），口服，2~3 次/d。

处方 3.（1）布地奈德富莫特罗吸入剂，160μg/4.5μg，2 吸，3 次/d。

（2）泼尼松，1~2mg/（kg·d），口服，2~3 次/d。

【注意事项】

1. 氨茶碱不分布于脂肪组织中，对肥胖儿童的用药剂量需按照儿童的标准体重计算。氨茶碱的主要副作用为胃肠道不适和神经系统改变，与食物同时服用可减轻胃肠道反应，当出现挤眉弄眼、坐立不安、注意力不集中等行为改变的神经系统症状时需停药。氨茶碱中毒可出现腹部不适、恶心、呕吐、心率增快或心律失常、大汗淋漓、头痛、婴幼儿哭闹、烦躁不安，甚至惊厥、昏迷，预后差且易引起死亡。

2. 激素吸入治疗后应及时漱口，避免口腔真菌感染。长期口服糖皮质激素的副作用大，尤其正在生长发育的儿童，应选择最低有效剂量，尽量避免长期使用。服用糖皮质激素的同时注意补充维生素 D 和钙剂。

3. 各种吸入装置有一定的技术要求，根据儿童的不同年龄选择合适的吸入方法，确保有效吸入治疗。氧气雾化时的最佳雾化颗粒为 2~5μm，氧流量需 6~8L/min。普通超声雾化器不适用于哮喘的治疗。

4. 硫酸镁静脉滴注可出现一过性面色潮红、恶心等，过量可注射 10% 葡萄糖酸钙拮抗。

5. 哮喘患儿需每 1~3 个月评估 1 次，根据评估结果进行升级或降级治疗，直至哮喘控制后 1~2 年方可停药。降级治疗时每次减少糖皮质激素剂量的 25%~50%,避免外出旅游、季节更替、呼吸道感染时降级。70%~80% 的哮喘儿童同时患有过敏性鼻炎、鼻窦炎或胃食管反流等疾病,哮喘控制的同时需对并存疾病同时治疗。

6. 哮喘持续状态即哮喘持续发作 24 小时以上,经治疗仍未缓解,易出现呼吸衰竭而危及生命,除有效的吸入治疗及全身应用激素等缓解哮喘发作的药物外,需监测生命体征、吸氧、监测血气分析,必要时机械通气治疗,在有效通气之前禁用镇静药。

7. 哮喘急性发作的同时合并细菌或非典型细菌感染时,合理选用抗生素治疗。因反复呼吸道感染导致喘息发作者,可酌情加用免疫调节剂。

第四节　特发性肺含铁血黄素沉着症

【概述】

特发性肺含铁血黄素沉着症是一种原因不明的以大量含铁血黄素沉积于肺为特征的肺泡毛细血管出血性疾病。

【临床特征】

1. 多见于 1~7 岁儿童。
2. 出现咳嗽、咯血、进行性气促。
3. 血常规显示小细胞低色素性贫血。

【治疗原则】

糖皮质激素是首选治疗,无效者可试用硫唑嘌呤、环磷酰胺等免疫抑制剂。慢性反复发作者需祛铁治疗。严重贫血者需多次输注新鲜血。药物治疗无效,又有明显的溶血反应、脾功能亢进或血小板减少者可行脾切除手术。合并感染者予抗生素治疗。

【推荐处方】

处方 1. 氢化可的松,5~10mg/(kg·d),静脉滴注,1~2 次/d。

出血控制后:泼尼松,2mg/(kg·d),口服,2~3 次/d。

症状控制后减量维持,连用 3~6 个月。

处方 2. 甲泼尼龙,15~30mg/(kg·d),静脉滴注,1~2 次/d,连用 3 天。

维持:泼尼松,2mg/(kg·d),口服,2~3 次/d。

症状控制后减量维持,连用 3~6 个月。

处方 3.(1)泼尼松,2mg/(kg·d),口服,2~3 次/d;连用 1~2 年。

(2)硫唑嘌呤,3~5mg/(kg·d),口服,2 次/d;连用 1 年。

处方 4.(1)泼尼松,2mg/(kg·d),口服,2~3 次/d;连用 1 年。

(2) 环磷酰胺,2~3mg/(kg·d),口服,2 次/d;连用 3 个月。

【注意事项】

1. 糖皮质激素为首选治疗,治疗过程中要定期复查胸片,若病变未静止,不能过早停药,否则容易复发。同时需注意糖皮质激素的副作用。

2. 肺含铁血黄素沉着症急性发作期用氢化可的松,病情稳定后改口服泼尼松,症状完全缓解后在 2~3 周内泼尼松减量至最低维持剂量,维持时间一般为 3~6 个月。对症状严重、病变未静止及减药过程病情反复者,疗程应延长至 1~2 年。

3. 糖皮质激素治疗无效者可用免疫抑制剂。硫唑嘌呤的起始剂量为 1.2~2mg/(kg·d),逐渐加量至维持剂量 3~5mg/(kg·d),可与糖皮质激素合用,在症状完全缓解后维持 1 年。

4. 慢性反复发作需祛铁治疗。去铁胺,1.6g/d,分

3次肌内注射；去铁敏,20~40mg/(kg·d),静脉滴注10~12小时。

5. 发病年龄较小的婴儿以及并发变态反应性疾病的患儿应考虑并有牛奶或其他食物过敏的可能性,最好停用牛奶及其制品2~3个月。

（田　朗）

第五章

消化系统疾病

第一节　口腔疾病

一、溃疡性口炎

【概述】

溃疡性口炎是由链球菌、金黄色葡萄球菌、肺炎链球菌、铜绿假单胞菌或大肠埃希菌等感染引起的口腔炎症。多见于婴幼儿,常发生于急、慢性感染和长期腹泻等机体抵抗力降低时,口腔不洁更利于细菌繁殖而致病。

【临床特征】

1. 口腔各部位均可发生,常见于唇内、舌及颊黏膜等处,可蔓延到唇和咽部。

2. 初起黏膜充血、水肿,可有疱疹,继而出现糜烂、溃疡及假膜。

3. 可伴局部疼痛、引流区淋巴结肿大、拒食、烦躁、发热等症状,重者可出现脱水和酸中毒。

【治疗原则】

加强口腔护理,及时控制感染,局部和全身治疗同时进行,并针对病因选用抗生素。

【推荐处方】

处方 1. (1)0.1%~0.3% 依沙吖啶溶液,适量,清洗溃疡面,1~2 次/d。

(2)0.2% 甲硝唑,适量,涂溃疡处,1~2 次/d。

(3)阿莫西林克拉维酸钾分散片(7:1,0.228 5g/片),按年龄口服:或年龄大于 12 岁(体重大于 40kg),2~4 片;7~12 岁,1.5 片;2~7 岁,1 片;9 个月~2 岁,0.5 片;2 次/d。

处方 2. (1)0.1%~0.3% 依沙吖啶溶液,适量,清洗溃疡面,1~2 次/d。

(2)5% 金霉素鱼肝油,适量,涂溃疡处,1~2 次/d。

(3)阿莫西林克拉维酸钾分散片(7:1,0.228 5g/片),按年龄口服:或年龄大于 12 岁(体重大于 40kg),2~4 片;7~12 岁,1.5 片;2~7 岁,1 片;9 个月~2 岁,0.5 片;2 次/d。

处方 3. (1)0.1%~0.3% 依沙吖啶溶液,适量,清洗溃疡面,1~2 次/d。

(2)头孢克肟分散片,3mg/kg(感染重时 6mg/kg),2 次/d。

【注意事项】

1. 做好口腔护理,多清洁口腔,不宜刺激性饮食,补充维生素 B、维生素 C 等,预防和纠正脱水、酸碱失衡。

2. 感染严重者可针对病因选用抗生素静脉滴注。

3. 如果估计不是厌氧菌感染,则不必用氧化剂,特别是过氧化氢,因其酸性较强,刺激口腔黏膜可增加患儿的痛苦。

二、鹅口疮

【概述】

鹅口疮又名雪口病,是白念珠菌感染在口腔黏膜表面形成白色斑膜病变,多见于婴幼儿。患儿营养不良、腹泻、身体衰弱、长期使用广谱抗生素或类固醇激素时易发此病。

【临床特征】

1. 口腔黏膜出现乳白色、微高起的斑膜,不易拭去,周围无炎症反应,形似奶块。强行擦去斑膜后,可见下方黏膜潮红、粗糙。

2. 好发于颊、舌、软腭及口唇部黏膜,严重者可蔓延到咽部、扁桃体、牙龈等,甚至可蔓延至食管、气管肺部,此时可危及生命。

3. 一般不痛,不影响吃奶,无全身症状;严重时可伴低热、拒食、吞咽困难等。

【治疗原则】

一般不需口服抗真菌药,以局部用药为主,注意卫生,避免使用抗生素及免疫抑制剂。

【推荐处方】

处方 1.(1)2% 碳酸氢钠,适量,进食前后清洁口腔。
(2)制霉菌素,10 万~20 万 /ml,适量,涂患处,2~3 次 /d。
处方 2.(1)2% 碳酸氢钠,适量,进食前后清洁口腔。
(2)制霉菌素,10 万~20 万 /ml,适量,涂患处,2~3 次 /d。
(3) 双歧杆菌三联活菌散,1g,口服,2 次 /d。

【注意事项】

1. 治疗的同时加强营养,特别是适量增加维生素 B_2 和维生素 C 有利于恢复。

2. 奶瓶、奶嘴消毒不彻底,或母乳喂养时妈妈的乳头不清洁时易导致患儿反复感染。

3. 本病应与滞留奶块相鉴别。后者其性状虽与鹅口疮相似,但用温水或棉签轻拭即可移动、除去奶块。而本病的白膜不易擦去,若用力擦去,其下面的黏膜潮红、粗糙。

(江　杰)

第二节　食管、胃肠疾病

一、胃食管反流

【概述】

胃食管反流是指胃或十二指肠内容物反流入食管甚至口咽部,分为生理性和病理性 2 种。生理性反流是由下食管括约肌自发性松弛引起的,正常情况下不造成食管黏膜损伤。病理性反流是由于下食管括约肌功能障碍和 / 或与其功能相关的组织结构异常导致下食管括约肌压力低下而出现反流,常常发生于睡眠、仰卧位及空腹时,引起一系列临床症状和并发症,即胃食管反流。随着直立体位时间和固体饮食的增多,到 2 岁时 60% 的患儿的症状可自行缓解,部分患儿症状可持续到 4 岁以后。

【临床特征】

1. 新生儿和婴幼儿以呕吐为主要表现,呕吐程度轻重不一,也有表现为溢乳、反刍或吐泡沫。年长儿可表现为反酸、反胃和嗳气。

2. 反流物刺激食管可引喂养困难、拒食、烦躁不安,甚至吞咽困难、呕血和便血等症状。年长儿可诉胃烧灼感、胸痛等症状。

3. 病情持续发展可导致严重并发症,如食管狭窄、溃疡、出血及巴雷特(Barrett)食管。还可能发生食管外的并发症,如喉炎、中耳炎、反复呼吸道感染、哮喘、窒息、呼吸暂停、营养不良、贫血及蛋白丢失性肠病等。

【治疗原则】

确诊后需早期综合治疗,包括体位治疗、饮食治疗、药物治疗和必要时手术治疗。生活方式的改变是治疗的基本措施;药物治疗主要在于降低胃内容物酸度和促进上消化道动力,包括促胃肠动力药、抗酸药、黏膜保护剂等;手术治疗的目的是加强食管下括约肌的功能。

【推荐处方】

处方 1.(1)奥美拉唑,0.6~0.8mg/(kg·d),清晨顿服。

(2)硫糖铝,2.5~6mg/kg,口服,4 次/d。

处方 2.(1)西咪替丁,2.5~4mg/kg,口服,4 次/d。

(2)硫糖铝,2.5~6mg/kg,口服,4 次/d。

处方 3.(1)雷尼替丁,1.5~2.5mg/kg,口服,2 次/d。

(2)磷酸铝凝胶(有反酸者),10~20g,口服,2 次/d。

【注意事项】

1. 具有治疗作用的生活方式改变主要有抬高床头 30°,避免食用脂肪、巧克力、茶、咖啡等降低下食管括约肌压力的食物,年长儿应少食多餐,以高蛋白、低脂饮食为主,避免睡前 2 小时内进食,控制肥胖,避免被动吸烟等。

2. 具有下列指征者可考虑外科手术:①内科治疗 6~8 周无效,有严重并发症如消化道出血、营养不良、生长发育迟缓等;②严重食管炎伴溃疡、狭窄或发现有食管裂孔疝者;③有严重的呼吸道并发症,如呼吸道梗阻、反复发作吸入性肺炎或窒息、伴支气管肺发育不良者;④合并严重的神经系统疾病。

二、急性胃炎

【概述】

急性胃炎是指由不同原因所致的胃黏膜急性炎症和损伤。根据其病理改变又可分为单纯性、糜烂出血性、腐蚀性、化脓性胃炎等,其中以急性单纯性胃炎最常见。

【临床特征】

1. 急性起病,轻者仅表现为腹痛、腹胀、恶心、呕吐或食欲缺乏等。

2. 重者可出现呕血、黑便、脱水、电解质及酸碱平衡紊乱,有感染者常伴有发热等全身中毒症状。

【治疗原则】

去除病因,积极治疗原发病,避免服用一切刺激性食物和药物,并根据临床症状进行对症支持治疗。

【推荐处方】

处方 1.(1)奥美拉唑,0.6~0.8mg/(kg·d),清晨顿服。

(2)硫糖铝,2.5~6mg/kg,口服,4 次/d。

(3)凝血酶(呕血时),400U(100U/ml),口服/胃管内注入,3 次/d。

(4)山莨菪碱(腹痛明显时),0.1~0.2mg/kg,肌内注射,1~2 次/d。

(5)阿莫西林(细菌感染时),20~40mg/(kg·d),口服,3 次/d。

处方 2.(1)西咪替丁,2.5~4mg/kg,口服,4 次/d。

(2)硫糖铝,2.5~6mg/kg,口服,4 次/d。

(3)去甲肾上腺素,8mg(呕血时),加入冰 0.9% 氯化钠注射液 100ml,胃管内注入,1 次/4~6h。

(4)山莨菪碱(腹痛明显时),0.1~0.2mg/kg,肌内注射,1~2 次/d。

(5)阿莫西林(细菌感染时),20~40mg/(kg·d),口服,3 次/d。

处方 3.(1)雷尼替丁,1.5~2.5mg/kg,口服,2 次/d。

(2)磷酸铝凝胶,10~20g,1 日 2 次。

(3)凝血酶(呕血时),400U(100U/ml),口服/胃管内注入,3 次/d。

(4) 山莨菪碱(腹痛明显时),0.1~0.2mg/kg,肌内注射,1~2 次 /d。

(5) 头孢克肟(细菌感染时),3~6mg/kg,口服,2 次 /d。

【注意事项】

1. 胃黏膜损伤明显或呕吐明显时,制酸、止呕、解痉、止血及抗感染等对症药物宜静脉滴注或肌内注射。

2. 呕吐、腹泻明显者需及时纠正水、电解质和酸碱失衡。

3. 急性化脓性胃炎应及早给予敏感抗生素。吞服强酸、强碱所致的腐蚀性胃炎应尽早清除腐蚀剂,使用黏膜保护剂。有上消化道出血者应注意监测生命体征、补充血容量,必要时内镜下止血(具体治疗方案参照"上消化道出血")。

三、慢性胃炎

【概述】

慢性胃炎是指不同病因引起的各种慢性胃黏膜炎症性病变,儿童以慢性浅表性胃炎最常见,占 90%~95%,慢性萎缩性胃炎极少。

【临床特征】

1. 反复发作、无规律性腹痛,疼痛经常出现于进食过程中或餐后,多数位于上腹部、脐周,部分患者部位不固定。轻者为间歇性隐痛或钝痛,严重者为剧烈绞痛。

2. 可伴食欲减退、腹胀、反酸、恶心、呕吐等,继而影响营养状态和生长发育,胃黏膜糜烂出血者伴呕血、黑便。

【治疗原则】

大部分慢性胃炎早期治疗可逆转,应及早治疗。主要包括去除病因、积极治疗原发病、饮食治疗和药物治疗,后者包括黏膜保护剂、抗酸药、促胃肠动力药和对症药物,药物治疗时间视病情而定。

【推荐处方】

处方 1. (1)硫糖铝,2.5~6mg/kg,口服,4 次/d。

(2)西咪替丁,2.5~4mg/kg,口服,4 次/d。

(3)铝碳酸镁(有反酸者),3~4 岁 0.1~0.2g,5~7 岁 0.2~0.35g,8~10 岁 0.35~0.5g,11~14 岁 0.5~0.75g,3 次/d。

(4)山莨菪碱(腹痛明显时),0.1~0.2mg/kg,肌内注射,1~2 次/d。

处方 2. (1)硫糖铝,2.5~6mg/kg,口服,4 次/d。

(2)雷尼替丁,1.5~2.5mg/kg,口服,2 次/d。

(3)铝碳酸镁(有反酸者),3~4 岁 0.1~0.2g,5~7 岁 0.2~0.35g,8~10 岁 0.35~0.5g,11~14 岁 0.5~0.75g,3 次/d。

(4)山莨菪碱(腹痛明显时),0.1~0.2mg/kg,肌内注射,1~2 次/d。

处方 3. (1)硫糖铝,2.5~6mg/kg,口服,4 次/d。

(2)奥美拉唑,0.6~0.8mg/(kg·d),清晨顿服。

(3)磷酸铝凝胶(有反酸者),10~20g,口服,2 次/d。

(4)山莨菪碱(腹痛明显时),0.1~0.2mg/kg,肌内注射,1~2 次/d。

【注意事项】

1. 有幽门螺杆菌(Hp)感染者应进行规范的抗 Hp 治疗(见"四、消化性溃疡")。

2. 抑酸药非慢性胃炎的常规用药,多用于慢性胃炎伴溃疡病、严重反酸或出血者。

四、消化性溃疡

【概述】

消化性溃疡病是指胃和十二指肠黏膜被胃液消化而

形成的深达黏膜下层的局部组织破损。溃疡好发于胃和十二指肠,也可发生于食管下段、胃肠吻合术后吻合口、小肠以及具有异位胃黏膜的 Meckel 憩室等处。

【临床特征】

1. 新生儿和婴幼儿起病急,多以穿孔、上消化道出血为主要特征。

2. 学龄前和学龄儿童多有上腹部或脐周疼痛,且可伴恶心、呕吐和上消化道出血。

3. 继发性消化性溃疡多与应激性因素或服用非甾体抗炎药有关,易并发出血、穿孔、休克等,且临床表现不典型。

【治疗原则】

治疗以解除病因、消除症状、愈合溃疡、防止复发和避免并发症为目的。需养成良好的生活习惯,定时定量饮食,避免过度紧张与劳累,避免刺激性饮食和药物。药物治疗原则为抑制胃酸分泌,中和胃酸,强化黏膜防御能力,幽门螺杆菌阳性者加用抗幽门螺杆菌治疗。

【推荐处方】

1. 单纯性消化性溃疡的治疗

处方 1.(1)奥美拉唑,0.6~0.8mg/(kg·d),清晨顿服,连用 2~4 周。

(2)硫糖铝,2.5~6mg/kg,口服,4 次/d,连用 4~8 周。

处方 2.(1)西咪替丁,2.5~4mg/kg,口服,连用 4~8 周。

(2)硫糖铝,2.5~6mg/kg,口服,4 次/d,连用 4~8 周。

处方 3.(1)雷尼替丁,1.5~2.5mg/kg,口服,连用 4~8 周。

(2)胶体次枸橼酸铋,3~4mg/kg,口服,连用 4~6 周。

2. 幽门螺杆菌根治方案

处方 1.(1)奥美拉唑,0.6~0.8mg/(kg·d),清晨顿服,连用 10 或 14 天。

（2）克拉霉素,7.5~10mg/kg,口服,2 次 /d,连用 10 或 14 天。

（3）阿莫西林,25mg/kg,口服,2 次 /d,连用 10 或 14 天。

处方 2.（1）奥美拉唑,0.6~0.8mg/(kg·d),清晨顿服,连用 10 天。

（2）阿莫西林,25mg/kg,口服,2 次 /d,疗程的前 5 天用。

（3）克拉霉素,7.5~10mg/kg,口服,2 次 /d,疗程的后 5 天用。

（4）甲硝唑,10mg/kg,口服,2 次 /d,疗程的后 5 天用。

处方 3.（1）奥美拉唑,0.6~0.8mg/(kg·d),清晨顿服,连用 10 或 14 天。

（2）阿莫西林,25mg/kg,口服,2 次 /d,连用 10 或 14 天。

（3）胶体次枸橼酸铋,3~4mg/kg,口服,连用 10 或 14 天。

（4）甲硝唑,10mg/kg,口服,2 次 /d,连用 10 或 14 天。

【注意事项】

1. 如有上消化道出血,应积极监护治疗,以防失血性休克。

2. 胶体次枸橼酸铋应用于年龄 > 6 岁的患儿,有导致神经系统不可逆性损伤和急性肾衰竭等副作用,长期大量应用时应谨慎,最好有血铋监测。

3. 如有以下情况,应考虑手术治疗:①溃疡合并穿孔;②难以控制的出血,48 小时内失血量超过血容量的 30%;③瘢痕性幽门梗阻,经胃肠减压等保守治疗 72 小时无改善;④慢性难治性疼痛。

五、胃黏膜脱垂症

【概述】

胃黏膜脱垂症是指异常松弛的胃黏膜逆行突入食管或向前通过幽门管脱入十二指肠球部。前者称为逆行性胃黏膜脱垂,与胃运动紊乱相关,临床上以后者为多见,即一般所谓的胃黏膜脱垂症。胃黏膜脱垂症可以是原发性的,也可继发于胃炎、消化性溃疡以及心力衰竭、低蛋白血症引起的黏膜下水肿。本病儿童少见,以学龄男童为多。

【临床特征】

1. 本病缺乏特征性的症状和体征,原发者若无并发症可无症状。

2. 患儿可有不规则上腹疼痛、饱胀、嗳气、呕吐,往往进食可诱发或加重上述症状,而呕吐常使之缓解,右侧卧位使腹痛加剧,而左侧卧位使症状减轻。

3. 患儿可出现幽门梗阻的症状,如持续剧烈的上腹疼痛、腹胀和呕吐等。查体可见胃型或胃蠕动波,上腹部可触及质软的包块,可有振水音。

4. 可因脱垂的胃黏膜糜烂、溃疡或嵌顿引起呕血、黑便。

5. 由于脱垂胃黏膜的慢性炎症刺激、梗阻和出血,可引起患儿程度不等的贫血、营养不良。

【治疗原则】

本病以内科治疗为主,目前尚无特效疗法。儿童以饮食治疗(少食多餐、进食易消化的食物)、体位治疗(左侧卧位)、保护胃黏膜及抗酸等对症治疗为主。避免使用促胃肠动力药,以免加重黏膜脱垂。对伴有胃炎、溃疡、上消化道出血或幽门梗阻者应给予相应的对症治疗,必要时行外科手术治疗。

【推荐处方】

处方 1.(1)硫糖铝,2.5~6mg/kg,口服,4 次/d。
(2)西咪替丁,2.5~4mg/kg,口服,4 次/d。
处方 2.(1)硫糖铝,2.5~6mg/kg,口服,4 次/d。
(2)雷尼替丁,1.5~2.5mg/kg,口服,2 次/d。
处方 3.(1)胶体次枸橼酸铋,3~4mg/kg,口服,2 次/d。

（2）奥美拉唑，0.6~0.8mg/（kg·d），清晨顿服。

【注意事项】

1. 有幽门螺杆菌（Hp）感染者应进行规范的抗 Hp 治疗。

2. 本症常伴有贫血、营养不良，应常规检查血红蛋白及追踪生长发育情况，适当补充铁剂及营养支持。

3. 有下列情况之一可考虑手术治疗：①有出血和嵌顿现象而内科治疗不能控制者；②经常反复发生大出血者；③不能区别于其他严重疾病如肿瘤、多发性息肉等。

4. 胶体次枸橼酸铋应用于年龄 > 6 岁的患儿，有导致神经系统不可逆性损伤和急性肾衰竭等副作用，长期大量应用时应谨慎，最好有血铋监测。

六、功能性便秘

【概述】

功能性便秘是指由非器质性原因引起的粪便干结、排便困难、排便次数减少等一组临床症候群，占小儿便秘的 90% 以上。

【临床特征】

1. 每周排便 ≤ 2 次，在自己能控制排便后每周至少有 1 次失禁发作。

2. 常有大便潴留、排便疼痛和费力。

3. 直肠内存在大量粪便团块，粪便的最大直径可堵塞厕所。

4. 可并发易激惹、食欲下降和 / 或早饱。随着大量粪便排出，伴随症状可很快消失。

【治疗原则】

治疗原则为清除结肠、直肠内粪块贮留；建立良好的排便习惯;合理安排膳食;解除心理障碍,鼓励患儿乐于排便。

【推荐处方】

处方 1.(1)聚乙烯乙二醇,1.0~1.5g/(kg·d),溶于 50~100ml 温水中,晨起顿服。

(2)开塞露,10~20ml,直肠给药,必要时用。

(3)布拉氏酵母菌散,250mg,口服,1 次/d。

处方 2.(1)乳果糖口服液,婴儿的起始剂量为 5ml/d,维持剂量为 5ml/d;3~6 岁儿童的起始剂量为 5~10ml/d,维持剂量为 5~10ml/d;7~14 岁儿童的起始剂量为 15ml,维持剂量为 10ml/d;口服,1 次/d。

(2)开塞露,10~20ml,直肠给药,必要时用。

(3)双歧杆菌三联活菌散,0~1 岁儿童 0.5 包,1~5 岁儿童 1 包,6 岁以上儿童 2 包,口服,3 次/d。

处方 3.(1)聚乙烯乙二醇,1.0~1.5g/(kg·d),溶于 50~100ml 温水中,晨起顿服。

(2)甘油栓,2g,直肠给药,必要时用。

(3)布拉氏酵母菌散,250mg,口服,1 次/d。

【注意事项】

1. 功能性便秘的具体治疗包括:

(1)基础治疗:①排便习惯训练;②合理饮食,高纤维膳食和足量饮水最重要;③增加活动量。

(2)药物治疗:包括去阻塞治疗和维持治疗。

(3)其他治疗:对于治疗困难、年龄较大(6 岁以上)可主动配合的儿童可辅以行为心理治疗和生物反馈治疗,以促进其正确控制肛门括约肌和盆底肌收缩。

2. 乳果糖口服液初服时常有腹胀,数天后消失,剂量高于推荐量时可能会出现腹痛、腹泻,应减量或停药。

3. 维持治疗首选粪便软化剂,而非通便剂,但不能长期使用。

4. 开塞露和甘油栓不宜长期使用；聚乙烯乙二醇在治疗过程中不应突然停用，而是应逐渐减量或以最小剂量维持。

七、腹　泻

【概述】

腹泻是一组由多病原、多因素引起的以大便次数增多和性状改变为特点的消化道综合征，是我国婴幼儿最常见的疾病之一。6个月~2岁婴幼儿的发病率高，是造成儿童营养不良、生长发育障碍的主要原因之一。

【临床特征】

1. 轻型腹泻　起病可缓可急，以胃肠道症状为主，表现为食欲缺乏，偶有溢乳或呕吐，大便次数增多及性状改变，无脱水及全身中毒症状，多在数天内痊愈。常因饮食因素及肠道外感染引起。

2. 重型腹泻　常急性起病，也可由轻型逐渐加重、转变而来，除有较重的胃肠道症状外，还有较明显的脱水、电解质紊乱和全身中毒症状，如发热、烦躁、精神萎靡、嗜睡，甚至昏迷、休克。多由肠道内感染引起。

（1）胃肠道症状：常有食欲低下、呕吐，严重者可呕吐咖啡色液体；腹泻频繁，大便每日十至数十次，多为黄色水样或蛋花样便，含有少量黏液，少数患儿也可有少量血便。

（2）脱水：由于吐泻丢失液体和摄入量不足，使液体总量尤其是细胞外液量减少，导致不同程度的脱水；由于腹泻患儿丧失的水分和电解质的比例不同，可造成等渗性、低渗性或高渗性脱水，以前两者多见。

（3）代谢性酸中毒：一般与脱水程度平行。轻者无明显表现；重者可有面色灰白、口唇樱红、呼吸深快、精神萎靡、烦躁不安，甚至昏迷。根据血 CO_2CP 分为轻度、中度和重度。

(4)低钾血症:表现为精神萎靡、肌张力降低、腱反射减弱、腹胀、肠鸣音减弱、心率加快、心音低钝;血清钾<3.5mmol/L;心电图示 T 波增宽、低平、倒置,可出现 U 波及心律失常。

(5)低钙血症和低镁血症:患儿出现惊厥(有时是脱水、酸中毒纠正后),应考虑低钙血症的可能性;当用钙剂无效时,应考虑低镁血症的可能性。

【治疗原则】

调整饮食,预防和纠正水、电解质平衡紊乱,合理用药,加强护理,防治并发症。急性腹泻重点注意维持水、电解质平衡;迁延性及慢性腹泻则应注意肠道菌群失调和饮食疗法。

【推荐处方】

1. 急性腹泻伴轻度脱水的治疗

处方 1.(1)蒙脱石散,1 岁以下 1 袋 /d,1~2 岁 1~2 袋 /d,2 岁以上 2~3 袋 /d,口服,3 次 /d。

(2)双歧杆菌三联活菌散,0~1 岁儿童 0.5 包,1~5 岁儿童 1 包,6 岁以上儿童 2 包,口服,3 次 /d。

(3)口服补液盐Ⅲ,50ml/kg,4~6 小时内分次口服。

处方 2.(1)消旋卡多曲颗粒,1.5mg/kg,口服,3 次 /d。

(2)布拉氏酵母菌散,3 岁以下儿童 1 袋,1 次 /d;3 岁以上儿童 1 袋,2 次 /d。

(3)口服补液盐Ⅲ,50ml/kg,4~6 小时内分次口服。

处方 3.(1)蒙脱石散,1 岁以下 1 袋 /d,1~2 岁 1~2 袋 /d,2 岁以上 2~3 袋 /d,口服,3 次 /d。

(2)双歧杆菌三联活菌散,0~1 岁儿童 0.5 包,1~5 岁儿童 1 包,6 岁以上儿童 2 包,口服,3 次 /d。

(3)口服补液盐Ⅲ,50ml/kg,4~6 小时内分次口服。

(4)葡萄糖酸锌(按锌含量计),6 个月以下 10mg/d,6 个月以上 20mg/d,口服,1 次 /d,连用 10~14 天。

2. 急性腹泻伴中度脱水的治疗

处方 1.(1)蒙脱石散,1 岁以下 1 袋 /d,1~2 岁 1~2 袋 /d,2 岁以上 2~3 袋 /d,口服,3 次 /d。

(2)双歧杆菌三联活菌散,0~1 岁儿童 0.5 包,1~5 岁儿童 1 包,6 岁以上儿童 2 包,口服,3 次 /d。

(3)口服补液盐Ⅲ,100ml/kg,4~6 小时内分次口服。

(4)葡萄糖酸锌(按锌含量计),6 个月以下 10mg/d,6 个月以上 20mg/d,口服,1 次 /d,连用 10~14 天。

处方 2.(1)蒙脱石散,1 岁以下 1 袋 /d,1~2 岁 1~2 袋 /d,2 岁以上 2~3 袋 /d,口服,3 次 /d。

(2)布拉氏酵母菌散,3 岁以下儿童 1 袋,1 次 /d;3 岁以上儿童 1 袋,2 次 /d。

(3)口服补液盐Ⅲ,100ml/kg,4~6 小时内分次口服。

(4)消旋卡多曲颗粒,1.5mg/kg,口服,3 次 /d。

处方 3.(1)蒙脱石散,1 岁以下 1 袋 /d,1~2 岁 1~2 袋 /d,2 岁以上 2~3 袋 /d,口服,3 次 /d。

(2)双歧杆菌三联活菌散,0~1 岁儿童 0.5 包,1~5 岁儿童 1 包,6 岁以上儿童 2 包,口服,3 次 /d。

(3)补充累积损失量阶段:等渗性脱水用 3:2:1 液、高渗性脱水用 6:2:1 液、低渗性脱水用 4:3:2 液,(120~150ml/kg)/2,静脉滴注,前 8~12 小时(高渗性脱水 12 小时滴完)(见尿补钾)。

(4)维持补液阶段:6:2:1 液,(120~150ml/kg)/2,静脉滴注,后 12~16 小时(见尿补钾)。

3. 急性腹泻伴重度脱水的治疗

处方 1.(1)蒙脱石散,1 岁以下 1 袋 /d,1~2 岁 1~2 袋 /d,2 岁以上 2~3 袋 /d,口服,3 次 /d。

(2)双歧杆菌三联活菌散,0~1 岁儿童 0.5 包,1~5 岁儿童 1 包,6 岁以上儿童 2 包,口服,3 次 /d。

(3)葡萄糖酸锌(按锌含量计),6 个月以下 10mg/d,6 个月以上 20mg/d,口服,1 次 /d,连用 10~14 天。

(4)扩容:2:1 液,20ml/kg(总量不超过 300ml),静脉滴

注,前1小时。

（5）补充累积损失量阶段:等渗性脱水用3:2:1液、高渗性脱水用6:2:1液、低渗性脱水用4:3:2液,(150~180ml/kg)/2减去扩容量,静脉滴注,扩容后7~11小时(高渗性脱水12小时滴完)(见尿补钾)。

（6）维持补液阶段:6:2:1液,(150~180ml/kg)/2,静脉滴注,后12~16小时(见尿补钾)。

处方2.（1）蒙脱石散,1岁以下1袋/d,1~2岁1~2袋/d,2岁以上2~3袋/d,口服,3次/d。

（2）布拉氏酵母菌散,3岁以下儿童1袋,1次/d;3岁以上儿童1袋,2次/d。

（3）扩容(酸中毒严重时):1.4%碳酸氢钠,20ml/kg(总量不超过300ml),静脉滴注,前1小时。

（4）补充累积损失量阶段:等渗性脱水用3:2:1液、高渗性脱水用6:2:1液、低渗性脱水用4:3:2液,(150~180ml/kg)/2减去扩容量,静脉滴注,扩容后7~11小时(高渗性脱水12小时滴完)(见尿补钾)。

（5）维持补液阶段:6:2:1液,(150~180ml/kg)/2,静脉滴注,后12~16小时(见尿补钾)。

4. 迁延性和慢性腹泻的治疗

处方1.（1）蒙脱石散,1岁以下1袋/d,1~2岁1~2袋/d,2岁以上2~3袋/d,口服,3次/d。

（2）双歧杆菌三联活菌散,0~1岁儿童0.5包,1~5岁儿童1包,6岁以上儿童2包,口服,3次/d。

（3）葡萄糖酸锌(按锌含量计),6个月以下10mg/d,6个月以上20mg/d,口服,1次/d,连用10~14天。

（4）多维元素片(21),1片,口服,1次/d。

处方2.（1）蒙脱石散,1岁以下1袋/d,1~2岁1~2袋/d,2岁以上2~3袋/d,口服,3次/d。

（2）布拉氏酵母菌散,3岁以下儿童1袋,1次/d;3岁以上儿童1袋,2次/d。

（3）葡萄糖酸锌（按锌含量计），6 个月以下 10mg/d，6 个月以上 20mg/d，口服，1 次 /d，连用 10~14 天。

（4）小儿善存片，1 片，口服，1 次 /d。

（5）多糖铁复合物，4~12mg/（kg · d），口服，1 次 /d。

【注意事项】

1. 本部分的静脉补液处方是按第 1 个 24 小时的补液方案开具的，如临床脱水症状纠正可不必按计划全部输完。

2. 腹泻患儿应尽量继续进食，但可适当调整饮食。腹泻严重或呕吐严重者可暂禁食 4~6 小时，但不应禁水。

3. 以下情况提示口服补液可能失败：①持续、频繁、大量腹泻；②口服补液盐服用量不足；③频繁、严重呕吐。口服补液 4 小时后应重新评估患儿的脱水状况，然后选择适当的方案。

4. 水样便腹泻者多为病毒或非侵袭性细菌感染所致，一般不用抗生素。如伴有明显的中毒症状不能用脱水解释者，尤其是对重症患儿、新生儿、小婴儿和衰弱患儿，应选用抗生素治疗。

5. 黏液脓血便患者多为侵袭性细菌感染，应根据临床特点先行经验性抗菌治疗，待大便培养结果出来再根据药敏试验结果调整抗生素。

6. 应避免使用止泻药，如洛哌丁胺。

7. 补液注意"三先""三见"原则：先快后慢，先浓后淡，先盐后糖；见尿补钾，见酸补碱，见痉补钙、补镁。

8. 因迁延性和慢性腹泻常伴有营养不良和其他并发症，病情较为复杂，必须采取综合治疗措施。①积极病因治疗，避免滥用抗生素，避免肠道菌群失调，警惕碳水化合物不耐受和过敏性腹泻；②预防和治疗脱水，纠正电解质及酸碱平衡紊乱；③积极营养补给，必要时给予要素饮食或静脉营养。

八、溃疡性结肠炎

【概述】

溃疡性结肠炎是一种原因不明的慢性直肠和结肠炎症性疾病，在我国儿童非常少见。按病情程度，可分为轻度：患者腹泻 4 次 /d 以下，便血轻或无，无发热、脉搏加快、贫血，红细胞沉降率正常；中度：介于轻度与重度之间；重度：腹泻 6 次 /d 以上，明显黏液血便，体温在 37.5℃以上，脉搏加快，血红蛋白 < 100g/L，红细胞沉降率 > 30mm/h。

【临床特征】

1. 以血性腹泻为特点，发作与缓解交替；腹泻也可表现为黏液便，可伴腹痛、里急后重、呕吐、畏食等。

2. 病变广泛，起病急，全结肠受侵占 60%，其中 5% 呈暴发型中毒性巨结肠，病死率较高，并发症有脓毒症、肠穿孔、腹膜炎等。

3. 婴幼儿常为急性发病，30% 表现为中、重型，易误诊为急性感染性腹泻。

4. 营养不良、生长发育迟缓为早期常见症状，比典型的肠道症状出现可早数年，极易被忽视。

5. 肠外表现小儿较少见，可表现为关节痛、虹膜炎、口腔溃疡、皮肤红斑、皮下结节、胆管炎、慢性肝炎等。

6. 结肠镜检查和黏膜活检是诊断的关键，多为以从直肠到结肠的弥漫性非特异性黏膜层为主的炎症。

【治疗原则】

治疗原则为尽早控制症状；维持缓解，预防复发；评价内科治疗的效果，确定内外科治疗的界限，防治并发症。治疗的着眼点是阻断发病机制的各个重要环节，主要根据病变部位和范围、疾病活动度与严重度及病程选择治疗方案，包括一般治疗、营养治疗、药物治疗、手术治疗和心理辅导等。

【推荐处方】

1. 急性期轻度的治疗

处方 1. 美沙拉秦缓释颗粒,20~30mg/(kg·d),口服,2~3 次/d。

处方 2. 泼尼松,1~2mg/(kg·d),晨起顿服(用于采用氨基水杨酸制剂治疗 2~4 周后无反应者)。

处方 3. 柳氮磺吡啶(SASP),50~75mg/(kg·d),口服,3~4 次/d(非首选,不宜长期大剂量应用)。

2. 急性期中度的治疗

处方 1. 美沙拉秦缓释颗粒,20~30mg/(kg·d),口服,2~3 次/d。

处方 2. 泼尼松,1~2mg/(kg·d),晨起顿服。(用于采用氨基水杨酸制剂治疗 2~4 周后无反应者)

处方 3. (1)泼尼松,1~2mg/(kg·d),晨起顿服(病变缓解后逐渐减量至停用)。

(2)硫唑嘌呤,2.0~3.0mg/(kg·d),口服,1 次/d;或巯嘌呤,1.0~1.5mg/(kg·d),口服,1 次/d。

处方 4. 对于氨基水杨酸制剂治疗 2~4 周后无反应者:

0.9%氯化钠注射液稀释至 250ml 英夫利西单抗(infliximab,IFX) 5mg/(kg·d)	静脉滴注(时间> 2 小时),分别于 0、 2 和 6 周各 1 次。

3. 急性期重度的治疗

处方 1. 5% 葡萄糖注射液　　100ml 　　　　甲泼尼龙　　1~1.5mg/(kg·d)	静脉滴注, 2 次/d。
处方 2. 5% 葡萄糖注射液稀释至 　　　　0.2mg/ml 　　　　氢化可的松　　10mg/(kg·d)	静脉滴注, 1 次/d。
处方 3. 对激素无效时的转换治疗: 5% 葡萄糖注射液按 1:20 比例稀释 环孢素　　2~4mg/(kg·d)	静脉滴注, 1 次/d。

处方 4. 对激素无效时的转换治疗:

| 0.9%氯化钠注射液稀释至250ml 英夫利西单抗(infliximab, IFX) 5mg/(kg·d) | 静脉滴注(时间> 2小时),分别于0、 2和6周各1次。 |

4. 缓解期维持治疗

处方 1. 美沙拉秦缓释颗粒,20~30mg/(kg·d),口服, 2~3 次/d。

处方 2. 硫唑嘌呤,2.0~3.0mg/(kg·d),口服,1 次/d; 或巯嘌呤,1.0~1.5mg/(kg·d),口服,1 次/d。

| **处方 3.** 0.9%氯化钠注射液稀释 至250ml 英夫利西单抗(infliximab, IFX) 5mg/(kg·d) | 静脉滴注(时间> 2小时),每8周 1次。 |

【注意事项】

1. 儿童口服泼尼松从高剂量 40~60mg/d 开始,症状改善后逐渐减少用量,直到彻底停药。口服糖皮质激素 5mg 以上,持续 2 个月以上者应检查骨密度。

2. 对于轻度活动性溃疡性结肠炎远端型病变(病变< 25cm),局部用氨基水杨酸制剂为首选治疗方案;病变> 25cm 直至脾曲者,宜采用氨基水杨酸制剂口服与局部联合应用。

3. 轻度远段结肠炎可视情况单独局部用药或口服和局部联合用药;中度远段结肠炎应口服和局部联合用药; 对病变广泛者口服和局部联合用药亦可提高疗效。

4. 英夫利西单抗适用于常规糖皮质激素或免疫抑制剂治疗无效的中至重度活动性患者;也可用于治疗肠外表现,特别是坏疽性脓皮症;还可用于脉管炎、眼葡萄膜炎、结节性红斑和关节炎的治疗。3 剂无效者不再继续使用本品,有效者随后每隔 8 周进行 1 次维持治疗。英夫利西单抗有导致感染的风险。接受本品治疗前,所有患者都应排除潜在或活动性结核分枝杆菌感染。使用时必须在专人监护下使用,输注完毕后建议观察 1 小时。

5. 重度溃疡性结肠炎患者在静脉使用足量激素治疗3天仍然无效时，应转换治疗方案。所谓"无效"除观察排便频率和血便量外，宜参考全身状况、腹部体格检查、血清炎症指标进行判断。转换治疗方案有两大选择：一是转换药物治疗，如转换药物治疗4~7天仍无效者，应及时转手术治疗；二是立即手术治疗。

6. 重度溃疡性结肠炎患者特别是发生激素无效时要警惕机会性感染，一旦合并感染，应给予积极的药物治疗。

7. 除首次发病的轻症患者或者病变局限、初始治疗后完全缓解的患者外，所有溃疡性结肠炎患者均需要维持缓解。维持治疗的疗程：氨基水杨酸制剂维持治疗的疗程为3~5年或长期维持。对硫嘌呤类药物以及IFX维持治疗的疗程视患者的具体情况而定。

8. 维持治疗药物的选择视诱导缓解时的用药情况而定。①氨基水杨酸制剂：由氨基水杨酸制剂或激素诱导缓解后以氨基水杨酸制剂维持。远段结肠炎以美沙拉秦局部用药为主（直肠炎用栓剂每晚1次，直肠乙状结肠炎用灌肠剂隔天至数天1次），联合口服氨基水杨酸制剂效果更好。②硫嘌呤类药物：用于激素依赖者、氨基水杨酸制剂无效或不耐受者、环孢素或他克莫司有效者。③IFX：以IFX诱导缓解后继续IFX维持。

9. 外科手术治疗：(1)绝对指征：大出血、穿孔、癌变，以及高度疑为癌变。(2)相对指征：①积极内科治疗无效的重度患者，合并中毒性巨结肠内科治疗无效者宜更早行外科干预；②内科治疗疗效不佳和/或药物不良反应已严重影响生命质量者。

九、厌　食　症

【概述】

小儿厌食症是指小儿较长时间厌恶进食、食欲不佳或食量减少的临床常见病症。该病属于慢性食欲障碍性疾病,各个季节、各个年龄段的儿童均可发病,但以夏季最多见,好发于1~6岁,城市儿童的发病率较农村儿童更高。

【临床特征】

1. 临床上以食欲缺乏、食量减少、便秘、盗汗、拒食、间断性腹痛和消瘦等为主要症状。

2. 因为摄食量不足可导致营养不良、贫血、维生素D缺乏性佝偻病,也可造成免疫力下降,出现呼吸道、消化道反复感染等;严重者出现生长发育迟缓,青春期儿童则出现性发育迟缓。

3. 可排除全身性和消化道等器质性疾病。

【治疗原则】

积极进行病因治疗,调整饮食结构,纠正不良饮食习惯;药物治疗主要为对症支持治疗,包括促胃肠动力药、补充维生素、酶类、微量元素等,必要时抗幽门螺杆菌感染和心理疗法等。

【推荐处方】

处方 1.(1)双歧杆菌三联活菌散,0~1岁儿童0.5包,1~5岁儿童1包,6岁以上儿童2包,口服,3次/d。

(2)维生素D,400IU/d,口服,1次/d。

(3)葡萄糖酸锌(按锌含量计),6个月以下10mg/d,6个月以上20mg/d,口服,1次/d。

处方 2.(1)布拉氏酵母菌散,3岁以下儿童1袋,1次/d;3岁以上儿童1袋,2次/d。

(2)复合维生素B,1片,口服,3次/d。

(3)葡萄糖酸锌(按锌含量计),6个月以下10mg/d,6个月以上20mg/d,口服,1次/d。

(4)多酶片,5岁以下0.5片,5岁以上1片,饭前30分钟口服,3次/d。

处方 3.(1)布拉氏酵母菌散,3岁以下儿童1袋,1次/d;

3 岁以上儿童 1 袋，2 次 /d。

(2) 维生素 D，400IU/d，口服，1 次 /d。

(3) 多糖铁复合物，4~12mg/(kg·d)，口服，1 次 /d。

(4) 赖氨肌醇维生素 B_{12}，婴儿 2.5ml，儿童 5ml，口服，2~3 次 /d。

【注意事项】

1. 所有厌食症患者的治疗均应指导家长合理喂养、及时添加辅食、纠正家长饮食结构上的错误观念、纠正不良饮食习惯、培养良好的饮食卫生习惯。

2. 既往西沙必利混悬液是治疗胃动力缺乏厌食症的儿童专用制剂，但近年来发现西沙必利有很多副作用，如药疹、头痛、锥体外系反应、肌阵挛性抽搐、心律失常等，已被美国 FDA 禁用。

3. 及时预防接种，必要时使用人血丙种球蛋白预防感染，有助于消化功能恢复。

4. 必要时需在药物治疗的基础上进行心理行为干预，也可尝试中医治疗。

（江　杰）

第三节　肝胆胰腺疾病

一、胆汁淤积性肝病

【概述】

胆汁淤积性肝病是指同时具有黄疸，结合胆红素增高，粪便颜色变浅而尿色加深，血清总胆汁酸增加或正常，瘙痒，或有脂溶性维生素 A、维生素 D、维生素 E、维生素 K 缺乏等胆汁淤积特征，及病理性肝脏体征如肝大或质地改变、血清氨基转移酶升高等肝病特征的一种临床病症。

【临床特征】

1. 黄疸,以高结合胆红素血症为主,粪便颜色变浅,尿深黄。

2. 肝大、质地异常。

3. 脂溶性维生素吸收障碍。

4. 胆汁性肝硬化、肝衰竭。

【治疗原则】

及时明确病因,针对病因进行治疗;利胆退黄降酶治疗;补充脂溶性维生素。

【推荐处方】

1. 利胆退黄治疗

处方 1. 熊去氧胆酸,15~20mg/(kg·d),口服,2~3 次/d。

处方 2. 茵栀黄口服液,5~10ml,口服,2 次/d。

2. 护肝降酶治疗

处方 1. 双环醇片,0.5~1m/(kg·d),口服,2~3 次/d。

处方 2. 水飞蓟素,4~5mg/(kg·d),口服,2 次/d。

3. 补充脂溶性维生素

处方 1. 维生素 AD,1 粒,1~2 次/d。

处方 2. 维生素 K_1,5~10mg,肌内注射,1 次/d,连用 3 天。

【注意事项】

1. 胆汁淤积症患儿应随访,随访的频率和期限因病种和病情而异。

2. 多数情况下,随时间延长,肝功能指标会逐渐改善,最后恢复。

3. 若病情持续发展,有进展为终末期肝病的可能性,此时可能需要肝移植。肝移植技术已成熟,5 年存活率可达 80%~96%。

二、急性胰腺炎

【概述】

急性胰腺炎指多种病因引起的胰酶激活,继以胰腺局部炎症反应为主要特征,病情较重者可发生全身炎症反应综合征,并可伴有器官功能障碍的疾病。

【临床特征】

1. 腹痛　急性发作的持续性上腹部剧烈疼痛,常向背部放射,常伴有腹胀及恶心、呕吐。

2. 体征　轻者仅表现为轻度压痛;重者可出现腹膜刺激征、腹水,偶见腰肋部皮下瘀斑征(Grey-Turner 征)和脐周皮下瘀斑征(Cullen 征);危重病例可出现呼吸与循环功能障碍。

3. 腹部因液体积聚或假性囊肿形成可触及的肿块。可以并发 1 个或多个脏器功能障碍,也可伴有严重的代谢功能紊乱。

【治疗原则】

针对不同病因进行治疗。非手术疗法包括,①一般治疗:禁食、胃肠减压;解痉、镇痛、蛋白酶抑制剂和胰酶抑制等药物治疗。②液体复苏及重症监护治疗。③器官功能的维护治疗。④营养支持及感染的预防与治疗等。手术治疗:主要针对胰腺局部并发症继发感染或产生压迫症状,如消化道梗阻、胆道梗阻等,以及胰瘘、消化道瘘、假性动脉瘤破裂出血等其他并发症。

【推荐处方】

1. 抑制胰酶分泌

处方 1. 0.9% 氯化钠注射液　　　持续静脉滴注,50~
　　　　50~100ml　　　　　　　100μg/h;
　　　　奥曲肽　0.05~3.0mg/d　或皮下注射,50~
　　　　　　　　　　　　　　　100μg。

处方 2.(1)0.9% 氯化钠注射液　　1ml ｜ 静脉
　　　　 先负荷剂量:生长抑素　0.1~0.25mg ｜ 注射。

(2)5% 葡萄糖注射液　　100ml ｜ 持续静脉滴注,
　　维持剂量:生长抑素　0.25mg ｜ 3.5μg/(kg·h)。

2. 抑制胰酶活性

处方 1. 0.9% 氯化钠注射液　　2ml ｜ 缓慢静脉注射,
　　　　　乌司他丁　1 万 U/(kg·d) ｜ 2~3 次/d。

或 5% 葡萄糖注射液　　50~100ml ｜ 静脉滴注,2~
　　乌司他丁　1 万 U/(kg·d) ｜ 3 次/d。

处方 2. 5% 葡萄糖氯化钠注射液 ｜ 静脉滴注,1mg/
　　　　　250~500ml ｜ (kg·h),最快不
　　　　　加贝酯　100mg ｜ 超过 2.5mg/
　　　　　　　　　　　　　　｜ (kg·h);总量控
　　　　　　　　　　　　　　｜ 制在 100~200mg/d。

或格林溶液　250~500ml ｜ 静脉滴注,1mg/(kg·h),
　　加贝酯　100mg ｜ 最快不超过 2.5mg/(kg·h);
　　　　　　　　　　　｜ 总量控制在 100~200mg/d。

【注意事项】

1. 急性胰腺炎的治疗采用分级治疗方法。轻症在普通病室、重症病例宜进 ICU 进行特殊监护治疗,维持内环境稳定。有外科指征者及时手术治疗。

2. 在禁食的同时进行营养支持,早期实施肠内营养。肠内营养的途径建议通过内镜引导或 X 线引导下放置鼻空肠管,肠内营养的能量需求可采用初始 83.7~104.6kJ(20~25kcal)/(kg·d),逐渐过渡到 125.6~146.5kJ(30~35kcal)/(kg·d)。肠内营养剂型可先采用短肽类制剂,再过渡到整蛋白类制剂,可根据患者的血脂、血糖情况调整剂型。

3. 感染的预防与治疗。不主张常规使用抗菌药进行预防。出现持续高热(体温 > 38.5℃)、血白细胞计数显著升高等迹象,应高度怀疑血源性感染或胰周感染合并的脓

毒血症,必须采取积极措施加以干预。选择抗菌谱为针对革兰氏阴性菌和厌氧菌为主、脂溶性强的药物,如碳青霉烯类、青霉素+β-内酰胺酶抑制剂,第三代头孢菌素+β-内酰胺酶抑制剂+抗厌氧菌药物。

4. 生长抑素的溶剂既可以是 0.9% 氯化钠注射液,也可以是 5% 的葡萄糖注射液。

三、婴儿肝病综合征

【概述】

婴儿肝病综合征简称婴肝征,它不是一种独立的疾病,而是指一组 1 岁以内(包括新生儿期)起病,伴有血清胆红素升高、肝大或肝脾大和肝功能损害的临床症候群。

【临床特征】

1. 黄疸　常缓慢而隐匿,多数患儿出生后的第 1 周即出现新生儿黄疸,并持续 2 周以上;或生理黄疸消退后而又再度出现黄疸,出生 1 个月后黄疸仍未消退。

2. 肝脾大　肝脾均可触及,肝脏一般为轻至中度肿大,脾脏增大不显著,轻症者肝脾可无肿大。

3. 大便　颜色正常,或呈淡黄色、灰白色,往往不是持续性,有时有黄绿色大便。

4. 尿颜色　结合胆红素可从小便中排出,大部分患儿有浓茶样小便,可染黄尿布。

5. 其他　常伴随少许呕吐、畏食、体重不增等。

【治疗原则】

明确诊断后按病因治疗。注意补充营养素,包括维生素 A、维生素 D、维生素 E、维生素 K 及微量元素等。对症治疗,包括改善肝功能、利胆退黄、应用微生态制剂等。

【推荐处方】

1. 利胆退黄治疗

处方 1. 熊去氧胆酸，15~20mg/(kg·d)，口服，2~3 次/d。

处方 2. 茵栀黄口服液，5~10ml，口服，2 次/d。

2. 降酶治疗

处方 1. 双环醇片，0.5~1m/(kg·d)，口服，2~3 次/d。

处方 2. 水飞蓟素，4~5mg/(kg·d)，口服，2 次/d。

3. 益生菌制剂

处方 1. 双歧杆菌三联活菌，1 粒，2 次/d。

处方 2. 布拉氏酵母菌散，0.125g，2 次/d。

【注意事项】

1. 积极查找病因，针对病因进行治疗。

2. 如果以结合胆红素升高为主，注意鉴别胆道闭锁，以免耽误手术时机。

3. 需坚持门诊随访，治疗半个月后复查，根据治疗反应及时调整治疗用药，以防病情反复。

四、肝 脓 肿

【概述】

肝脓肿是由病原微生物感染所致的肝内局限性炎症性疾病，常见的有阿米巴肝脓肿与细菌性肝脓肿。

【临床特征】

1. 起病较急，多有发热、畏寒病史，长期不规则发热或弛张热常是肝脓肿的早期症状之一。阿米巴性肝脓肿还可有腹泻史。

2. 肝区疼痛，多为持续性钝痛，可伴有右肩部牵涉痛。膈下肝脓肿可出现右下胸痛、咳嗽等。部分病例可有食欲缺乏、腹胀、乏力、消瘦、恶心、呕吐。如果并发有其他部位感染,可出现相应的临床表现。

3. 婴幼儿的表现可不典型,可为非特异性表现,如食纳差、精神萎靡不振等;或全身中毒症状明显,而局部表现不明显或缺如。

4. 肝大、局部隆起,肝区压痛或叩击痛为最常见的体征,部分病例可出现程度不一的黄疸。其他部位感染或可出现相应的体征。严重病例可出现感染性休克、循环衰竭等相关体征。

【 治疗原则 】

加强营养,补液,纠正水、电解质紊乱,给予多种维生素,改善贫血与低蛋白血症,护肝治疗等。对于细菌性肝脓肿,可根据药敏试验结果选择有效的抗菌药;对于阿米巴肝脓肿,可选择组织内杀阿米巴药,如甲硝唑。部分病例需穿刺抽脓、置管引流,或手术治疗。

【 推荐处方 】

1. 阿米巴肝脓肿

处方 1. 甲硝唑,35~50mg/(kg·d),口服,3 次 /d,疗程为 10 天。

处方 2. 重症病例:甲硝唑注射液,首次 15mg/kg,静脉滴注;维持剂量为 7.5mg/kg,静脉滴注,1 次 /6~8h。病情稳定后改口服。

处方 3. 替硝唑,50mg/(kg·d),口服,1 次 /d,疗程为 5 天。

2. 细菌性肝脓肿

处方 1. (1)0.9% 氯化钠注射液 30~50ml　静脉滴注,
　　　　　头孢噻肟钠　50mg/kg　1 次 /8h,
　　　　　　　　　　　　　　　　　　　用前皮试。

(2) 甲硝唑,首次 15mg/kg,静脉滴注;维持剂量为7.5mg/kg,静脉滴注,1 次 /6~8h。

处方 2. (1)0.9% 氯化钠注射液 30~50ml　静脉滴注,
　　　　　头孢替唑　20~80mg/(kg·d)　1~2 次 /d,
　　　　　　　　　　　　　　　　　　　用前皮试。

（2）甲硝唑，首次 15mg/kg，静脉滴注；维持剂量为7.5mg/kg，静脉滴注，1 次 /6~8h。

【注意事项】

1. 由于肝脓肿的致病菌多为大肠埃希菌、金黄色葡萄球菌及厌氧菌，所以在病原菌未明确前，可首选对此类细菌有作用的抗菌药联合静脉用药。一旦细菌明确，则根据药敏试验结果选择相应的抗菌药。

2. 对于脓液形成、抗菌药治疗无明显缩小或脓肿单个较大者，可选择在 B 超引导下经皮穿刺抽脓或加置管引流术，并局部抗生素冲洗。

五、自身免疫性肝炎

【概述】

自身免疫性肝炎是一种由针对肝细胞的自身免疫反应所介导的肝脏实质炎症，以血清自身抗体阳性、高 IgG 和 / 或 γ- 球蛋白血症、肝组织学上存在界面性肝炎为特点。如不治疗，常可导致肝硬化、肝衰竭。

【临床特征】

1. 临床表现多样，大多数病例起病隐匿，一般表现为慢性肝病；但也有急性起病，呈急性肝衰竭样表现。

2. 最常见的症状包括嗜睡、乏力、全身不适等。体检可发现肝大、脾大、腹水等体征，偶见周围性水肿。

3. 部分病例诊断时已发展为肝硬化，少数患者以食管 - 胃底静脉曲张破裂出血引起的呕血、黑便为首发症状。少部分病例可伴发热症状。

4. 没有明显症状的病例，仅在体检或其他疾病时发现血清氨基转移酶水平升高。

5. 常合并其他器官或系统性自身免疫病，如桥本甲状腺炎、糖尿病、炎性肠病、类风湿关节炎、干燥综合征、银屑病和系统性红斑狼疮等。

【治疗原则】

抑制致病性免疫应答,获得完全生物化学指标缓解,即血清氨基转移酶(GPT/GOT)和 IgG 水平均恢复正常。

【推荐处方】

1. 一线方案

处方 1.(1)泼尼松,1.0~1.5mg/(kg·d),口服,1 次 /d;1~2 周后减量,每周减量 1 次,4~6 周减少总量的一半;再减量至维持剂量(2.5~5mg/d)。

(2)硫唑嘌呤,1.0mg/(kg·d),口服,2 次 /d。于维持阶段使用。

处方 2. 泼尼松,1.0~1.5mg/(kg·d),口服,1 次 /d;1~2 周后减量,每周减量 1 次,4~6 周减少总量的一半;再减量至维持剂量(2.5~5mg/d)。

处方 3. 布地奈德,1.5~3.0mg/d,口服,1 次 /d。

2. 二线方案

处方 (1)泼尼松,1.0~1.5mg/(kg·d),口服,1 次 /d;每周减量 1 次,每次减少总剂量约 20%,约 4 周减至维持剂量(2.5~5mg/d)。

(2)吗替麦考酚酯,600mg/(m²·d),口服,2 次 /d。

3. 复发或应答不完全的治疗

处方 (1)5% 葡萄糖注射液 50~100ml 甲泼尼龙 1~2mg/(kg·d)	静脉滴注,最大剂量不超过 40mg/d;病情缓解后改泼尼松口服。

(2)吗替麦考酚酯,600mg/(m²·d),口服,2 次 /d。

【注意事项】

1. 糖皮质激素的减量应遵循个体化原则,可根据血清生化指标和 IgG 水平改善情况进行适当调整,如患者改善明显可较快减量,而疗效不明显时可在原剂量上维持2~4周。

2. 伴发黄疸的病例,可先以糖皮质激素改善病情,待黄疸显著下降后再考虑加用硫唑嘌呤联合治疗。

3. 免疫抑制治疗一般应维持3年以上,或获得生化缓解后至少2年以上。除完全生化应答外,停用免疫抑制剂的指征包括肝内组织学恢复正常、无任何炎症活动表现,因为即使轻度界面性肝炎的存在也预示着停药后复发的可能性。

4. 无论是单用泼尼松(龙)还是与硫唑嘌呤联合治疗,所有患者都必须监测相关的药物不良反应。

5. 如出现终末期肝病或急性肝衰竭等情况需考虑进行肝移植术。

六、药物性肝损伤

【概述】

药物性肝损伤是指由各类处方或非处方的化学药、生物制剂、传统中药、天然药物、保健品、膳食补充剂及其代谢产物乃至辅料等所诱发的肝损伤。

【临床特征】

1. 用药史,从用药或停药至起病的时间差异很大,可短至一至数天、长达数月。

2. 多数患者可无临床表现,通常无特异性。部分患者可有乏力、食欲减退、厌油、肝区胀痛及上腹不适等消化道症状。淤胆明显者可有全身皮肤黄染、大便颜色变浅和瘙痒等。

3. 少数患者可有发热、皮疹、嗜酸性粒细胞增多甚至关节酸痛等过敏表现,还可能伴有其他肝外器官损伤的表现。病情严重者可出现急性或亚急性肝衰竭。

4. 慢性药物性肝损伤在临床上可表现为慢性肝炎、肝纤维化、代偿性和失代偿性肝硬化、自身免疫性肝炎、慢性肝内胆汁淤积和胆管消失综合征等。

【治疗原则】

及时停用可疑的肝损伤药物,尽量避免再次使用可疑或同类药物;应充分权衡停药引起原发病进展和继续用药导致肝损伤加重的风险;根据其临床类型选用适当的药物治疗;重症患者必要时可考虑紧急肝移植。

【推荐处方】

处方 1. *N*-乙酰半胱氨酸,50~150mg/(kg·d),口服,4 次/d,总疗程不低于 3 天。

处方 2. 双环醇片,0.5~1mg/(kg·d),口服,2~3 次/d。

处方 3. 熊去氧胆酸,15~20mg/(kg·d),口服,2~3 次/d。

【注意事项】

1. 及时停用可疑的肝损伤药物是最为重要的治疗措施。怀疑该诊断后立即停药,约 95% 的患者可自行改善甚至痊愈;少数发展为慢性,极少数进展为急性或亚急性肝衰竭。

2. 目前无证据显示 2 种或 2 种以上抗炎保肝药对药物性肝损伤有更好的疗效,因此尚不推荐 2 种或 2 种以上抗炎保肝药联用。

3. 糖皮质激素应严格掌握治疗适应证,宜用于超敏或自身免疫征象明显、且停用肝损伤药物后生化指标改善不明显甚或继续恶化的患者,并应充分权衡治疗收益和可能的不良反应。

(李双杰)

第六章

心血管系统疾病

第一节　先天性心脏病

一、左向右分流型先天性心脏病

【概述】

在左、右心腔或大动脉之间有异常通路,正常情况下由于体循环(左)压力高于肺循环(右),所以血液是从左向右分流,一般不出现青紫。当屏气、剧烈哭闹或任何病理情况导致肺循环和右心压力增高并超过左心压力时,则可使氧含量低的血液自右向左分流而出现青紫,又称潜在青紫型先天性心脏病。常见的有室间隔缺损(VSD)、房间隔缺损(ASD)和动脉导管未闭(PDA)等。

【临床特征】

1. 左向右分流型先天性心脏病的共同特点　①体循环缺血的表现:生长发育落后、喂养困难、消瘦、乏力;②肺循环充血的表现:反复肺部感染,VSD 和 PDA 易出现充血性心力衰竭;③潜在青紫的表现:平时无青紫,当屏气和剧烈哭闹等使肺循环阻力增高时出现青紫,但 PDA 肺动脉压力超过主动脉时出现下半身青紫(差异性青紫)。

2. 各种不同类型的先天性心脏病的特点

(1)室间隔缺损:①胸骨左缘第 3~4 肋间可闻及Ⅲ级以上粗糙的全收缩期杂音,向四周广泛传导。②X 线检查显示心影增大,以左心室增大为主;肺动脉段突出,主动脉影缩小。③心电图显示以左心室肥大为主。④超声心动图可显示室间隔回声中断,并提示缺损位置和大小。

（2）房间隔缺损:①胸骨左缘第 2~3 肋间可闻及Ⅱ~Ⅲ级收缩期喷射性杂音,肺动脉瓣区第二心音亢进并固定分裂。② X 线检查显示心影增大,以右心房、右心室增大为主;肺动脉段突出,主动脉影缩小。③心电图显示右心室增大伴不完全性右束支传导阻滞。④超声心动图可显示房间隔回声中断,并提示缺损位置和大小。

（3）动脉导管未闭:①胸骨左缘第 2 肋间可闻及粗糙响亮的连续性机器样杂音,向左锁骨下、颈部和背部传导,出现周围血管征;② X 线检查:以左心室和左心房增大为主,肺动脉段突出,主动脉影增大;③心电图显示左心室和左心房肥大;④超声心动图可显示肺动脉与降主动脉之间有导管存在。

【治疗原则】

中、小型 VSD、ASD 可在门诊随访,有临床症状如反复呼吸道感染和充血性心力衰竭时进行抗感染、强心、利尿、扩血管治疗;大、中型缺损可以行介入封堵治疗或体外循环下直视术修补。PDA 为防止心内膜炎、有效治疗和控制心功能不全和肺动脉高压,根据缺损大小不同均采取外科手术和介入治疗关闭动脉导管。如持续青紫则考虑出现艾森门格(Eisenmenger)综合征,为手术禁忌证。

【推荐处方】

1. VSD、ASD、PDA 出现心功能不全

处方 （1）呋塞米,1mg/kg,静脉注射,必要时每 6 小时重复。

（2）螺内酯,1~2mg/(kg·d),口服,2~3 次/d。

（3）卡托普利,0.1~0.3mg/kg,口服,3 次/d。

（4）地高辛,0.01mg/(kg·d),口服,2 次/d。

2. 早产儿 PDA

处方 吲哚美辛,0.2mg/kg,首剂口服;如未关闭,可每隔 8~12 小时重复给药 1 次,共 3 次。

3. 降低肺动脉高压

处方 1. 依前列醇,1~2ng/(kg·min),持续静脉滴注,每 15 分钟增加 1~2ng/(kg·min),直至最大可耐受量出现效应起,始持续静脉滴注。

处方 2. 西地那非,起始 0.5mg/kg,口服,1 次 /4~6h,逐渐增加至 1mg/kg。

处方 3. 波生坦,2~4mg/(kg·d),口服,2 次 /d。

4. VSD、ASD 介入治疗用药

处方 (1)0.9% 氯化钠注射液	静脉滴注,2 次 /d;术
50ml	前 1 天开始,连用 3 天。
青霉素 80 万 U	用前皮试。

(2)碘海醇 350,1ml,静脉注射,术前 30 分钟 1 次。

(3)阿司匹林,3~5mg/(kg·d),口服,1 次 /d,术前 1 天开始,连用 6 个月。

(4)低分子量肝素,100IU/kg,总量< 3 000IU/ 次,皮下注射,术后立即使用 1 次及术后 12 小时 1 次,共 2 次。

5. PDA 介入治疗用药

处方 (1)0.9% 氯化钠注射液	静脉滴注,2 次 /d;术
50ml	前 1 天开始,连用 3 天。
青霉素 80 万 U	用前皮试。

(2)碘海醇 350,1ml,静脉注射,术前 30 分钟 1 次。

二、法洛四联症

【概述】

在左、右心或大动脉之间有异常通路,由于畸形的存在,致使右心压力增高并超过左心,使血液从右向左分流或大动脉起源异常时,大量氧含量低的静脉血流入体循环,出现青紫,又称青紫型先天性心脏病。常见的有法洛四联症。

【临床特征】

1. 症状　典型病例有青紫、蹲踞现象、阵发性缺氧发作等。

2. 体征　包括杵状指；体格发育落后；胸骨左缘第2~4肋间闻及Ⅱ~Ⅲ级喷射性收缩期杂音，向心尖和锁骨下传导，肺动脉第二心音减弱或消失。

3. 辅助检查　①红细胞计数和血红蛋白浓度明显增高；②X线检查：心尖圆钝上翘，肺动脉段凹陷，呈"靴形"；③心电图：电轴右偏，右心室肥大；④超声心动图：左心室长轴切面见主动脉内径增宽，骑跨在室间隔上，室间隔中断，大动脉短轴切面可见右心室流出道及肺动脉狭窄。彩色多普勒可见右心室直接将血液注入骑跨的主动脉内。

【治疗原则】

凡是明确诊断者，都需实施外科手术治疗，轻症患者可以考虑于学龄前行一期根治手术，临床症状明显者应在出生后 6 个月内行根治术；对重症患儿可先行姑息性手术，待一般情况改善、肺血管发育好转后再行根治术。内科治疗的原则是对症处理，预防及处理并发症，使患儿能在较好的条件下进行手术。

【推荐处方】

法洛四联症缺氧发作的治疗如下：

处方 1.(1) 普萘洛尔，0.1mg/kg，静脉注射。

(2) 吗啡，0.1~0.2mg/kg，静脉注射。

(3) 5% 碳酸氢钠，1.5~5.0mg/kg，静脉注射。

处方 2. 普萘洛尔，1~3mg/(kg·d)，口服，3 次 /d。

三、肺动脉狭窄

【概述】

在右室与肺动脉之间的通道因先天畸形而产生的狭窄，但无异常通路或分流，亦无青紫，称肺动脉瓣狭窄，包括瓣膜狭窄、瓣下狭窄、瓣上狭窄等，为无青紫型先天性心脏病的一种。

【临床特征】

1. 活动容易出现疲乏及气促，严重者出现晕厥甚至猝死。

2. 胸骨左缘第2和第3肋间可闻及Ⅳ/Ⅵ级以上喷射性收缩期杂音，向左上胸、心前区、颈部、腋下及背面传导。

3. X线检查显示心影增大，以右心室和右心房扩大为主；肺动脉段突出，两肺血管稀疏。

4. 心电图显示电轴右偏、右心房扩大、P波高耸、右心室肥大、右心导联显示R波高耸。

5. 超声心动图显示肺动脉瓣数目、厚度、收缩时的开启情况及狭窄后扩张。

【治疗原则】

跨瓣压力阶差＜40mmHg的轻度肺动脉瓣狭窄不必治疗，需要定期随访及对心内膜炎进行预防，应当成正常儿童对待，可以不限制体育活动。轻度以上的典型肺动脉瓣狭窄及部分瓣环发育不良型肺动脉瓣狭窄可选择经皮球囊主动脉瓣成形术治疗。对明显肺动脉瓣环发育不良并肺动脉瓣狭窄、右心室发育不良、三尖瓣明显反流及右心功能不全者推荐外科手术治疗。重度、极重度狭窄者在新生儿期即出现严重的低氧血症，需要立即手术解除梗阻，术前滴注药物以维持动脉导管开放。

【推荐处方】

新生儿重度肺动脉瓣狭窄维持动脉导管开放：

处方 前列腺素 E_1，$0.05\sim0.2\mu g/(kg \cdot min)$，静脉注射，最大剂量为 $0.4\mu g/(kg \cdot min)$，有效后减量至最低耐受量维持。

经皮球囊主动脉瓣成形术治疗：

处方	(1)0.9% 氯化钠注射液 50ml 青霉素 80 万 U	静脉滴注，2 次 /d，术前 1 天、手术当天及术后 1 天，共 3 天。用前皮试。

(2)碘海醇 350,1ml，静脉注射，术前 30 分钟。

【注意事项】

1. 卡托普利禁用于肾动脉狭窄及有左室流出道梗阻者；普萘洛尔容易引起法洛四联症患者术后低心排综合征，术前 1 周建议停用。

2. 左向右分流型先天性心脏病行介入封堵术后的 3 个月避免剧烈运动，终身禁止接触强磁场及磁共振检查，VSD、ASD 术后口服阿司匹林 6 个月。

3. 左向右分流型先天性心脏病如合并严重的肺血管病变（艾森门格综合征）是手术禁忌证，经过导管检查，肺血管阻力超过 $8wood/m^2$ 者不宜手术。如果肺血管阻力为 $4\sim8wood/m^2$，则需要经过吸入纯氧或其他肺血管扩张药（如 NO 吸入）检测肺血管反应性，以确定肺动脉高压是否可逆再决定是否需要手术治疗。

4. 法洛四联症术前建议行造影检查，评估左、右肺动脉和左心室发育情况及冠状动脉情况，决定是否行根治手术或者姑息性手术。

（陈志衡）

第二节 心律失常

一、期前收缩

【概述】

期前收缩又称过早搏动,简称早搏,系指较窦性节律提前出现的异位心搏。按照异位起搏的部位不同可分为房性、交界性及室性期前收缩,以室性期前收缩最多见。期前收缩既可见于明确的病因如各种感染、器质性心脏病、缺氧、药物作用及自主神经功能不稳定,也可以见于健康儿童。

【临床特征】

1. 多数无症状,少数有心悸、胸闷、心前区不适。

2. 心脏听诊可听到心搏提早搏动之后有较长的间歇,有脉搏短绌现象,如果运动后期前收缩明显增多,提示同时有器质性心脏病。

3. 心电图表现

(1) 房性期前收缩:①提前出现的房性 P 波(P′波),P 波的形态与窦性 P 波略有不同;②P-R 间期长于窦性,P-R 间期应 ≥ 0.1 秒,QRS 波群的形态正常;③不完全代偿性间歇。

(2) 交界性期前收缩:①提前发生的 QRS 波群,其前无 P 波,QRS 波群的形态和时间与正常窦性相同;②期前的 P 波可表现为逆行型,在 QRS 波群之前,其 P-R 间期 ≤ 0.10 秒,若出现 QRS 波群之后 P-R 间期多 ≤ 0.20 秒;③多有完全代偿性间歇。

(3) 室性期前收缩:①有提前出现的 QRS 波群,其前无相关的 P 波;②提前出现的 QRS 波群形态异常,时限增宽,T 波的方向与 QRS 波群主波的方向相反;③完全代偿性间歇。

【治疗原则】

室上性期前收缩(房性、交界性)的治疗首先考虑去除引起期前收缩的原发病和诱因。无症状性室上性期前收缩包括短阵发性心动过速不需要治疗,一旦出现不耐受的症状或者有引起阵发性室上性心动过速的倾向时应考虑药物治疗。良性室性期前收缩,无症状者不必使用抗心律失常药治疗;室性期前收缩频发引起明显症状(如心悸),影响学习及生活者可以考虑药物治疗,目的是暂时缓解症状,以利于患儿逐渐适应和耐受,不必长期服用。潜在恶性室性期前收缩要注重治疗基础心脏病,去除造成的诱因,在急性应激状态所致时用 β 受体拮抗剂可明显改善预后。恶性室性期前收缩需要积极的药物治疗。

【推荐处方】

1. 频发房性期前收缩症状明显者使用以下方案,期前收缩停止后 3 天可停用。

处方 1. 普罗帕酮,5mg/kg,口服,1 次 /6~8h。

处方 2. 地高辛,5μg/kg,口服,1 次 /12h。

处方 3. 维拉帕米,2~4mg/(kg·d),口服,3 次 /d(1 岁以内的婴儿不宜用)。

处方 4. 普萘洛尔,起始 0.5~1.0mg/(kg·d),逐渐加量,最大 8~10mg/(kg·d),总量< 60mg/d,口服,3~4 次 /d。

处方 5. 美托洛尔,起始 0.2~0.4mg/(kg·d),逐渐加量,最大 1~2mg/(kg·d),口服,3 次 /d。

2. 频发室性期前收缩引起明显症状者

处方 1. 普萘洛尔,起始 0.5~1.0mg/(kg·d),逐渐加量,最大 8~10mg/(kg·d),总量< 60mg/d,口服,3~4 次 /d。

处方 2. 美托洛尔,起始 0.2~0.4mg/(kg·d),逐渐加量,最大 1~2mg/(kg·d),口服,2 次 /d。

处方 3. 美西律,3~5mg/kg,口服,3 次 /d。

处方 4. 普罗帕酮,5mg/kg,口服,1 次 /6~8h。

3. 潜在恶性室性期前收缩

处方 1. 美托洛尔,起始 0.2~0.4mg/(kg·d),逐渐加量,最大 1~2mg/(kg·d),口服,2 次/d。

处方 2. 胺碘酮,25μg/(kg·min),静脉滴注 4 小时,以后以 5~15μg/(kg·min)静脉滴注。

处方 3. (1) 美托洛尔,起始 0.2~0.4mg/(kg·d),逐渐加量,最大 1~2mg/(kg·d),口服,2 次/d。

(2) 胺碘酮,负荷剂量为 10~15mg/(kg·d),口服,1~2 次/d,连用 7~14 天;维持剂量为 2.5~5mg/(kg·d),口服,1 次/d。

4. 恶性室性期前收缩

处方 1. 普萘洛尔,0.10mg/kg,静脉滴注(>10 分钟),每 6~8 小时可重复用。

处方 2. 胺碘酮,25μg/(kg·min),静脉滴注 4 小时,以后以 5~15μg/(kg·min)静脉滴注。

处方 3. 利多卡因,负荷剂量为 1~2mg/kg,静脉注射;维持剂量为 20~50μg/(kg·min),持续静脉滴注。

处方 4. 苯妥英钠,负荷剂量为 1.25mg/kg,静脉注射,可重复(每 5 分钟总量为 15mg/kg);维持剂量为 2.5~5mg/(kg·d),口服或静脉注射,3 次/d。

【注意事项】

1. 使用 β 受体拮抗剂可以减少二尖瓣脱垂患者频发室性期前收缩或复杂型室性期前收缩以及降低猝死率;选用胺碘酮可以降低扩张型心肌病患者的室性期前收缩发生率及猝死风险;肥厚型心肌病患者出现室性期前收缩,死亡率为 3%~18%,口服胺碘酮可以降低其猝死风险;强心苷所致的频发室性期前收缩及复杂室性期前收缩可以静脉注射利多卡因或苯妥英钠治疗。地高辛主要用于 1 岁以内婴儿的频发房性期前收缩,禁用于室性心律失常、房室传导阻滞、梗阻性肥厚型心肌病;维拉帕米不适用于 1 岁以内的婴儿,禁忌与 β 受体拮抗剂合用,禁用于房室传导阻滞、病态窦房结综合征、心力衰竭。

2. β受体拮抗剂禁用于房室传导阻滞、严重心功能不全、窦性心动过缓、哮喘。普罗帕酮禁用于高度房室传导阻滞、病态窦房结综合征、心力衰竭。

3. 胺碘酮的儿童不良反应较成人少，可以导致甲状腺功能改变、Q-T 间期延长、肺纤维化、肝损害、角膜色素沉着，其起效慢、持续时间长，一般仅用于难治性和危重性心律失常，禁用于房室传导阻滞、病态窦房结综合征、甲状腺功能异常。

二、阵发性室上性心动过速

【概述】

阵发性室上性心动过速的发生机制多为折返激动，其次为心房或房室结自律性增高。多见于无器质性心脏病者，可因呼吸道感染、疲劳、情绪激动等诱发；少部分发生于某些器质性心脏病、心肌炎、洋地黄中毒、电解质紊乱、心导管检查及心脏手术后。预激综合征患儿 50%~90% 可以发生阵发性室上性心动过速。

【临床特征】

1. 突发突止，发作时婴儿烦躁不安、拒食、呕吐、面色苍白、呼吸急速，儿童常诉心悸、头晕、疲乏、烦躁，伴有恶心、呕吐、腹痛，少数短暂昏厥，较少发生心力衰竭和休克。

2. 心脏听诊第一心音的强度完全一致，心律固定、规则。

3. 心电图表现　①心室率快而匀齐，婴儿为 230~300 次 /min，儿童为 160~200 次 /min，R-R 间期绝对匀齐；②P 波可与 QRS 波重叠，若见到 P 波的形态异常，为逆行 P 波；③QRS 波群绝大多数形态正常，少数合并室内差异传导阻滞或逆向型房室折返心动过速时 QRS 波增宽；④可有继发性 ST-T 段改变。

【治疗原则】

治疗原发病,消除诱因。通过刺激迷走神经、抗心律失常药、同步直流电击、射频消融的方法尽快终止发作,并预防复发。

【推荐处方】

1. 终止发作

处方 1. 10% 葡萄糖注射液
　　　　　10ml ｜ 缓慢静脉注射,无效
　　　普罗帕酮　1~2mg/kg ｜ 者间隔 15~20 分钟
　　　　　　　　　　　　重复,不超过 3 次。

处方 2. 维拉帕米,0.1mg/kg,缓慢静脉注射(2~3 分钟),无效者可间隔 15~20 分钟重复 1 次,最大剂量为 5mg。

处方 3. 腺苷,0.1mg/kg,快速注射,必要时每 2 分钟增加 0.05mg,达到 0.25mg/kg。

处方 4. 毛花苷丙,首剂为 < 2 岁 0.03mg/kg、≥ 2 岁 0.01~0.02mg/kg,静脉注射;无效者 4~6 小时后,按照上述剂量的 1/2 量重复 2 次。

处方 5. 普萘洛尔,0.1mg/kg,静脉注射(> 10 分钟),1 次 /6~8h。

处方 6. 胺碘酮,5~7mg/kg,持续静脉注射 1 小时;或 25μg/(kg·min),持续静脉注射 4 小时。维持剂量为 5~15μg/(kg·min),持续静脉注射。

2. 预防复发

处方 1. 普罗帕酮,5~7mg/(kg·d),口服,3 次 /d。

处方 2. 维拉帕米,2~4mg/(kg·d),口服,3 次 /d。

处方 3. 普萘洛尔,0.5~1.0mg/(kg·d),口服,3~4 次 /d,可增加至最大 8~10mg/(kg·d),总量 < 60mg/d。

处方 4. 胺碘酮,2.5~5mg/(kg·d),口服,3 次 /d,每周连用 5~7 天。

【注意事项】

1. 对无器质性心脏病、无明显心力衰竭的阵发性室上性心动过速者可以通过刺激迷走神经终止发作;发作时采用抗心律失常药或同步直流电击尽快终止发作;在终止发作后可以继续口服药物维持 6~12 个月预防复发;对于药物治疗难奏效或者频繁复发者可用射频消融术治疗。

2. 普罗帕酮对折返性心动过速和自律性增高均有效,静脉注射持续 5~10 分钟,有心力衰竭或传导阻滞者忌用。

3. 维拉帕米可用于房室结折返性心动过速以及预激综合征的折返性心动过速发作,静脉注射要在心电监护下进行,一旦心率减慢、血压下降,应立即停用;不用于 1 岁以下的小儿,备用 10% 葡萄糖酸钙注射液解救;禁忌与 β 受体拮抗剂合用,禁用于房室传导阻滞、病态窦房结综合征、心力衰竭者。

三、阵发性室性心动过速

【概述】

持续时间小于 30 秒的连续 3 个或 3 个以上起源于心室的异位搏动,称为阵发性室性心动过速。该病是一种严重的快速型心律失常,可导致血流动力学障碍。发作时间超过 30 秒者称为持续性室性心动过速,往往伴有晕厥。阵发性室性心动过速多见于严重的器质性心脏病,偶见于无器质性心脏病者。

【临床特征】

1. 表现为突发突止,发作性头晕、心悸、疲乏、心前区疼痛,严重者出现晕厥、抽搐或猝死。婴儿易出现心力衰竭或休克。

2. 听诊心律规则或有轻度不齐,心尖部第一心音响度改变及大炮音。

3. 心电图表现　①连续出现 3 次或 3 次以上的期前 QRS 波群,时限 > 0.12 秒,形态畸形,T 波的方向与 QRS 波群主波的方向相反,心室率为 150~250 次 /min,R-R 间期略有不同;②房室分离,可见窦性 P 波与 QRS 波各自独立,无固定的时间关系,呈干扰性房室脱节,心室率快于心房率;③常出现心室夺获及室性融合波。

【治疗原则】

尽快终止室性心动过速发作,去除室性心动过速的诱因,积极治疗原发病,预防室性心动过速和心脏性猝死。

【推荐处方】

1. 终止发作

处方 1. 利多卡因针注射剂,1mg/kg,稀释后缓慢静脉注射,无效则间隔 5~10 分钟可重复 1 次,总量 20~50μg/(kg·min),持续维持。

处方 2. 10% 葡萄糖注射液 10ml　　缓慢静脉注射,无效
　　　　　普罗帕酮　　1~2mg/kg　　者间隔 15~20 分钟
　　　　　　　　　　　　　　　　　　重复,不超过 3 次。

处方 3. 苯妥英钠,2~4mg/kg,稀释后缓慢静脉注射,可重复 1~3 次,间隔 5 分钟,总量为 15mg/kg。

处方 4. 胺碘酮,5~7mg/kg,持续静脉注射 1 小时;或 25μg/(kg·min),持续静脉注射 4 小时。维持剂量为 5~15μg/(kg·min),持续静脉注射。

处方 5. 维拉帕米,0.1mg/kg,缓慢静脉注射(2~3 分钟),无效者可间隔15~20 分钟后重复 1 次,最大剂量为 5mg/次。用于特发性室性心动过速。

处方 6. 普萘洛尔,0.1mg/kg,静脉注射(> 10 分钟),可重复,1 次 /6~8h。

2. 预防复发

处方 1. 普罗帕酮,5~7mg/(kg·d),口服,3 次 /d。

处方 2. 苯妥英钠,2.5~5mg/(kg·d),口服,2 次 /d。

处方 3. 胺碘酮，2.5~5mg/（kg·d），口服，3 次 /d，每周连用 5~7 天。

处方 4. 索他洛尔，2~8mg/（kg·d），口服，2 次 /d。

处方 5. 普萘洛尔，0.5~1.0mg/（kg·d），口服，3~4 次 /d；可增加至最大 8~10mg/（kg·d）（总量 < 60mg/d）。

【注意事项】

1. 由于室性心动过速可使心输出量急剧下降，并随时有发展为心室颤动的风险，属于致命性心律失常，必须立即治疗，迅速终止发作。

2. 药物选择取决于室性心动过速的类型：对缺血性室性心动过速首选利多卡因，维拉帕米属于禁忌用药；特发性室性心动过速首选维拉帕米，β 受体拮抗剂亦有效，而利多卡因无效；洋地黄中毒性室性心动过速首选苯妥英钠。

3. 在无脉性室性心动过速或心室颤动造成心搏骤停时，经过常规心肺复苏、应用肾上腺素和电复律无效的患儿，在坚持进行心肺复苏的前提下首选胺碘酮静脉注射，然后再次电击复律改善电除颤效果。

四、房室传导阻滞

【概述】

房室传导阻滞是小儿较常见的缓慢型心律失常，按房室阻滞的程度可分为一、二和三度房室传导阻滞。病因有急性感染、心肌炎、心肌病、电解质紊乱、洋地黄或其他药物中毒及心脏手术等。少数为先天性房室结发育畸形或胎儿期房室结病变所致，称为先天性完全性房室传导阻滞。一度和二度 I 型可为迷走神经张力增高所致。

【临床特征】

1. 一度房室传导阻滞　①临床无症状，听诊第一心音低钝；②心电图特征：P-R 间期超过正常最高值，即 1 岁 >

0.14 秒、学龄前＞0.16 秒、学龄期＞0.18 秒、青春期＞0.20 秒。

2. 二度房室传导阻滞

（1）根据严重程度及心室率快慢而定，可无症状或有心悸、头晕等。

（2）莫氏Ⅰ型：① P-R 间期随每次心搏逐渐延长，直至 P 波后脱落一个 QRS 波群；② P-R 间期逐次延长的同时，R-R 间期逐次缩短，继而一个较长的 R-R 间期；③伴有心室漏搏的长 R-R 间期小于任何 2 个 R-R 间期之和。

（3）莫氏Ⅱ型：① P-R 间期正常或稍延长，但固定不变；② P 波按照规律出现，QRS 波呈周期性脱落，伴有心室漏搏的长 R-R 为短 R-R 间隔的倍数；③房室间传导比例多为 2∶1 或 3∶1 下传。

3. 三度（完全性）房室传导阻滞

（1）自觉乏力、眩晕、活动后气促，严重者可发生阿 - 斯综合征或心力衰竭。

（2）心电图特点：① P 波与 QRS 波无固定关系，心室率慢于心房率。② QRS 波群的形态与阻滞部位有关，若起搏点在房室束分支以上，QRS 波群不宽；若在希氏束以下，QRS 波群增宽。

【治疗原则】

一度和莫氏Ⅰ型房室传导阻滞只需针对病因治疗，不需抗心律失常药治疗；莫氏Ⅱ型可逐渐演变为三度房室传导阻滞，当心动过缓时可以用药物治疗；三度房室传导阻滞需加强病因治疗，有心肌炎或手术暂时性损伤时用肾上腺皮质激素治疗；有心功能不全或阿 - 斯综合征表现可用药物暂时提高心室率，严重者需安放起搏器治疗；无症状的先天性者不需治疗。

【推荐处方】

处方 1. 阿托品，0.01~0.03mg/kg，口服或皮下注射，2~3 次 /d。

处方 2. 5%葡萄糖注射液　250ml　静脉滴注,0.05~
　　　　　异丙肾上腺素　1mg　　0.2μg/(kg·min)。
处方 3. 氢化可的松,5~10mg/(kg·d),静脉滴注,1 次/d。

【注意事项】

1. 异丙肾上腺素的 β 受体兴奋性强,可增加心肌收缩力及心率,引起各种心律失常,要从小剂量开始,每隔 5~10 分钟增加 1 次,根据心率、血压调整滴速,禁用于高血压、甲状腺功能亢进患者。

2. 阿托品的常见不良反应有便秘,出汗减少,口鼻、咽喉干燥,视物模糊,排尿困难。

3. 三度房室传导阻滞出现以下情况需要放置人工起搏器:①阿-斯综合征或伴心力衰竭;②心室率持续显著缓慢,新生儿< 55 次/min,婴儿< 50 次/min,儿童< 45 次/min;③传导阻滞部位在希氏束以下;④运动耐受量低。

（陈志衡）

第三节　心肌疾病

一、病毒性心肌炎

【概述】

病毒性心肌炎指由病毒感染引起的心肌急性或慢性炎性损伤所导致的心脏功能受损。暴发性心肌炎是心肌炎最为严重的类型,起病急骤,进展迅速,很快出现血流动力学异常以及严重心律失常,并可伴有呼吸衰竭和肝肾衰竭,早期病死率高。

【临床特征】

1. 病毒性心肌炎
(1)症状与体征:①病毒感染的前驱症状类似于感冒,且个体差异较大;②心肌受损的表现有气短、呼吸困难、胸闷或胸痛、心悸、头晕、极度乏力、食欲明显下降等;③体征多有心尖部第一心音低钝,或有奔马律、心动过速或心动过缓等。

(2)心肌酶学指标:肌钙蛋白、肌酸激酶及其同工酶等升高;心功能不全时 B 型利钠肽或 N 末端 B 型利钠肽原水平显著升高。

(3)心电图(ECG):可见 QRS 波低电压,ST 段偏移,T 波倒置、平坦或低平,也可见各种心律失常。

(4)胸部 X 线:心影多不大或稍增大,左心功能不全可有肺淤血或肺水肿征象。

(5)超声心动图(UCG):轻症者可完全正常,少数可见左室扩大、室间隔及左室后壁运动幅度降低、左室射血分数和短轴缩短率下降。

2. 暴发性心肌炎

(1)血流动力学障碍:急性左心衰竭、心源性休克或肺循环淤血等。

(2)多器官功能损害或衰竭:包括肝功能异常、肾功能损伤、凝血功能异常、呼吸系统受累如肺部感染甚至呼吸窘迫综合征等。

(3)体征:体温、呼吸、心率、血压等异常;各种类型的心律失常;心音明显低钝,可闻及奔马律;左心功能不全和合并肺炎时可出现肺部啰音。

(4)心肌酶学指标:肌钙蛋白、肌酸激酶及其同工酶等升高;心功能不全时 B 型利钠肽或 N 末端 B 型利钠肽原水平显著升高。

(5)ECG:以窦性心动过速最常见,其次为频发房性期前收缩或室性期前收缩。

(6)胸部 X 线:心影多不大或稍增大,左心功能不全可有肺淤血或肺水肿征象。

(7)UCG:可出现弥漫性室壁运动减低、心脏收缩功能异常、少数心腔扩大、室间隔或心室壁可稍增厚、心室壁节段性运动异常等。

【治疗原则】

病毒性心肌炎目前尚无有效的治疗方法,临床上应尽早采取积极的综合治疗方法。暴发性心肌炎按照"以生命支持为依托的综合救治方案"进行救治,必要时可行心脏移植。

【推荐处方】

1. 护心治疗

处方 1. 磷酸肌酸,婴儿 0.5g, > 1 岁 1.0g,静脉滴注,1 次 /d,连用 5~10 天。

处方 2. 1,6- 二磷酸果糖,100~150mg/kg,静脉滴注,1 次 /d,连用 5~7 天。

处方 3. 辅酶 Q_{10},0.5mg/kg,口服,2 次 /d,连用 3 个月以上。

处方 4. 维生素 C,100~200mg/(kg·d),静脉滴注,1 次 /d,3~4 周为 1 个疗程。

2. 抗炎治疗 适用于暴发性心肌炎患儿。

处方 1.(1)泼尼松,2mg/(kg·d),最大剂量为 60mg/d,口服,3 次 /d,连用 1~2 周后逐渐减量。

(2)奥美拉唑,0.6~1.0mg/(kg·d),餐前口服,2 次 /d,与泼尼松的疗程相同。

处方 2.(1)甲泼尼龙,10mg/kg,2 小时静脉滴注,1 次 /d,连用 3 天后逐渐减量或改为口服泼尼松。

(2)奥美拉唑,0.6~1.0mg/(kg·d),餐前口服,2 次 /d,与甲泼尼龙的疗程相同。

处方 3. 硫唑嘌呤,1mg/(kg·d),口服,2 次 /d。

处方 4. 静脉用人丙种球蛋白(IVIG),2g/kg,静脉滴注,单剂 24 小时内滴注。

3. 抗感染治疗

处方 1. 流感病毒感染:奥司他韦, < 1 岁 3mg/kg, ≥ 1 岁 2mg/kg,口服,2 次 /d,连用 5 天。

处方 2. 流感病毒感染：帕拉米韦，10mg/kg，静脉滴注，1 次 /d，连用 1~5 天。

处方 3. 巨细胞病毒感染：更昔洛韦，5mg/kg，静脉滴注（＞1 小时），2 次 /d；2~3 周后改为 1 次 /d，再连用 5~7 天；总疗程为 3~4 周。

处方 4. EB 病毒感染：阿昔洛韦，5~10mg/kg，静脉滴注（＞1 小时），3 次 /d，连用 10 天。

【注意事项】

1. 所有病毒性暴发性心肌炎患者均应尽早给予抗病毒治疗，由于大部分患者并未检测病毒种类，可考虑联合使用 2 类抗病毒药。

2. 对于暴发性心肌炎患者推荐早期、足量使用糖皮质激素，且使用时需加用质子泵抑制剂防止应激性溃疡和消化道出血。IVIG 具有抗病毒和抗炎的双重作用，宜尽早足量应用。

3. 硫唑嘌呤用于抢救急性心力衰竭、心源性休克和严重心律失常暴发起病者，使用时应监测白细胞数，维持在 $4 \times 10^9/L$ 以上。

二、原发性心肌病

（一）扩张型心肌病

【概述】

扩张型心肌病（DCM）是一种异质性心肌病，以心室扩大和心肌收缩功能降低为特征，是引起心力衰竭、心律失常和猝死的常见疾病之一。

【临床特征】

1. 临床表现 心脏逐渐扩大、心室收缩功能降低、心力衰竭、室性和室上性心律失常、传导系统异常、血栓栓塞和猝死等。

2. 抗心肌抗体可阳性。

3. ECG 可见多种心电异常,如各类期前收缩、心房颤动、传导阻滞及室性心动过速等。

4. 胸部 X 线 心影向左侧或双侧扩大,常伴有肺淤血、肺水肿、肺动脉高压或胸腔积液等表现。

5. UCG 的主要表现 ①心脏扩大;②左室壁运动减弱;③左室收缩功能下降;④其他:附壁血栓多发生在左室心尖部。

6. 心脏放射性核素扫描 可见舒张末期和收缩末期左心室容积增大,左心室射血分数(LVEF)降低。

【治疗原则】

DCM 的防治宗旨是阻止基础病因介导心肌损害,有效控制心力衰竭和心律失常,预防猝死和栓塞,提高患者的生活质量及生存率。DCM 初次诊断时患者的心功能状态各异,DCM 的早期诊断和治疗可明显改善患者的预后。

【推荐处方】

1. **肉碱缺乏所致的 DCM**

处方 左旋肉碱,初始剂量为 100~300mg/(kg·d),口服,1 次 /d,连用 1~2 年,根据血清肉碱水平调整剂量。

2. **心力衰竭的早期治疗**

处方 1.(1)卡维地洛,0.08mg/(kg·d),口服,2 次 /d,每 2 周递增,12 周后达最大平均耐受量 0.46mg/(kg·d)。

(2)卡托普利,0.5~1mg/kg,口服,2~3 次 /d,7~10 天内逐渐增加至有效剂量,最大剂量为 4mg/(kg·d)。

处方 2.(1)美托洛尔,初始剂量为 0.2~0.5mg/(kg·d),口服,2 次 /d,逐渐递增,最大耐受量为 1~2mg/(kg·d)。

(2)依那普利,0.05~0.25mg/kg,口服,1~2 次 /d,1~2 周内逐渐加量,最大剂量为 0.5mg/(kg·d)。

【注意事项】

1. β 受体拮抗剂用药期间应监测血压、心电图及心力衰竭征象，出现严重反应宜减少或停用，哮喘、血压过低、心动过缓、二度以上房室传导阻滞者禁用。

2. 血管紧张素转换酶抑制剂(ACEI)应从小剂量开始，逐渐递增，达目标剂量后长期维持。ACEI 的副作用有低血压、咳嗽、高血钾及较少见的血管神经性水肿，应避免与非类固醇类抗炎药、留钾利尿药合用。肾功能不全者慎用。

(二) 肥厚型心肌病

【概述】

肥厚型心肌病(HCM)是一种以心肌肥厚为特征的遗传性心肌疾病，是青少年和运动员猝死的主要原因之一。

【临床特征】

1. 症状与体征　症状有劳力性呼吸困难、劳力性胸痛、心悸、晕厥或先兆晕厥等；体征有心脏听诊第一心音后出现明显的递增递减型杂音，在心尖和胸骨左缘之间最清晰。

2. ECG　变化出现较早，多表现为复极异常，包括病理性 Q 波、异常 P 波和电轴左偏等。

3. 胸部 X 线　可见左心室增大，亦可在正常范围内；可见肺部淤血，严重肺水肿少见。

4. UCG　左心室心肌的任何节段或多个节段室壁厚度 ≥ 15mm，或者有明确家族史者的厚度 ≥ 13mm，并排除引起心脏负荷增加的其他疾病如高血压、瓣膜病等。

5. 心脏磁共振成像(CMRI)　钆对比剂延迟强化，多表现为肥厚心肌内的局灶性或斑片状强化，以室间隔与右心室游离壁交界处的局灶性强化最为典型。

6. 基因检测　绝大部分可检测到明确的致病基因突变，但存在一定的外显率和异质性。

【治疗原则】

HCM 的处理主要包括限制运动、控制症状、预防猝死及家族成员筛查,具体治疗措施的选择需要依据有无症状及危险因素等而定。

【推荐处方】

左心室流出道梗阻的治疗如下:

处方 1. 普萘洛尔,3~4mg/(kg·d),口服,3 次/d,根据症状及心率调节剂量,可增加到 120mg/d。

处方 2. 普萘洛尔,3~4mg/(kg·d),口服,3 次/d,根据症状及心率调节剂量,可增加到 120mg/d。

丙吡胺,10~30mg/(kg·d),口服,4 次/d。

处方 3. 维拉帕米,3~6mg/(kg·d),口服,3 次/d;和/或丙吡胺,10~30mg/(kg·d),口服,4 次/d。

【注意事项】

1. β 受体拮抗剂用药期间应监测血压、心电图及心力衰竭征象,出现严重反应宜减停或停用,哮喘、血压过低、心动过缓、二度以上房室传导阻滞者禁用。

2. 使用丙吡胺时应从小剂量开始,接受治疗的患儿需住院监测其血药浓度及对治疗的反应。

3. 维拉帕米具有负性肌力作用,对于有严重的左心室功能障碍(如射血分数低于 30%)、中至重度心力衰竭症状或窦性心动过缓的患者,维拉帕米应避免使用。另外,应注意维拉帕米可能导致周围血管扩张及严重的血流动力学合并症。

(三) 限制性心肌病

【概述】

限制性心肌病(RCM)是指一类由于心肌僵硬度增加导致心室充盈受损,出现左心或右心衰竭的症状或体征,且常伴有心律失常和传导障碍的心肌疾病。

【临床特征】

1. 临床表现　早期无特异性体征,后期合并心房扩大及心力衰竭时会出现相应表现。心肌淀粉样变性(CA)患者还可出现巨舌、眶周瘀斑,同时还可合并双侧腕管综合征及自主神经功能障碍。

2. ECG　多表现为肢体导联及左胸导联(V5、V6)低电压,假性梗死波及胸前导联 R 波递增不良。

3. UCG　典型的形态特征包括双心房扩大、双心室扩张,同时心室壁厚度正常,可伴有舒张功能障碍。CA 患者还可见心肌高亮的淀粉样物质颗粒沉积,房室瓣、右心室游离壁或房间隔厚度增加及心包积液。

4. CMRI　心脏结构在 T1W1、T2W1 序列表现为心室正常或缩小,心室壁厚度正常或轻度增厚,而双心房明显扩大,心包不增厚。

5. 基因检测　部分可检出致病基因突变。

【治疗原则】

原发性 RCM 无特异性治疗,主要为避免劳累、呼吸道感染等加重心力衰竭的诱因。治疗以控制心力衰竭为主,心脏移植是目前唯一有效的治疗方法。对于继发性 RCM,部分疾病有针对病因的特异性治疗。

【推荐处方】

1. 免疫球蛋白轻链型 CA 的治疗

处方　(1)硼替佐米,1.3mg/m^2,皮下注射,第 15 和第 22 天用,共用 2 次。

(2)环磷酰胺,300mg/m^2,口服,第 8 和第 15 天用,共用 2 次。

(3)地塞米松,20mg,口服,第 1~2 天、第 8~9 天、第 15~16 天及第 22~23 天用,共用 8 次。

2. 嗜酸性粒细胞增多症的治疗

处方 1. 泼尼松，0.75mg/(kg·d)，最大剂量为 60mg/d，口服，3 次 /d，每 2~3 个月减量 5~10mg/d，连用 3 个月后维持最小剂量以使血嗜酸性粒细胞在正常范围内。

处方 2. 伊马替尼，260mg/(m²·d)，最大剂量为 400mg/d，口服，2 次 /d，连用 4 周左右。

泼尼松，0.75mg/(kg·d)，最大剂量 60mg/d，口服，3 次 /d，连用 2 周。

【注意事项】

1. 硼替佐米为抗肿瘤药，配制时应小心，戴手套操作以防皮肤接触。使用硼替佐米时可能会导致周围神经病变、低血压、血小板减少症及加重心力衰竭等，应密切监测。

2. 有骨髓抑制、感染、肝肾功能损害者禁用或慎用环磷酰胺。

3. 长期使用糖皮质激素可出现代谢紊乱、消化性溃疡、精神症状、高凝状态、生长停滞、易发感染或诱发结核、急性肾上腺皮质功能不全等副作用，需同时服用维生素 D 和钙剂，并嘱其控制饮食和适量运动。

4. 酶诱导的抗癫痫药如卡马西平、奥卡西平等，可降低伊马替尼的血药浓度，从而导致疗效减低，应避免同时使用。

三、原发性心内膜弹力纤维增生症

【概述】

原发性心内膜弹力纤维增生症(EFE)又称心内膜硬化症、婴儿心内膜心肌病等，是一种较为常见的婴幼儿心肌病，因左心室受累严重的心内膜下弹力纤维及胶原纤维弥散性增厚，致心室顺应性减低、收缩和舒张功能均下降，心泵功能衰竭是主要死亡原因。

【临床特征】

1. 慢性心功能不全是 EFE 的突出临床表现；典型临床表现为健康的婴幼儿突然出现急性左心衰竭的症状，多呈进行性加重。

2. ECG　无特异性改变，多提示左心室高电压或肥厚、ST 段及 T 波改变。

3. 胸部 X 线　心影普遍增大，左心室增大明显，透视下可见左心缘搏动减弱；肺纹理增粗，肺野透亮度减低。

4. UCG　①心脏明显扩大，以左心室扩大为主；②心腔内内膜增厚且回声增强，以左心室后壁最为显著；③瓣膜可出现增厚、挛缩、狭窄、关闭不全或反流等；④左心收缩及舒张功能下降。

5. CMRI　心内膜表面在灌注序列为低信号，在心肌延迟增强序列为高信号。

【治疗原则】

EFE 的治疗主要包括内科抗心力衰竭治疗、支持治疗及外科心脏移植术。

【推荐处方】

处方 1. 地高辛，维持剂量为负荷剂量 [0.025~0.04mg/(kg·d)] 的 1/5~1/4，口服，2 次 /d，连用 2 年以上。

处方 2.(1) 地高辛，用法见处方 1。

(2) 卡托普利，0.5~1mg/kg，口服，2~3 次 /d，7~10 天内逐渐增加至有效剂量，最大剂量为 4mg/(kg·d)。

处方 3.(1) 地高辛，用法见处方 1。

(2) 泼尼松，1.5mg/(kg·d)，服用 8 周后逐渐减量，每隔 2 周减 2.5~1.25mg，至 0.25~0.5mg/(kg·d) 作为维持剂量，至心电图正常、X 线胸片心脏接近正常后逐渐停药，疗程为 1~1.5 年。

【注意事项】

1. 洋地黄类药物的中毒剂量与治疗剂量较接近,肾功能不全、心肌疾病、低血钾、低血镁、酸中毒、缺氧等患儿对洋地黄的敏感性增强;地高辛与普萘洛尔、奎尼丁、普罗帕酮、胺碘酮、卡托普利合用可使肾清除剂的分布容积下降,应用时易中毒;使用洋地黄时应了解患儿近期使用洋地黄的情况,并监测血药浓度。地高辛治疗至少 2 年以上,故应随患儿的年龄及体重增长相应增加维持剂量。

2. ACEI 应从小剂量开始,逐渐递增,达目标剂量后长期维持。ACEI 的副作用有低血压、咳嗽、高血钾及较少见的血管神经性水肿,应避免与非类固醇类抗炎药、留钾利尿药合用。肾功能不全者慎用。

3. 长期使用糖皮质激素可出现代谢紊乱、消化性溃疡、精神症状、高凝状态、生长停滞、易发感染或诱发结核、急性肾上腺皮质功能不全等副作用。长期使用时需同时服用维生素 D 和钙剂,并嘱其控制饮食和适量运动。

(李申堂)

第四节　感染性心内膜炎

【概述】

感染性心内膜炎(IE)是指由感染引起的心内膜炎症性病变,常累及心脏瓣膜,也可累及室间隔缺损处、心内壁内膜或未闭动脉导管、动静脉瘘等处。

【临床特征】

1. 临床表现　复杂多样,且差异很大。①全身性感染症状:最常见的表现是发热,多伴寒战、食欲减退和消瘦等;②心脏症状:心功能不全,多有心脏杂音;③血管和免疫学异常:瘀斑,Osler 结节、Roth 斑、脑、肺或脾栓塞等。

2. ECG　可出现心房颤动、室性心律失常、心脏传导阻滞等。

3. UCG　主要有赘生物、腱索断裂、瓣膜穿孔、心内脓肿及新出现的人工瓣膜瓣周漏等征象。

【治疗原则】

去除引起感染的病原微生物是 IE 治疗的关键,早期及有效的抗感染治疗可以提高本病的治愈率。抗感染治疗的基本要求是:①应用杀菌剂;②联合应用 2 种具有协同作用的抗菌药;③大剂量,需高于一般常用量,使感染部位达到有效浓度;④静脉给药;⑤长疗程,一般为 4~6 周。部分患者需外科手术,移除已感染的材料或脓肿引流,以清除感染灶。

【推荐处方】

1. 链球菌性心内膜炎

处方 1. 0.9% 氯化钠注射液　50ml 青霉素　3 万 ~5 万 U/kg	静脉滴注,4~6次/d,连用 4 周,用前皮试。
或加　0.9% 氯化钠注射液　50ml 庆大霉素　1~2mg/kg	分 3 次静脉滴注,连用 2 周。
处方 2. 0.9% 氯化钠注射液　50ml 头孢曲松　100mg/kg	静脉滴注,1 次/d,连用 6 周,用前皮试。
或加　0.9% 氯化钠注射液　50ml 庆大霉素　1~2mg/kg	分 3 次静脉滴注,连用 2 周。
处方 3. 0.9% 氯化钠注射液　100ml 万古霉素　10~16mg/kg	静脉滴注(持续>1 小时),3 次/d最大剂量为 2g/d,连用 4 周。
0.9% 氯化钠注射液　50ml 庆大霉素　1~2mg/kg	分 3 次静脉滴注,连用 4 周。

2. 肠球菌性心内膜炎

处方 1. 0.9% 氯化钠注射液　50ml
　　　　氨苄西林　75mg/kg
静脉滴注,4 次 /d,连用 4 周,最大剂量为12g/d,用前皮试。

　　　　0.9% 氯化钠注射液　50ml
　　　　庆大霉素　1~2mg/kg
分 3 次静脉滴注,连用 4 周。

处方 2. 0.9% 氯化钠注射液　100ml
　　　　万古霉素　10~16mg/kg
静脉滴注(持续 >1 小时),3 次 /d,最大剂量为2g/d,连用 6 周。

　　　　09% 氯化钠注射液　50ml
　　　　庆大霉素　1~2mg/kg
分 3 次静脉滴注,连用 6 周。

3. 葡萄球菌性心内膜炎

处方 1. 0.9% 氯化钠注射液　50ml
　　　　萘夫西林　30~50mg/kg
静脉滴注,4~6 次 /d,最短疗程为 4~6 周,用前皮试。

或加　0.9% 氯化钠注射液　50ml
　　　　庆大霉素　1~2mg/kg
分3次静脉滴注,最初 3~5 天用。

处方 2. 0.9% 氯化钠注射液　50ml
　　　　苯唑西林　30~50mg/kg
静脉滴注,4~6 次 /d,总量 <12g/d,最短疗程为 4~6 周,用前皮试。

或加　0.9% 氯化钠注射液　50ml
　　　　庆大霉素　1~2mg/kg
分3次静脉滴注,最初 3~5 天用。

处方 3. 0.9% 氯化钠注射液　100ml
　　　　万古霉素　10~16mg/kg
静脉滴注(持续 >1 小时),3 次 /d,最大剂量为2g/d,最短疗程为6周。

或加　0.9% 氯化钠注射液　50ml 　　　　庆大霉素　1~2mg/kg	分 3 次静脉滴注， 最初 3~5 天用。

4. 革兰氏阴性菌性心内膜炎

处方 1. 0.9% 氯化钠注射液　50ml 　　　　头孢他啶　30~50mg/kg	静脉滴注，3 次/d， 总量 < 2~4g/d， 连用至少 6 周， 用前皮试。
0.9% 氯化钠注射液　50ml 　　　　庆大霉素　1~2mg/kg	静脉滴注，3 次/d， 连用至少 6 周。
处方 2. 0.9% 氯化钠注射液　50ml 　　　　头孢他啶　30~50mg/kg	静脉滴注，3 次/d， 总量 < 2~4g/d， 连用至少 6 周， 用前皮试。
0.9% 氯化钠注射液　50ml 　　　　妥布霉素　1~2mg/kg	分 3 次静脉滴注， 连用至少 6 周。
处方 3. 0.9% 氯化钠注射液　50ml 　　　　头孢他啶　30~50mg/kg	静脉滴注，3 次/d， 总量 < 2~4g/d， 连用至少 6 周， 用前皮试。
0.9% 氯化钠注射液　50ml 　　　　阿米卡星　5~10mg/kg	静脉滴注，2~3 次/d，连用至少 6 周。
处方 4. 0.9% 氯化钠注射液　50ml 　　　　头孢曲松　80mg/kg	静脉滴注，1 次/d， 最大剂量为 4g/d， 连用至少 6 周， 用前皮试。
0.9% 氯化钠注射液　50ml 　　　　庆大霉素　1~2mg/kg	分 3 次静脉滴注， 连用至少 6 周。
处方 5. 0.9% 氯化钠注射液　50ml 　　　　头孢曲松　80mg/kg	静脉滴注，1 次/d， 最大剂量为 4g/d， 连用至少 6 周， 用前皮试。

0.9% 氯化钠注射液　　50ml 妥布霉素　1~2mg/kg	分3次静脉滴注，连用至少 6 周。
处方 6. 0.9% 氯化钠注射液　　50ml 头孢曲松　80mg/kg	静脉滴注，1次/d，最大剂量为4g/d，连用至少 6 周，用前皮试。
0.9% 氯化钠注射液　　50ml 阿米卡星　5~7.5mg/kg	静脉滴注，2~3 次/d，连用至少 6 周。

5. HACEK 组细菌性心内膜炎　HACEK 是指一组革兰氏阴性杆菌，包括嗜血杆菌属（H）、放线杆菌属（A）、人心杆菌属（C）、艾肯菌属（E）、金氏杆菌属（K）。

处方 1. 0.9% 氯化钠注射液　　50ml 头孢噻肟　50mg/kg	静脉滴注，4 次/d，最大剂量为12g/d，连用至少 6 周，用前皮试。
处方 2. 0.9% 氯化钠注射液　　50ml 头孢曲松　80mg/kg	静脉滴注，1次/d，最大剂量为4g/d，连用至少 6 周，用前皮试。
处方 3. 0.9% 氯化钠注射液　　50ml 氨苄西林舒巴坦　200~300mg/kg	分 4~6 次静脉滴注，最大剂量为12g/d，连用 4~6 周，用前皮试。
0.9% 氯化钠注射液　　50ml 庆大霉素　1~2mg/kg	分 3 次静脉滴注，连用4~6周。
处方 4. 0.9% 氯化钠注射液　　50ml 氨苄西林舒巴坦　200~300mg/kg	分 4~6 次静脉滴注，最大剂量为12g/d，连用 4~6周，用前皮试。
0.9% 氯化钠注射液　　50ml 妥布霉素　1~2mg/kg	分 3 次静脉滴注，连用4~6周。

处方5. 0.9% 氯化钠注射液　50ml 氨苄西林舒巴坦　200~ 300mg/kg	分 4~6 次 静 脉 滴注,最大剂量 为 12g/d,连用 4~6 周,用前 皮试。
0.9% 氯化钠注射液　50ml 阿米卡星　5~7.5mg/kg	静脉滴注,2~3次/ d,连用4~6周。

6. 真菌性心内膜炎

(1)念珠菌性心内膜炎

处方1. 5% 葡萄糖注射液　10ml/kg 两性霉素 B　1mg/kg	静脉滴注(持续 ＞6小时),1次/d, 连用 6~8 周。

或加氟胞嘧啶,100~150mg/(kg・d),分 4 次口服,连用6~8 周。

处方2. 5% 葡萄糖注射液　5ml/kg 两性霉素 B 脂质体 3~5mg/kg	静脉滴注,1次/d, 连用 6~8 周。

处方 3. 氟康唑,3~6mg/(kg・d),口服,1 次 /d,连用 2~4 年。

(2)曲霉菌性心内膜炎

处方 1. 伏立康唑,7mg/kg,口服,1 次 /12h,连用 4 周以上。

处方2. 0.9% 氯化钠注射液　5ml/kg 伏立康唑　8~9mg/kg	静脉滴注,1 次 / 12h,连用 4 周以 上,首日 9mg/kg, 后续 8mg/kg。
处方3. 5% 葡萄糖注射液　5ml/kg 两性霉素 B 脂质体 3~5mg/kg	静脉滴注,1次/d, 连用 6~8 周。

7. Q 热

处方 1. (1)多西环素,2~4mg/(kg・d),口服,2 次 /d,连用至少 18 个月。

或　0.9% 氯化钠注射液　50ml 多西环素　1~2mg/kg	静脉滴注,2次/d, 连用至少18个月。

(2) 氯喹(每片 0.25g,含氯喹基质 0.15g),按基质 5mg/(kg·d),口服,3 次 /d,连用至少 18 个月。

处方 2. (1) 多西环素,2~4mg/(kg·d),口服,2 次 /d,连用至少 3 年。

(2) 环丙沙星,20~30mg/(kg·d),口服,2 次 /d,连用至少 3 年。

8. 巴尔通体感染性心内膜炎

处方 1.

0.9% 氯化钠注射液　　50ml 庆大霉素　　1~2mg/kg	分 3 次静脉滴注,连用 4 周。
0.9% 氯化钠注射液　　50ml 阿莫西林　　50mg/kg	静脉滴注,6次/d,连用 6 周,用前皮试。

处方 2.

0.9% 氯化钠注射液　　50ml 庆大霉素　　1~2mg/kg	分 3 次静脉滴注,连用 4 周。
0.9% 氯化钠注射液　　50ml 头孢曲松　　100mg/kg	静脉滴注,1 次/d,连用 6 周,用前皮试。

处方 3.

0.9% 氯化钠注射液　　50ml 庆大霉素　　1~2mg/kg	分 3 次静脉滴注,连用 4 周。

多西环素,2~4mg/(kg·d),口服,2 次 /d,连用 6 周。

【注意事项】

1. 抗菌药应根据药动学给药,大剂量应用青霉素等药物时宜分次静脉滴注,避免高剂量给药后可能引起的中枢神经系统毒性反应,如青霉素脑病等。

2. 经验性治疗方案在血培养获得阳性结果之前采用,适用于疑似 IE、病情较重且不稳定的患者。经验性治疗方案应根据感染的严重程度、受累心瓣膜的类型、有无少见或耐药菌感染危险因素等制订,并应覆盖 IE 最常见的病原体。

3. 氟胞嘧啶和伏立康唑用药期间需监测抗菌药的血药浓度,适时调整剂量。

4. 治疗过程中应监测万古霉素、庆大霉素和阿米卡星的血药浓度,并每周检查患者的肾功能,以评估药物的肾毒性作用,并注意对耳的毒性。

5. 伏立康唑在 2 岁以下儿童中的安全性和有效性尚未建立,不建议 2 岁以下的儿童使用。如果儿童不能耐受 7mg/kg,静脉滴注,2 次 /d;可以减量至 4mg/kg,静脉滴注,2 次 /d。

6. 氨基糖苷类抗生素如庆大霉素、阿米卡星等有肾毒性和耳毒性,儿童使用应该注意监测。四环素类抗生素如多西环素等在 8 岁以下儿童禁用。

(李申堂)

第五节　化脓性心包炎

【概述】

化脓性心包炎是一种由化脓性细菌引起的心包化脓性炎症,包括心包脏层及壁层的急性和慢性炎症,伴或不伴心包积液。

【临床特征】

1. 症状与体征　症状有胸痛、眩晕、气促与气闷,同时伴原发病症状的恶化;体征有心包摩擦音,心尖搏动微弱或消失,心界扩大,心音遥远,可有 Ewart 征,心脏压塞时可有奇脉,另有颈静脉怒张、肝大和腹水等。

2. X 线　心影呈梨形或烧瓶状,左、右心缘各弓消失,腔静脉影增宽。卧位与立位心影有显著性差异,卧位时心底部变宽。

3. 心电图　在急性期新出现的广泛导联 ST 段抬高或 PR 段压低。

4. UCG　可出现不同程度的心包积液征。

5. 心包穿刺液呈脓性。

【治疗原则】

应及早应用足量抗生素,在未明确致病菌的情况下尽量给广谱抗生素,明确致病菌后应用与病原菌相适应的抗生素,静脉滴注,每隔 1~2 天心包穿刺排脓,也可同时用 0.9% 氯化钠注射液冲洗;同时加强全身支持治疗,供应足够的蛋白质及维生素,维持体液平衡。

【推荐处方】

处方 1. (1)0.9% 氯化钠注射液 50ml
头孢他啶 30~50mg/kg

静脉滴注,3 次 /d,最大剂量为 2~4g/d,连用至少 6 周,用前皮试。

(2)0.9% 氯化钠注射液　100ml
万古霉素　10~16mg/kg

静脉滴注(持续 >1 小时),3 次 /d,最大剂量为 2g/d,连用 4 周。

(3) 阿司匹林,30~50mg/(kg・d),口服,3 次 /d,1~2 周后逐渐减量。总疗程约 2 周。

(4)胶体次枸橼酸铋,6~8mg/(kg・d),餐前口服,2次 /d,疗程同阿司匹林。

处方 2. (1)0.9% 氯化钠注射液 50ml
头孢噻肟　50mg/kg

静脉滴注,4 次 /d,最大剂量为 12g/d,连用至少 6 周,用前皮试。

(2)0.9% 氯化钠注射液　100ml
万古霉素　10~16mg/kg

静脉滴注(持续 >1 小时),3 次 /d,最大剂量为 2g/d,连用 4 周。

(3) 布洛芬,5~10mg/kg,口服,3 次 /d,1~2 周后逐渐减量,总疗程约 2 周。

(4)胶体次枸橼酸铋,6~8mg/(kg・d),餐前口服,2次 /d,

疗程同布洛芬。

处方 3. (1)0.9% 氯化钠注射液 | 静脉滴注,1 次 /d,连
　　　　50ml | 用 4 周,用前皮试。
　　头孢曲松   100mg/kg |

　　(2)0.9% 氯化钠注射液   100ml | 静脉滴注(持续 >
　　万古霉素   10~16mg/kg | 1 小时),3 次 /d,最
　　　　| 大剂量为2g/d,连用
　　　　| 4 周。

(3) 阿司匹林,30~50mg/(kg·d),分 3 次口服,1~2 周后逐渐减量,总疗程约 2 周。

(4) 秋水仙碱, 0.25~0.5mg/kg, 口服,1 次 /d, 连用 3 个月。

(5)胶体次枸橼酸铋,6~8mg/(kg·d),餐前口服,2 次 /d,疗程同阿司匹林。

【注意事项】

1. 化脓性心包炎多采用 2 种抗生素联合使用。万古霉素治疗过程中应监测其血药浓度,并注意耳、肾毒性。

2. 使用非甾体抗炎药时需同时加用胃黏膜保护药以预防胃肠道反应。

(李申堂)

第六节　高 血 压

【概述】

高血压是由于各种原因引起收缩压和 / 或舒张压高于该年龄儿童正常值的病理状态,分为原发性高血压和继发性高血压,儿童以继发性高血压多见。儿童血压对成年期血压有重要的预测价值,与成年期心血管疾病的发病关系密切。

【临床特征】

1. 原发性高血压

(1)青春期后发病。

(2)Ⅰ期高血压。

(3)肥胖。

(4)高血压家族史。

(5)无继发性高血压的症状、体征或检查异常。

2. 继发性高血压

(1)青春期前发病,尤其是起病年龄 < 10 岁的患儿。

(2)Ⅱ期高血压,无家族高血压病史。

(3)持续舒张期高血压、夜间高血压。

(4)上肢血压高于下肢血压,双上肢血压有显著性差异。

(5)新生儿期脐动脉置管病史。

(6)既往泌尿系统疾病病史。

(7)用药史,如糖皮质激素、促合成类激素、口服避孕药等。

【治疗原则】

儿童高血压主张早期治疗,治疗措施包括病因治疗、非药物治疗和药物治疗。①高血压前期:非药物治疗,通常不需药物治疗,除非有慢性肾脏疾病、糖尿病、心力衰竭或左室肥厚等必要的指征;②高血压Ⅰ期:在非药物治疗的同时,如出现临床症状的高血压、继发性高血压、高血压靶器官损害、合并 1 或 2 型糖尿病等非药物治疗效果不满意时应开始药物治疗;③高血压Ⅱ期:非药物治疗的同时加药物治疗。

【推荐处方】

1. 原发性高血压:见注意事项。

2. 继发性高血压

（1）肾源性高血压

处方 1. 1) 氢氯噻嗪，1~3mg/(kg·d)，口服，2~3 次 /d。

2) 卡托普利，0.3~0.6mg/(kg·d)，口服，每 8~12 小时 1 次，逐渐加量。

处方 2. 1) 呋塞米，1~2mg/kg，口服，2~3 次 /d。

2) 卡托普利，0.3~0.6mg/(kg·d)，口服，每 8~12 小时 1 次，逐渐加量。

处方 3. 1) 氢氯噻嗪，1~3mg/(kg·d)，口服，2~3 次 /d。

2) 氨氯地平，0.06mg/(kg·d)，口服，1 次 /d，逐渐加量至 0.34mg/(kg·d)。

处方 4. 1) 呋塞米，1~2mg/kg，口服，2~3 次 /d。

2) 氨氯地平，0.06mg/(kg·d)，口服，1 次 /d，逐渐加量至 0.34mg/(kg·d)。

处方 5. 1) 氢氯噻嗪，1~3mg/(kg·d)，口服，2~3 次 /d。

2) 卡托普利，0.3~0.6mg/(kg·d)，口服，每 8~12 小时 1 次，逐渐加量。

3) 氨氯地平，0.06mg/(kg·d)，口服，1 次 /d，逐渐加量至 0.34mg/(kg·d)。

处方 6. 1) 呋塞米，1~2mg/kg，口服，2~3 次 /d。

2) 卡托普利，0.3~0.6mg/(kg·d)，口服，每 8~12 小时 1 次，逐渐加量。

3) 氨氯地平，0.06mg/(kg·d)，口服，1 次 /d，逐渐加量至 0.34mg/(kg·d)。

（2）心血管源性高血压

处方 1. 氨氯地平，0.06mg/(kg·d)，口服，1 次 /d，逐渐加量至 0.34mg/(kg·d)。

处方 2. 卡托普利，0.3~0.6mg/(kg·d)，口服，每 8~12 小时 1 次，逐渐加量。

处方 3. 氯沙坦，0.75mg/(kg·d)，口服，1 次 /d，可逐渐加量至 1.44mg/kg。

处方 4. 美托洛尔，0.5~2mg(kg·d)/，口服，顿服或 2 次 /d。

处方 5. 1）氨氯地平,0.06mg/(kg·d),口服,1 次 /d,逐渐加量至 0.34mg/(kg·d)。

2）卡托普利,0.3~0.6mg/(kg·d),口服,每 8~12 小时 1 次,逐渐加量。

处方 6. 1）氨氯地平,0.06mg/(kg·d),口服,1 次 /d,逐渐加量至 0.34mg/(kg·d)。

2）氯沙坦,0.75mg/(kg·d),口服,1 次 /d,可逐渐加量至 1.44mg/kg。

处方 7. 1）氨氯地平,0.06mg/(kg·d),口服,1 次 /d,逐渐加量至 0.34mg/(kg·d)。

2）美托洛尔,0.5~2mg/(kg·d),口服,顿服或 2 次 /d。

处方 8. 1）美托洛尔,0.5~2mg/(kg·d),口服,顿服或 2 次 /d。

2）卡托普利,0.3~0.6mg/(kg·d),口服,每 8~12 小时 1 次,逐渐加量。

处方 9. 1）氨氯地平,0.06mg/(kg·d),口服,1 次 /d,逐渐加量至 0.34mg/(kg·d)。

2）卡托普利,0.3~0.6mg/(kg·d),口服,每 8~12 小时 1 次,逐渐加量。

3）呋塞米,1~2mg/kg,口服,2~3 次 /d。

（3）内分泌源性高血压

处方 1. 氨氯地平,0.06mg/(kg·d),口服,1 次 /d,逐渐加量至 0.34mg/(kg·d)。

处方 2. 卡托普利,0.3~0.6mg/(kg·d),口服,每 8~12 小时 1 次,逐渐加量。

处方 3. 氯沙坦,0.75mg/(kg·d),口服,1 次 /d,可逐渐加量至 1.44mg/kg。

3. 重症高血压

处方 1. 硝普钠,0.5~8μg/(kg·min),持续静脉泵入。

处方 2. 二氮嗪,1~5mg/kg,最大剂量 < 150mg/ 次,静脉注射,30 分钟后可重复使用。

处方 3.（1）美托洛尔,0.5~2mg/(kg·d),口服,顿服或

2 次 /d。

　　（2）肼屈嗪，0.25~1mg/kg，口服，3~4 次 /d。

　　（3）呋塞米，1~2mg/kg，口服，2~3 次 /d。

【注意事项】

　　1. 原发性高血压，治疗主要为控制饮食，减少脂肪和盐的摄入，加强体育运动。

　　2. 需要加用药物治疗的患儿，应先从最小推荐剂量、单药开始，治疗后血压下降不明显时可增加药量，仍然无效或出现明显的不良反应时应考虑换药。中至重度高血压单药治疗效果不佳，可考虑联合用药。

　　3. 应选用不影响儿童正常发育、不良反应小、药效持续时间长的药物。

　　4. 儿童高血压大多为继发性高血压，需积极治疗其原发病，尤其是内分泌源性高血压，一般抗高血压药的治疗效果欠佳，应尽早寻找其原发病，必要时需采用手术治疗。

　　5. 治疗过程中除需定期监测血压和评价治疗效果外，还应监测有无不良反应，并明确所选药物的适应证与禁忌证，如双侧肾动脉狭窄、明显肾功能不全者禁用血管紧张素转换酶抑制剂（ACEI）。

　　6. 重症高血压患儿有抽搐时应同时迅速控制惊厥、降颅内压，一旦高血压危象缓解，应改为口服药物降压维持。

（康志娟）

第七章

血液系统疾病

第一节 贫 血

一、营养性缺铁性贫血

【概述】

营养性缺铁性贫血（nutritional iron-deficiency anemia，NIDA）是由于从食物中摄取的铁不能满足生理需要，导致体内贮存铁减少、血红蛋白（Hb）合成减少的一种贫血。临床上以小细胞低色素性贫血、血清铁蛋白减少、铁剂治疗有效为特点。本病以 6~24 个月婴幼儿的发病率最高，严重危害小儿健康，是我国重点防治的小儿常见病之一。

【临床特征】

1. 多见于 6 个月~2 岁的婴幼儿，起病缓慢；轻者仅见皮肤和黏膜苍白、食欲减退、体重不增，常因并发感染而贫血加重；重者乏力、心悸、气促，心前区收缩期杂音，甚至心脏扩大、充血性心力衰竭；肝、脾、淋巴结轻至中度肿大；口腔炎、萎缩性舌炎，可有呕吐、腹泻，对牛奶过敏者可有胃肠道出血；淡漠、易激惹、注意力不集中，可有精神和行为异常；毛发无光泽、易脱落，指/趾甲扁平、薄、脆，甚至反甲，异食癖等。

2. 符合 WHO 儿童贫血诊断标准，即血红蛋白 6 个月~6 岁 < 110g/L、6~14 岁 < 120g/L。由于海拔对 Hb 的影响，

海拔每升高 1 000m，Hb 上升约 4%。外周血红细胞呈小细胞低色素性改变。

3. 具有明确的缺铁原因，如铁供给不足、吸收障碍、需求增多或慢性失血等。

4. 铁剂治疗有效，铁剂治疗 4 周后 Hb 应上升 20g/L 以上。

5. 铁代谢检查指标符合 IDA 的诊断标准，即下述 4 项中至少满足 2 项：

(1) 血清铁蛋白（SF）降低（< 15g/L）。

(2) 血清铁（SI）< 10.7μmol/L（60μg/dl）。

(3) 总铁结合力（TIBC）> 62.7μmol/L（350μg/dl）。

(4) 转铁蛋白饱和度（TS）< 15%。

6. 骨髓穿刺涂片和铁染色显示骨髓可染色铁显著减少甚至消失，骨髓细胞外铁明显减少（0~+）（正常值为 +~+++），铁粒幼细胞比例< 15%。

【治疗原则】

营养性缺铁性贫血应去除病因；改善膳食，合理喂养，增加含铁丰富及富含维生素 C 的食物；同时给予铁剂治疗。铁剂以口服为主，口服铁剂不能耐受、存在影响铁吸收的胃肠疾病或严重贫血急需改善者可肌内注射铁剂。贫血症状严重或有合并症者可输注红细胞。

【推荐处方】

处方 1. 蛋白琥珀酸铁（每支 15ml，含蛋白琥珀酸铁 800mg，相当于元素铁 40mg），1~1.5ml/（kg·d），口服，2~3 次/d。

处方 2. 富马酸亚铁（含元素铁 33%），5~10mg/（kg·d），口服，3 次/d。

处方 3. 枸橼酸铁铵糖浆（2g/100ml，含元素铁 15%），1~2ml/（kg·d），口服，2~3 次/d。

处方 4. 葡萄糖酸亚铁糖浆（10ml 含 0.3g，相当于元素铁 35mg），4~6ml，口服，婴儿 2~3 次/d。

【注意事项】

1. 补充元素铁 4~6mg/(kg·d),于两餐间分 3 次服用最易吸收,同时服用维生素 C。网织红细胞于铁剂治疗后的 48~96 小时开始上升,7~10 天达高峰,此后逐渐下降。2 个月左右 Hb 恢复正常,之后继续用药 3 个月,以补足贮存铁。

2. 营养性缺铁性贫血经铁剂治疗 4 周后 Hb 应上升 20g/L 以上;若治疗无效,应注意其他小细胞低色素性贫血,如地中海贫血、慢性疾病贫血、肺含铁血黄素沉着症等。

3. 服补铁剂不可以与钙片、锌等补充剂一起服用,以免干扰铁的吸收;铁剂最好在两餐之间服用,以减少胃肠道反应,同时口服维生素 C 可促进铁的吸收。

4. 服补铁剂时也不可以和制酸剂一起服用,因为胃酸会帮助铁的吸收,制酸剂会减少胃酸,降低铁的吸收。

5. 在服用补铁剂时不可以喝咖啡、牛奶、茶、红酒,这些饮料都会干扰铁剂的吸收。

二、营养性巨幼红细胞贫血

【概述】

营养性巨幼红细胞贫血是因叶酸或维生素 B_{12} 缺乏而致的大细胞性贫血。以外周血红细胞体积变大,中性粒细胞核分叶增多和骨髓粒、红细胞系巨幼变为特点。临床表现为贫血及胃肠道和神经系统症状。

【临床特征】

1. 贫血症状　起病隐匿,特别是维生素 B_{12} 缺乏者,常需数月。一般为中至重度贫血。严重者可有轻度黄疸,白细胞和血小板减少者可有感染和出血。

2. 胃肠道症状　叶酸缺乏者常有消化道症状,如畏食、腹胀、腹泻、便秘、反复发作舌炎和舌面光滑等。

3. 神经系统症状　维生素 B_{12} 缺乏者常有神经系统症状,表现为表情呆滞、智力发育倒退、对周围无反应、少哭、不笑、嗜睡等。

4. 血常规　呈现大细胞性贫血伴中性粒细胞核分叶过多。骨髓中典型的巨幼红细胞生成是诊断的主要依据。

5. 血清维生素 B_{12} 浓度测定(放射免疫法)< 74pmol/L 或 100ng/ml。血清叶酸浓度测定(放射免疫法)< 6.91nmol/L 或 3ng/ml。叶酸或维生素 B_{12} 治疗有效具有鉴别诊断的作用。

【治疗原则】

去除病因,加强营养,防治感染,坚持足疗程补充叶酸和维生素 B_{12}。

【推荐处方】

1. 缺乏叶酸者

处方　(1)叶酸片,5mg,口服,3 次 /d。

(2)维生素 C 片,100mg,口服,3 次 /d。

2. 肠道吸收不良者

处方　亚叶酸钙,3~6mg/d,肌内注射,1 次 /d。

3. 缺乏维生素 B_{12} 者

处方 1. 维生素 B_{12},50~100μg,肌内注射,2~3 次 /w,连用数周。

处方 2. 维生素 B_{12},500~1 000μg,1 次肌内注射。

4. 缺乏维生素 B_{12} 伴有神经系统症状者

处方　维生素 B_{12},1 000μg,肌内注射,1 次 /d,连用 2 周以上。

5. 维生素 B_{12} 吸收障碍者

处方　维生素 B_{12},1 000μg,肌内注射,每月 1 次,直至终身。

【注意事项】

1. 缺乏叶酸者,口服叶酸 5~15mg/d,一般持续 3~4 周,同时服用维生素 C;肠道吸收不良者可肌内注射亚叶酸钙 3~6mg/d,直至贫血被纠正和病因被去除。如合并缺铁,应补充铁剂。

2. 缺乏维生素 B_{12} 者,维生素 B_{12} 500~1 000μg,1 次肌内注射;有神经系统症状者的剂量应稍大且维持治疗;禁忌维生素 B_{12} 缺乏者单用叶酸治疗。重症贫血并发心功能不全或明显感染者可输入红细胞,有明显的肌肉震颤者可应用镇静药。

3. 维生素 B_{12} 缺乏有神经精神症状者恢复较慢,甚至可能暂时加重,加用维生素 B_6 有助于神经症状恢复。重症者加用氯化钾 0.25~0.5g,3 次 /d,防止 Hb 大量合成后低血钾致患儿猝死。恢复期加用铁剂以弥补铁的相对不足。

三、再生障碍性贫血

【概述】

再生障碍性贫血(AA)简称再障,是由多种病因引起的骨髓造血功能衰竭综合征。主要临床表现为贫血、出血和感染,根据病因分为特发性、病因未明、继发性。继发性主要与药物及其他化学物质,感染如 EBV、HBV、细小病毒 B19 感染等及放射线有关。抗肿瘤药、解热镇痛药和肝炎病毒等是引起再障的高、中危险因素。目前认为异常的免疫反应损伤造血干细胞是主要病理机制。

【临床特征】

我国学者将再障分为急性 / 重型再障 I 型(SAA I 型)和慢性 / 轻型再障(CAA)。

1. 急性再障

(1)临床:发病急,病情重,进展迅速,常伴严重的内脏出血和感染。

(2)血象:除血红蛋白下降较快外,须具备下列3项中的2项,即①网织红细胞< 1%,绝对值< 15×10^9/L;②中性粒细胞绝对值< 0.5×10^9/L;③血小板< 20×10^9/L。

(3)骨髓象:①多部位增生重度减低,三系造血细胞明显减少,非造血细胞增多,如增殖活跃需有淋巴细胞增多;②骨髓小粒中的非造血细胞及脂肪细胞增多。

(4)极重型再障:同重型再障的标准,其中中性粒细胞绝对值< 0.2×10^9/L。

2. 慢性再障

(1)临床:发病慢,贫血、出血、感染均较轻。

(2)血象:血红蛋白下降速度较慢,网织红细胞、白细胞、中性粒细胞及血小板值常较急性再障高。

(3)骨髓象:①三系或两系减少,多部位穿刺至少1个部位增殖不良;若增殖良好,红系中常有晚幼红比例增多、巨核细胞明显减少。②骨髓小粒中的非造血细胞及脂肪细胞增加。

(4)病程中如病情恶化,临床、血象及骨髓象与急性再障相同,称为重型再障Ⅱ型(SAA Ⅱ型)。

【治疗原则】

有效的免疫抑制是治疗再障的基础。对于非重型再障患者,一般的免疫抑制治疗或联合雄激素可改善病情;对于重型和极重型再生障碍性贫血患者,需要及时、有效地启动强化免疫抑制治疗(IST)或者异体造血干细胞移植治疗。

【推荐处方】

1. 支持疗法　若 Hb < 60g/L 且有明显的贫血症状时,可输注浓缩红细胞;当中性粒细胞< 0.5×10^9/L 时,应进行保护性隔离并做好口腔和皮肤护理;若血小板< 20×10^9/L 且有明显的出血倾向时,可输注浓缩血小板。

2. 分型治疗原则

(1) CAA 不依赖输血治疗

处方 环孢素（CsA），5~8mg/（kg·d），口服，2 次 /d，需监测血药浓度。

(2) SAA 免疫抑制治疗

处方 1. 马抗胸腺球蛋白（ATG），10~15mg/（kg·d），静脉滴注，1 次 /d，连用 5 天。用前皮试。

或兔 ATG，2.5~3.5mg/（kg·d），静脉滴注，1 次 /d，连用 5 天。用前皮试。

处方 2. CsA，8~10mg/（kg·d），口服，2 次 /d，需监测血药浓度。

【注意事项】

1. SAA 和 CAA 依赖输血者首选 HLA 完全相合同胞供者骨髓移植（BMT）；没有完全相合同胞供者 BMT，则选择强化免疫治疗（ATG+CSA），观察 4~6 个月。ATG+CSA 无效或复发选择全相合或半相合供者 BMT；选择第 2 个疗程的 ATG+CSA。强化免疫治疗目前强调尽早开始，将更易获得治疗效果。

2. AA 免疫治疗后血液学指标恢复慢，时间至少需要 3~6 个月，预防感染、出血至关重要。强有力的支持治疗包括肠道消毒预防感染、加强隔离、积极成分输血、应用大剂量免疫球蛋白等。

四、遗传性球形红细胞增多症

【概述】

遗传性球形红细胞增多症是红细胞膜缺陷性溶血性贫血，在遗传性溶血性贫血中发病率最高。其特征是不同程度的贫血、黄疸、脾大，血中的球形红细胞明显增多和红细胞渗透脆性增加。本病系常染色体显性遗传性疾病，患儿均为杂合子。10%~25% 无家族史，可能是基因突变的结果。

【临床特征】

1. 贫血、黄疸和脾大是本病的三大临床特征。贫血为轻至中度；黄疸较轻，常反复发作；多数患儿均有不同程度的脾大，溶血危象时脾脏明显增大、轻度压痛。

2. 溶血危象或再障危象。溶血危象表现为高热、恶心、呕吐、腹痛，同时贫血、黄疸加剧，脾大明显，网织红细胞增高；也可诱发再障危象，表现为贫血迅速加重，血液中的白细胞和血小板明显减少、网织红细胞下降，血胆红素减少，骨髓出现再生障碍的表现。溶血危象及再障危象一般7~10 日后可自然缓解。

3. 可并发色素性胆石症，年长儿多见。

【治疗原则】

注意防治感染，避免劳累和情绪紧张，适当补充叶酸。新生儿发病出现高胆红素血症时应防治胆红素脑病。重度贫血或发生溶血危象时应输注红细胞。发生再生障碍危象时除输注红细胞外，必要时输注血小板。脾切除对常染色体显性遗传性疾病患者有显著疗效，术后黄疸消失、贫血纠正，不再发生溶血危象和再生障碍危象，红细胞寿命延长。手术应于 5 岁以后进行，以减少术后感染的风险。

【推荐处方】

1. 一般治疗　注意防治感染，避免劳累和情绪紧张。
处方　叶酸片，5mg，口服，3 次 /d。

2. 输入红细胞　贫血轻者无须输入红细胞，重度贫血或发生溶血危象时应输注红细胞。发生再生障碍危象时除输注红细胞外，必要时输注血小板。

【注意事项】

1. 发生再生障碍危象时除输注红细胞外，必要时输注血小板。

2. 脾切除对常染色体显性遗传性疾病患者有显著疗效。手术应于 5 岁以后进行,以减少术后感染的风险。脾切除术不能根除先天缺陷。部分患者有副脾,手术时应注意寻找,同时切除,以免术后复发。为防止术后感染,应在术前 1~2 周注射多价肺炎球菌疫苗,术后应用长效青霉素预防治疗 1 年。脾切除术后血小板数于短期内升高,如 > $800 \times 10^9/L$,应予抗血小板凝集药如双嘧达莫等。

3. 在妊娠期产前保健的过程中需要进行系统的出生缺陷筛查,必要时进行染色体检查,采取切实可行的诊治措施。

五、葡萄糖 -6- 磷酸脱氢酶缺乏症

【概述】

葡萄糖 -6- 磷酸脱氢酶(G-6-PD)缺乏症是一种遗传性溶血性疾病。在我国长江流域及其以南各省的发病率较高,北方地区较为少见。本病是因调控 G-6-PD 的基因突变所致,呈 X 连锁不完全显性遗传。男性患者的表现型多显示酶活性显著缺乏,女性其酶活性可正常至显著缺乏。

【临床特征】

无诱发因素的 G-6-PD 缺乏症患儿与正常儿童无异。根据诱发溶血原因不同,分为 5 型:

1. 蚕豆病　常见于 < 10 岁的男孩,进食蚕豆或蚕豆制品后的 24~48 小时内出现急性贫血、黄疸、小便黄。如母亲食蚕豆后哺乳可使婴儿发病。

2. 感染诱发溶血　细菌、病毒、支原体感染等诱发溶血,多于感染后的数天内发生,溶血程度较轻,黄疸不明显。

3. 新生儿黄疸　感染、病理分娩、缺氧、哺乳母亲服用氧化性药物,少数无明显诱因。症状为贫血、黄疸,多于出

生后的 2~4 天达高峰,半数有肝脾大,贫血多为轻至中度,但黄疸明显增高,可致胆红素脑病。

4. Ⅰ型先天性非球形红细胞性溶血性贫血(Ⅰ型 CNSHA)　常于婴儿期发病,无诱因下出现慢性溶血性贫血,表现为贫血、黄疸、脾大,可因感染或服药而诱发急性溶血。

5. 药物性溶血性贫血　服用某些氧化性药物引起急性溶血。

【治疗原则】

对急性溶血者应去除诱因。溶血期应供给足够的水分,水化、碱化使尿液保持碱性,以防血红蛋白在肾小管内沉积。注意纠正电解质失衡。贫血较轻者不需输血,去除诱因后溶血大多于 1 周内自行停止;贫血较重时可输注 G-6-PD 正常的红细胞 1~2 次。新生儿黄疸可用蓝光治疗,个别严重者应考虑换血疗法,以防止胆红素脑病的发生。

【推荐处方】

1. 急性溶血性贫血的处理　扩充血容量、纠正休克、碱化尿液。

> **处方**　5% 葡萄糖注射液　13ml/kg　　静脉滴注,
> 　　　　　5% 碳酸氢钠注射液　5ml/kg　　1 次 /d(配制成
> 　　　　　　　　　　　　　　　　　　　　　1.4% 的浓度)。

2. 严重贫血(Hb < 30g/L)的处理　应立即输注浓缩红细胞 10~20ml/kg。

【注意事项】

1. 去除与避免诱因。忌用氧化性药物,如抗疟药(伯氨喹、氯喹等)、解热镇痛药(阿司匹林、非那西丁)、磺胺类药、抗菌药(氯霉素、硝基呋喃类等)、大剂量维生素 K 等。禁食蚕豆及蚕豆制品,防治感染。

2. 急性溶血处理时应密切观察肾功能,如出现肾衰竭,应及时采取有效措施。

3. 在 G-6-PD 缺乏症高发地区,应进行群体 G-6-PD 缺乏症普查;已知为 G-6-PD 缺乏症者应避免进食蚕豆及其制品,忌服氧化性药物,并加强对各种感染的预防。

六、地中海贫血

【概述】

地中海贫血又称珠蛋白生成障碍性贫血,是由于正常血红蛋白中 1 种或几种珠蛋白肽链的合成受阻或完全抑制的血红蛋白病,属常染色体不完全显性遗传,分为 α- 地中海贫血、β- 地中海贫血、类地中海贫血、γ- 地中海贫血、γβ- 地中海贫血。

【临床特征】

1. α- 地中海贫血 ①重型即 Hb Bart's 胎儿水肿综合征(--/--):母亲妊娠 30~40 周时成为死胎而流产,或早产数小时后死亡。胎儿呈全身性水肿,发育差,皮肤苍白、脱落,黄疸,心脏肥大,肝脾大,体腔积液,可有器官畸形。②中间型即血红蛋白 H 病(α-/--):轻至中度贫血,持续性轻至中度黄疸,轻度肝脾大,感染及药物可加重溶血,可合并胆石症。③轻型(α-/α- 或 αα/--):轻度或无贫血,轻度或无肝脾大,感染与药物可诱发或加重溶血性黄疸。④静止型即携带者型(α-/αα):可正常无贫血。

2. β- 地中海贫血 ①重度:出生时婴儿状态良好,半岁前开始出现贫血,进行性加重。呈地中海贫血的特殊面容,肝脾明显肿大,继发脾功能亢进,皮肤色素沉着,常患反复感染、自发性骨折、牙齿病变。②中间型:常在 1 岁以后出现症状,严重程度各异。③轻度:通常没有症状。

【治疗原则】

轻至中度患者不需要治疗。当贫血加重时,应注意排除诱发因素如感染、服用氧化性药物，必要时给予输浓缩红细胞。重度患者需要规范性长期输血和去铁治疗。异基因造血干细胞移植是当前临床上根治本病的唯一方法。基因治疗尚处于临床试用或研究阶段。

【推荐处方】

1. 一般治疗　注意休息和营养，积极预防感染，适当补充叶酸和维生素 E。

处方　(1)叶酸片，5mg，口服，3 次/d。

(2)维生素 E，100mg，口服，1~3 次/d。

2. 输血和去铁治疗　每 2~5 周输血 1 次，每次输浓缩红细胞 0.5~1.0U/10kg，每次输血时间＞3~4 小时；输血后 Hb 维持在 90~140g/L。

去铁治疗如下：

处方 1. 去铁胺，20~60mg/(kg·d)，每晚 1 次，连续皮下注射 12 小时。

处方 2. 5% 葡萄糖注射液　250ml｜静脉滴注 8~12
去铁胺　20~60mg/(kg·d)｜小时，1 次/d，5~
　　　　　　　　　　　　　　　　　　　　　　　　　　　7 天/w。

处方 3. 去铁酮，75mg/(kg·d)，口服，3 次/d。适用于 6 岁以上的儿童。

处方 4. 地拉罗司，20~30mg/(kg·d)，1 次/d，餐前口服。适用于 2 岁以上的儿童。

【注意事项】

1. 对于重型 β- 地中海贫血应从早期开始给予规律的红细胞输注，以使患儿的生长发育接近正常和防止骨骼病变。

2. 去铁治疗。通常在规则输注红细胞 1 年或 10~20U 后进行铁负荷评估，如有铁过载(SF＞1 000μg/L)，则开始应用铁螯合剂。

3. 脾切除。脾切除对血红蛋白 H 病和中间型 β- 地中海贫血的疗效好，对重型 β- 地中海贫血的效果差。

七、自身免疫性溶血性贫血

【概述】

自身免疫性溶血性贫血(AIHA)是一组 B 淋巴细胞功能亢进,产生针对自身红细胞的抗体和 / 或补体并吸附于红细胞表面,导致红细胞破坏加速而引起的一种获得性溶血性贫血。AIHA 分为温抗体型:80% 为此型,主要为 IgG,在 37℃时呈现最大活性;冷抗体型:较少,主要为 IgM,在 20℃以下作用活跃。约 20% 病因不明,为特发性。继发因素包括感染(病毒、细菌、支原体感染及疫苗接种)、结缔组织病、肿瘤、药物及免疫缺陷病。

【临床特征】

1. 温抗体型　主要为血管外溶血,若有补体参与可发生血管内溶血。急性型多病前常有病毒感染史,起病急骤,主要表现为发热、苍白、黄疸、肝脾大,可有呕吐、腹痛、血红蛋白尿及肾功能不全;慢性型多为年长儿,呈进行性或间歇性发作溶血,部分合并系统性红斑狼疮、淋巴瘤等。

2. 冷抗体型　与寒冷有关,可有雷诺现象,Rosenbach试验可阳性(将受试者手或足浸入 4℃冰水中观察是否发生血红蛋白尿,若有血红蛋白尿即为阳性);药物性 AIHA 常在应用可诱发 AIHA 的药物(如抗生素、抗癫痫药及镇静药等)后出现。

【治疗原则】

控制感染,去除病因,治疗原发病。

【推荐处方】

处方 1. 泼尼松,1~3mg/(kg·d),口服,3~4 次 /d。

处方 2. 5% 葡萄糖注射液　250ml　｜ 静脉滴注。
　　　　甲泼尼龙　　15~30mg/(kg·d) ｜

处方 3. 硫唑嘌呤,2.5mg/(kg·d),口服,1~2 次/d。

处方 4. 吗替麦考酚酯,30mg/(kg·d),口服,2 次/d。

处方 5. 环孢素,5~8mg/(kg·d),口服,2 次/d。

处方 6. 5% 葡萄糖注射液 | 静脉滴注,1 次/w。

　　　　 375ml/m² | (利妥昔单抗的浓

　　　　 利妥昔单抗　375mg/m² | 度为 1mg/ml)

【注意事项】

1. 一般应避免输血,因输血后极易发生更严重的输血后溶血反应。输血指征为溶血危象、溶血发展迅速、严重贫血(Hct < 12%,Hb < 40g/L)或发生心功能代偿失调、脑缺氧或全身衰竭等危急症状;或应用皮质激素、免疫抑制剂无效。若输血,建议输注洗涤红细胞,在输血前先使用地塞米松;输血速度宜慢,开始的 5ml 于 15~20 分钟内滴入,观察患者反应。

2. 自身抗体亦可干扰血型配型。

3. 脾切除适用于需要大剂量皮质激素才能控制溶血者;或免疫抑制剂无效者;或病情凶险,内科无法控制者。脾切除无效或术后复发者可用上述免疫抑制剂治疗。

4. 冷抗体型多为自限性,注意防寒保暖多可缓解。

5. 利妥昔单抗的初次静脉滴注速度为 50mg/h;60 分钟后,每 30 分钟增加 50mg/h,直至最大速度 400mg/h。每次滴注利妥昔单抗前应预先使用抗组胺药和糖皮质激素。

八、失血性贫血

【概述】

直接由失血引起的贫血称为失血性贫血,临床上按失血的速度分为急性和慢性失血性贫血。影响贫血的临床表现的因素有:①贫血的程度;②贫血的速度;③机体对缺氧的适应和代偿能力;④机体的活动程度;⑤重要脏器的功能情况。病因主要包括外伤、手术、创伤性内脏破裂、各器官病变引起的出血,如支气管扩张、肺结核、肺癌、溃疡病、食管 - 胃底静脉曲张破裂等,以及出、凝血功能障碍性疾病等。

【临床特征】

1. 有明确的急性失血病史和临床表现。

2. 贫血发生于急、慢性失血后。

3. 达到贫血的诊断标准。

4. 已有贫血者短时间内因失血而使血红蛋白下降超过 20g/L。

5. 急性失血停止 2~3 天后贫血不再进一步加重,甚至可自行恢复。

【治疗原则】

针对病因尽快止血,补充血容量抗休克,酌情输血、补充铁剂,纠正酸中毒和电解质平衡,维持循环稳定。

【推荐处方】

1. 止血 针对出血的病因快速、有效止血,如伤口包扎、骨折固定、手术止血。

处方 1. 5% 葡萄糖注射液　200ml ｜ 静脉滴注。
　　　　垂体后叶素　10U

处方 2. 注射用血凝酶,0.5U,静脉注射;和 / 或注射用血凝酶,0.5U,肌内注射。

处方 3. 5% 葡萄糖注射液　50ml ｜ 静脉滴注,
　　　　维生素 C　100~300mg ｜ 1 次 /d。

处方 4. 5% 葡萄糖注射液　50ml ｜ 静脉滴注,1 或
　　　　酚磺乙胺　0.25~0.5g ｜ 2 次 /d。

处方 5. 5% 葡萄糖注射液　20ml ｜ 缓慢静脉注射,
　　　　氨甲苯酸注射液　100mg ｜ 1 次 /d。

2. 后期改善贫血

处方 1. 蛋白琥珀酸铁(每支 15ml,含蛋白琥珀酸铁

800mg,相当于元素铁40mg),1~1.5ml/(kg·d),口服,2~3次/d。

处方2. 富马酸亚铁(含元素铁33%),5~10mg/(kg·d),口服,3次/d。

处方3. 枸橼酸铁铵糖浆(2g/100ml,含元素铁约15%),1~2ml/(kg·d),口服,2~3次/d。

处方4. 葡萄糖酸亚铁糖浆(10ml含0.3g,相当于元素铁35mg),4~6ml,口服,婴儿2~3次/d。

【注意事项】

1. 血红蛋白< 70g/L,补液应与输血同时进行。

2. 存在活动性出血的患者应控制输液总量(允许性低血压),并注意提高胶体渗透压,输注液体的温度不能太低,注意电解质、酸碱平衡。

3. 严重失血性休克伴低温的患者应及时复温,维持体温正常。

(贺湘玲)

第二节　中性粒细胞减少症

【概述】

中性粒细胞减少症指外周血中的中性粒细胞(ANC)绝对值低于正常值,即ANC新生儿出生后2周~1岁< 1.0×10^9/L,> 1岁< 1.5×10^9/L;当ANC < 0.5×10^9/L时称为粒细胞缺乏症。引起中性粒细胞减少的机制主要包括粒细胞生成减少、无效增殖(骨髓粒细胞向外周血转运障碍)、破坏过多及假性粒细胞减少(边缘池扣留增加)。中性粒细胞减少症分为先天遗传性和后天获得性。儿童常见急性暂时性中性粒细胞减少。

【临床特征】

1. 除原发感染的表现外,主要症状是细菌的易感性。

严重中性粒细胞减少患者最常见的是化脓性感染,如皮肤蜂窝织炎、浅表或深部皮肤脓肿、疖病、肺炎和败血症。口腔炎、牙龈炎、牙周组织炎常为慢性炎症。

2. 后天获得性中性粒细胞减少伴发的感染程度较先天遗传性中性粒细胞减少症轻。

3. 血象呈白细胞、中性粒细胞减少,单核细胞、嗜酸性粒细胞可增多。

【治疗原则】

去除病因,防治感染,适当使用升白细胞药。由感染引起者应控制感染,有高热或严重感染者宜早期应用足量的广谱杀菌抗生素;由药物引起者停用该药物;由放射性所致者停止接触。

【推荐处方】

处方 1. 利可君,10~20mg,口服,3 次 /d。

处方 2. 维生素 B_4 片,5~10mg,口服,2 次 /d。

处方 3. 鲨肝醇,1~2mg/kg,口服,3 次 /d。

处方 4. 重组人粒细胞集落刺激因子,2~10μg/(kg・d),皮下注射,1 次 /d,可酌情连用 7~10 天。

【注意事项】

1. 儿童中性粒细胞减少症寻找病因最关键。

2. 中性粒细胞减少症患儿应在专业的儿童血液中心进行全面诊断和监测随访。

3. 准确评估感染的严重程度,及时启动抗感染治疗。

4. 重组人粒细胞集落刺激因子(G-CSF)可有效阻止感染和减轻症状,但对于疑诊骨髓病性粒细胞减少症的患者应该慎用。

（贺湘玲）

第三节   急性白血病

一、急性淋巴细胞白血病

【概述】

急性淋巴细胞白血病是最常见的儿童肿瘤性疾病,是指 T 或 B 淋巴祖细胞发生克隆性异常增殖所致的恶性疾病。

【临床特征】

1. 起病多较急,发热常为首见症状,热型不定。

2. 贫血为进行性加重,常见乏力、苍白、气促等。

3. 出血为常见的早期症状,有皮肤出血点或瘀斑、口腔黏膜出血及鼻出血,也可有消化道出血及尿血,严重者可有颅内出血。

4. 白血病细胞浸润的表现包括①肝脾大、淋巴结肿大;②皮肤可有结节、肿块及斑丘疹等;③关节痛、胸骨压痛;④中枢神经系统白血病:早期脑脊液中发现白血病细胞,晚期有脑神经麻痹、偏瘫、脑炎、脑膜炎、脊髓炎或末梢神经炎等症状;⑤睾丸肿大可单侧或双侧,局部肿硬,多见于急性淋巴细胞白血病缓解期;⑥其他如腮腺肿大、视网膜出血、眼底水肿等白血病细胞浸润的症状。

5. 根据骨髓细胞形态学确诊,同时完善免疫分型、融合基因及染色体核型分析等 MICM 分型检测。

【治疗原则】

按型选方案,采用强化化疗方案:联合、足量、间歇。程序:前期化疗包括诱导缓解、巩固治疗、早期强化(再诱导治疗),其方案特点为多药联合、大剂量联合治疗,历时8~10 个月。后期维持治疗方案的特点为化疗强度较弱、疗程长,治疗的总疗程为 2~2.5 年。

【推荐处方】

处方 1. 诱导缓解(VDLD 方案)

(1) 泼尼松,60mg/(m² · d),口服,3 次 /d,d1~7。

(2) 地塞米松,6mg/(m² · d),口服,2~3 次 /d,d8~28;d29 开始逐渐减量,每 3 天减半 ×3 次,清晨顿服,9 天减完。

(3) 培门冬酶,2 500U/m²,肌内注射,d9、23,即间隔 2 周,共 2 次。

(4) 长春新碱,1.5mg/m²,最大剂量为 2mg,静脉注射,1 次 /d,d8、15、22、29。

(5) 柔红霉素,30mg/m²,静脉滴注,1 次 /d,d8、15。

处方 2. 强化治疗(CAM 方案)

(1) 环磷酰胺,1 000mg/m²,静脉滴注,1 次 /d,d36。

(2) 阿糖胞苷,100mg/(m² · d),静脉滴注,1 次 /d,d38~41、d45~48。

(3) 巯嘌呤,60mg/(m² · d),口服,每晚空腹顿服,d36~49,共 14 天。

处方 3. 巩固治疗(HD-MTX 方案)

(1) 甲氨蝶呤,3~5g/(m² · d),静脉滴注,1 次 /2w,共 4 轮。

(2) 巯嘌呤,25mg/(m² · d),口服,每晚 1 次,共 56 天。

处方 4. 延迟强化(VDLD+CAM)

(1) 地塞米松,6~8mg/(m² · d),口服,2~3 次 /d,d1~7、d15~21。

(2) 培门冬酶,2 500U/m²,肌内注射,1 次 /d,d4。

(3) 长春新碱,1.5mg/m²,最大剂量为 2mg,静脉注射,1 次 /d,d1、8、15。

(4) 柔红霉素,25mg/m²,静脉滴注,1 次 /d,d1、8、15。

(5) 环磷酰胺,1 000mg/m²,静脉滴注,1 次 /d,d28。

(6) 阿糖胞苷,100mg/(m² · d),静脉滴注,1 次 /d,d30~33、d37~40。

（7）巯嘌呤，60mg/（m² · d），口服，每晚空腹顿服，d28~41，共 14 天。

处方 5. 维持化疗

（1）巯嘌呤，50mg/（m² · d），口服，每晚睡前同一时间空腹服用。

（2）甲氨蝶呤，20mg/（m² · d），口服，1 次 /w。

（3）长春新碱，1.5mg/m²，最大剂量为 2mg，静脉注射，1 轮 /8w。

（4）地塞米松，6mg/（m² · d），口服，3 次 /d，连用 5 天，1 轮 /8w（与长春新碱同时服用）。

处方 6. 三联鞘内注药（见表 7-1）

表 7-1　三联鞘内注药剂量表

年龄 / 月	甲氨蝶呤 /mg	阿糖胞苷 /mg	地塞米松 /mg
＜ 12	5	12	2
12~23	7.5	15	2
＞ 23~ ＜ 36	10	25	5
≥ 36	12.5	30	5

【注意事项】

1. 长期大量使用激素治疗可引起药源性皮质醇增多症、水肿、高血压、低血钾、精神异常、抵抗力降低、糖代谢异常、骨质疏松和肾上腺萎缩等，注意补钙等支持治疗。

2. 培门冬酶可引起食欲减退、恶心、呕吐、腹泻等反应，有的患者有头痛、头晕、嗜睡、精神错乱等。还可引起过敏反应、低蛋白质血症、凝血功能障碍、高血糖、氮质血症、肝功能损伤、骨髓抑制，少数患者可发生胰腺炎。

3. 长春新碱具有神经系统毒性，主要引起外周神经症状，如手指、神经毒性等，与累积剂量有关，包括足趾麻木、腱反射迟钝或消失、外周神经炎。腹痛、便秘,麻痹性肠梗阻偶见。运动神经、感觉神经和脑神经也可受到破坏,并产生相应症状。有局部组织刺激作用,药液不能外漏,否则可引起局部坏死。

4. 柔红霉素的骨髓抑制作用较严重。可引起心肌损害、心电图异常、心律失常,严重者可有心力衰竭。可有恶心、呕吐、腹痛、口腔溃疡。漏出血管外时可致局部组织坏死。

5. 环磷酰胺可引起骨髓抑制、脱发、消化道反应、口腔炎、膀胱炎,大剂量可引起心肌损伤及肾毒性。

6. 阿糖胞苷可引起骨髓抑制,可发生口腔炎、食管炎、肝功能异常、发热反应及血栓性静脉炎。阿糖胞苷综合征多出现于用药后的 6~12 小时,有骨痛或肌痛、咽痛、发热、全身不适、皮疹、眼睛发红等表现。

7. 巯嘌呤可引起食欲减退、恶心、呕吐、腹泻、口腔炎、口腔溃疡、骨髓抑制。少数患者有肝肾功能损害,可出现黄疸。

8. 甲氨蝶呤可引起口腔炎、口唇溃疡、咽炎、恶心、呕吐、胃炎及腹泻、骨髓抑制、肝肾功能损害等。

9. 每个化疗药物都有详细的配置方法、输注速度,大剂量的 MTX、CTX 有解救药物。

具体方案细则详见《儿童急性淋巴细胞白血病诊疗规范(2018 版)》。

二、急性非淋巴细胞白血病

【概述】

急性非淋巴细胞白血病(ANLL)又名急性髓细胞白血病(AML),是髓细胞在发育过程中的不同阶段的造血干细胞恶变而来的一组疾病,其起源分别来自粒细胞系、单核细胞系、红细胞系或巨核细胞系,占急性白血病的 1/3。

【临床特征】

1. 起病较急,病程基本在 3 个月以内。

2. 正细胞正色素性贫血,表现为面色苍白、乏力、头晕和食欲缺乏;粒细胞减少表现为发热、感染;血小板减少出现皮肤瘀点、瘀斑,鼻出血和牙龈出血。

3. 白血病细胞浸润脏器,常有骨痛、肝脾大、腹胀、牙龈增生、睾丸肿大或视觉障碍(视网膜浸润)。有中枢神经系统白血病(CNSL)时可出现面神经瘫痪。M3 型常合并严重出血和 DIC。M4 和 M5 型多发生于小婴儿,伴有高白细胞、皮肤浸润及 CNSL。

4. 根据骨髓细胞形态学确诊,同时完善免疫分型、融合基因及染色体核型分析等 MICM 分型检测。

【治疗原则】

AML(除外急性早幼粒细胞白血病)的治疗原则是有效药物联合强化化疗及造血干细胞移植。化疗原则是多药联合和多疗程治疗,化疗强度及方案根据临床危险度分组而定。诱导缓解治疗后给予强化治疗(或称巩固治疗)。中枢神经系统治疗开始于临床早期。对高危组 AML 异基因造血干细胞移植是提高长期无病生存率的较好选择。

【推荐处方】

处方 1. 诱导缓解(DEA 方案 3+7+5,也可 3+10+5)

(1)柔红霉素,30~50mg/($m^2 \cdot d$),静脉滴注,1 次 /d,d1~3。

(2)阿糖胞苷,100~150mg/($m^2 \cdot d$),静脉滴注,1 次 /d,d1~7。

(3)依托泊苷,100~150mg/($m^2 \cdot d$),静脉滴注,1 次 /d,d1~5。

处方 2. 诱导缓解(HAE 方案)

(1)高三尖杉酯碱,3mg/($m^2 \cdot d$),静脉滴注,1 次 /d,d1~5。

(2)阿糖胞苷,150~200mg/(m² · d),静脉滴注,1 次 /d, d1~7。

(3)依托泊苷,100~150mg/(m² · d),静脉滴注,1 次 /d, d1~5。

处方 3. 巩固治疗(HHA 方案)

(1)高三尖杉酯碱,3mg/(m² · d),静脉滴注,1 次 /d, d1~7。

(2)阿糖胞苷,2g/m²,静脉滴注,1 次 /12h,d1~3,共 6 次。

处方 4. 巩固治疗(MidAC 方案)

(1)米托蒽醌,10mg/m²,静脉滴注,1 次 /d,d1~5,共 5 次。

(2)阿糖胞苷,1g/m²,静脉滴注,1 次 /12h,d1~3,共 6 次。

处方 5. 急性早幼粒细胞白血病诱导方案

(1)全反式维 A 酸,25~30mg/(m² · d),口服,2~3 次 /d, d1~28,直到获得骨髓细胞形态学完全缓解,最多用至 56 天。

(2)三氧化二砷,0.16mg/(kg · d),静脉滴注,1 次 /d, 至少 28 天,直到获得骨髓细胞形态学完全缓解,最多用至 56 天。

处方 6. 急性早幼粒细胞白血病巩固方案

(1)全反式维 A 酸,25~30mg/(m² · d),口服,2~3 次 /d。

(2)复方黄黛片,60mg/(kg · d),口服,3 次 /d。

处方 7. 三联鞘内注药(见表 7-2)

表 7-2 三联鞘内注药剂量表

年龄 / 月	甲氨蝶呤 /mg	阿糖胞苷 /mg	地塞米松 /mg
< 12	5	12	2
12~23	7.5	15	2
> 23~ < 36	10	25	5
≥ 36	12.5	30	5

【注意事项】

1. AML 的化疗强度大，及时预防和治疗粒细胞缺乏引起的感染至关重要。有条件者入住层流病房、层流床或单间，ANC < 0.5×10^9/L 时开始预防性抗感染治疗。

2. 当体温 ≥ 38.3℃或 ≥ 38.0℃ 1 小时，按照中性粒细胞缺乏伴发热处理，留取标本行病原学培养及药敏试验，同时使用强效广谱抗生素。

3. 诱导治疗期间不推荐预防性应用粒细胞集落刺激因子(G-CSF)或粒细胞 - 巨噬细胞集落刺激因子(GM-CSF)。

4. 肺孢子菌病的预防。所有患儿均需服用复方磺胺甲噁唑，剂量为 25mg/(kg·d)，2 次 /d，每周连用 3 天。

5. 急性早幼粒细胞白血病起病凶险，一旦骨髓细胞形态学检查拟诊，不应等待细胞遗传学 / 分子生物学检测结果，而应尽快开始全反式维 A 酸诱导分化治疗。

6. 急性早幼粒细胞白血病的早期并发症主要为凝血功能障碍和诱导综合征，积极有效的防治至关重要。每个化疗药物都有详细的配置方法、输注速度。具体方案细则详见《儿童急性早幼粒细胞白血病诊疗规范(2018 年版)》。

（贺湘玲）

第四节　其他血液系统恶性肿瘤

一、霍奇金淋巴瘤

【概述】

霍奇金淋巴瘤(HL)即霍奇金病，病因及发病机制尚未完全明确，因起源于免疫系统的构成细胞，因此病因常与机体免疫功能异常相关。霍奇金淋巴瘤患者 80%~90%

存在 EB 病毒感染,病理检查 60%~70% 的患者 EB 病毒编码的 RNA(EBER)阳性。

【临床特征】

1. 以慢性进行性、无痛的淋巴结肿大为主要表现。

2. 原发瘤多呈离心性分布。

3. 通常临床进展相对缓慢,病程较长。

4. 部分患者可以出现反复发热(体温 38℃)、消瘦(体重减少 10% 以上)、盗汗,通常称为 B 症状。

【治疗原则】

根据临床分期、病理类型、淋巴结受累数、有无巨大肿块、肺门浸润和有无临床症状等进行临床分组,分层治疗,采用联合化疗 + 侵犯视野放疗的治疗策略。手术主要用于诊断及腹部肿物和其他部位巨大肿物的切除。

【推荐处方】

处方 1.A 方案(COMP/ABV)

(1)环磷酰胺,1 000mg/m²,静脉滴注,1 次 /d,d1。

(2)长春新碱,1.4mg/m²,静脉注射,1 次 /d,d1。

(3)甲氨蝶呤,30mg/m²,静脉注射或口服,1 次 /d,d1。

(4)泼尼松,60mg/(m²·d),口服,3 次 /d,d1~7。

(5)多柔比星,35mg/m²,静脉滴注 2 小时,1 次 /d,d8。

(6)平阳霉素,10mg/m²,静脉注射 10 分钟,1 次 /d,d8。

或博来霉素,10mg/m²,静脉注射,首次剂量分 2 次用,先 1~2mg,观察有无过敏反应,余量 4 小时后用,d8。

(7)长春地辛,3mg/m²,静脉注射,1 次 /d,d8。

处方 2.B 方案

(1)异环磷酰胺,1 200mg/m²,静脉滴注 2 小时,1 次 /d,d1~5。

(2)美司钠,300mg/m²,静脉注射,3 次(0、2 和 5 小时)/d,d1~5。

(3) 依托泊苷,60mg/m^2,静脉滴注 > 2 小时,1 次 /d,d1~3。

(4) 甲氨蝶呤,300mg/m^2,静脉滴注 3 小时,1 次 /d,d1。

(5) 长春新碱 1.5mg/m^2,静脉注射,1 次 /d,d8。

(6) 泼尼松 60mg/(m^2·d),口服,3 次 /d,d1~7。

【注意事项】

1. 针对不同分期和不同危险因素采用不同强度的分层治疗。

A、B 分别代表 A 方案、B 方案。(见表 7-3)

表 7-3　分组及治疗计划

R1:Ⅰ$_A$、Ⅱ$_A$(≤ 2 个淋巴结区受累,无巨大肿块,无肺门浸润)

R2:其他 Ⅰ、Ⅱ 及 Ⅲ$_A$ 期

R3:Ⅲ$_B$、Ⅳ期

评估		↓1		↓2		↓3		↓4
R1	A	A	A	A				
R2	A	A	A	A	A	A		
R3	A	B	A	B	A	B	A	B

注:年龄 > 5 岁伴巨大肿瘤或评估 1 为非 CR(CT 提示残留病灶 > 1.5cm),化疗结束时放疗。年龄 ≤ 5 则在停药时仍有残留者考虑放疗。R3 组评估 1 为 CR 者 6 个疗程,未 CR 者至 8 个疗程。

2. 长春新碱的最大剂量不超过 2mg,长春地辛不超过 4mg。

3. 每个化疗方案的疗程为 21 天。

二、非霍奇金淋巴瘤

【概述】

非霍奇金淋巴瘤(NHL)即非霍奇金病,起源于增殖分化过程中的淋巴细胞,不同成熟阶段的淋巴细胞恶性转化后形成不同亚型的肿瘤,可出现不同的生物学特征、病理变化及临床表现。多为高度恶性,极少数为中、低度恶性。儿童非霍奇金淋巴瘤主要包括伯基特淋巴瘤(BL)、弥漫大B细胞淋巴瘤(DLBCL)、淋巴母细胞淋巴瘤(LBL)和ALK阳性的间变性大细胞淋巴瘤(ALCL)4种亚型。

【临床特征】

主要表现为无痛性、进行性淋巴结肿大,其临床表现除肿大的淋巴结外,还有肿物引起的压迫症状和肿瘤转移到各个脏器引起的相应表现。原发于结外淋巴组织的淋巴瘤可表现为皮肤结节和皮疹、肺间质改变、骨破坏等。

【治疗原则】

根据病理类型、临床分期、危险分层制订不同的方案进行治疗。非霍奇金淋巴瘤的治疗主要采用化疗,手术主要用于诊断性活检及腹部肿物和其他部位巨大肿物的切除,不推荐常规放疗。存在中枢浸润、脊髓肿瘤压迫症、化疗后局部残留病灶、需姑息性治疗等特殊情况时,根据临床情况由临床医师决定是否放疗。高危及复发患者可考虑生物治疗及骨髓移植。

【推荐处方】

处方 1. 成熟 B 淋巴细胞型 NHL 方案

(1) COP 引导方案

1) 环磷酰胺,300mg/m^2,静脉滴注,1 次 /d,d1。

2) 长春新碱,1.5mg/m^2,最大剂量为 2mg,静脉注射,

1 次/d,d1。

3)泼尼松,45mg/(m² · d),口服,2 次/d,d1~7。

(2)A 方案

1)环磷酰胺,800mg/m²,静脉滴注,1 次/d,d1。

2)环磷酰胺,200mg/m²,静脉滴注,1 次/d,d2~4。

3)长春新碱,1.5mg/m²,最大剂量为 2mg,静脉注射,1 次/d,d1。

4)多柔比星,20mg/m²,静脉滴注,1 次/d,d2~3。

5)阿糖胞苷,1 000mg/m²,静脉滴注,1 次/12h,共 4 次。

6)泼尼松,60mg/m²,口服,2 次/d,d1~7。

(3)B 方案:

1)异环磷酰胺,1 200mg/m²,静脉滴注,1 次/d,2 小时输完,d1~5。

2)美司钠,400mg/m²,静脉注射,3 次(0、4 和 8 小时)/d,d1~5。在输注异环磷酰胺的同期,另开通路进行美司钠注射。

3)依托泊苷,60mg/m²,静脉滴注,1 次/d,d3~5。

4)甲氨蝶呤,500mg/m²,静脉滴注>4 小时,1 次/d,d1。

5)长春新碱,1.5mg/m²,最大剂量为 2mg,静脉注射,1 次/d,d1、8。

6)泼尼松,60mg/(m² · d),口服,2 次/d,d1~7。

(4)AA 方案(R4 组加利妥昔单抗)

1)环磷酰胺,800mg/m²,静脉滴注,1 次/d,d1。

2)环磷酰胺,200mg/m²,静脉滴注,1 次/d,d2~4。

3)长春地辛,3mg/m²,最大剂量为 5mg,静脉注射,1 次/d,d1。

4)多柔比星,20mg/m²,静脉滴注,1 次/d,d2~3。

5)阿糖胞苷,2 000mg/m²,静脉滴注,1 次/12h,共 4 次。

6)泼尼松,60mg/m²,口服,2 次/d,d1~7。

7)利妥昔单抗(rituximab),375mg/m²,1 次/d,化疗前 1 天。

(5)BB 方案(R4 组加利妥昔单抗)

1)异环磷酰胺,1 200mg/m²,静脉滴注,1 次/d,2 小时输完,d1~5。

2) 美司钠,400mg/m²,静脉注射,3 次(0、4 和 8 小时)/d,d1~5。在输注异环磷酰胺的同期,另开通路进行美司钠注射。

3) 依托泊苷,100mg/m²,静脉滴注,1 次/d,d3~5。

4) 甲氨蝶呤,5 000mg/m²,静脉注射 24 小时,d1。

5) 长春地辛,3mg/m²,最大剂量为 5mg,静脉注射,1 次/d,d1。

6) 泼尼松,60mg/(m²·d),口服,2 次/d,d1~7。

7) 利妥昔单抗(rituximab),375mg/m²,1 次/d,化疗前 1 天。

处方 2. 淋巴母细胞淋巴瘤(LBL)方案(低危方案)

(1)诱导缓解方案(VDLP+CAM)

1) VDLP

①地塞米松,6mg/m²,口服,2~3 次/d,d1~21。第 22 天开始减量,每 3 天减半,9 天减停。

②多柔比星,30mg/m²,静脉滴注,1 次/d,d1、8、15、22。

③长春新碱,1.5mg/m²,最大剂量为 2mg,静脉注射,1 次/d,d1、8、15、22。

④培门冬酶,2 500IU/m²,最大 3 750IU,肌内注射,1 次/d,d2、16。

2) CAM

①环磷酰胺,1 000mg/m²,静脉滴注,1 次/d,d1(美司钠解救)。

②阿糖胞苷,75mg/m²,静脉滴注,1 次/d,d2~5,d9~12。

③巯嘌呤,60mg/m²,口服,睡前空腹服用 1 次,d1~12。

(2)巩固方案 M

HD-MTX-CF:

1) 甲 氨 蝶 呤(MTX),2 000~5 000mg/m²,静 脉 滴 注 24 小时,36 小时后用亚叶酸(CF)解救,d8、22、36、50。

2) 巯嘌呤,60mg/m²,口服,睡前空腹服用 1 次,d1~56。

3) 鞘内注射:甲氨蝶呤(MTX)+ 地塞米松(DXM)+ 阿

糖胞苷（Ara-C），d8、22、36、50。

（3）维持方案

1）巯基嘌呤，50mg/($m^2 \cdot d$)，口服，睡前空腹服用 1 次。

2）甲氨蝶呤，20mg/m^2，口服，1 次 /w。

【注意事项】

1. 针对不同分期和不同危险因素采用不同强度的分层治疗。

2. 对肿瘤负荷大、LDH 高、尿酸高的患者，需加强水化、利尿和别嘌醇治疗，必要时血透。有条件则应用拉布立酶预防和治疗肿瘤崩解。拉布立酶预防和治疗肿瘤崩解期间需要水化和利尿，不需要碱化。高危肿瘤崩解患者可在重症监护室严密监护下进行化疗，及时有效地处理肿瘤崩解，必要时血液透析。

3. 临床分期采用修订国际儿童 NHL 分期系统。

4. 需要进行甲氨蝶呤、阿糖胞苷、地塞米松三联鞘内注射治疗和预防中枢神经系统转移。

5. 疗效评估参考国际儿童非霍奇金淋巴瘤疗效评价标准。

6. 治疗结束定期随访，包括影像学、骨髓、免疫功能、心电图、血常规和生化等。

7. 每个化疗药物都有详细的配制方法、输注速度，详细方案请参考相关指南。

三、朗格汉斯细胞组织细胞增生症

【概述】

朗格汉斯细胞组织细胞增生症（LCH）是一种少见的以单核吞噬细胞系统的树突细胞增殖为特点的疾病。临床表现多样，从单一的骨破坏至多脏器受累，疾病发展过程常常难以预测，可表现为自发性消退、数年慢性反复发作或者迅速恶化导致死亡。

【临床特征】

临床表现多样化且错综复杂。

1. 以婴幼儿时期多见,起病可急骤亦可缓慢;年龄越小,越易发生多系统受累,因而病情越重。

2. 骨骼是 LCH 最常见侵犯的部位。以扁平骨受累较多见,可为单一性或多发性骨损害。颅骨病变开始多为头皮肿物,眶骨破坏可致眼球突出或眼睑下垂,下颌骨破坏导致齿槽肿胀、牙齿脱落,脊柱的严重骨损害可导致压缩性骨折。

3. 皮疹为常见症状,主要分布于躯干、头皮和耳后,起病时为淡红色斑丘疹或湿疹样、皮脂溢出样等,可结痂、脱屑、有色素脱失的白斑或色素沉着。各期皮疹可同时存在,常成批出现,此起彼伏。

4. 外耳道溢脓多呈慢性反复发作,对抗生素不敏感。

5. 肝脾明显肿大、肝功异常和黄疸,可合并硬化性胆管炎,晚期可出现肝硬化、门静脉高压。

6. 肺部浸润多见于婴幼儿,合并呼吸道感染时症状急剧加重,可发生肺气肿,甚至出现肺囊肿、气胸或皮下气肿,导致呼吸衰竭。

7. 血液系统受累可表现为血常规两系或两系以上减低。

8. 中枢神经系统侵犯约占 15%,最常见的受累部位是垂体,特别是在合并颅面骨骨质破坏的患者,患儿可出现中枢性尿崩症、生长障碍等内分泌系统症状。

【治疗原则】

按照不同的危险度分组及治疗反应进行分层治疗。主要的一线治疗方案主要包括泼尼松和长春碱(或长春新碱),治疗过程中反应欠佳或病情复发的患儿进入二线治疗或补救治疗组,化疗方案主要包括克拉屈滨和阿糖胞苷等。通过化疗不能控制病情进展或复发的患儿可进行分子靶向治疗或造血干细胞移植。

【推荐处方】

处方 1.(初始治疗)

(1)泼尼松,40mg/(m^2·d),口服,3 次 /d,连用 4 周;第 5 周 20mg/(m^2·d),第 6 周 10mg/(m^2·d)。

(2)长春碱,6mg/m^2(或长春新碱 1.5mg/m^2),静脉注射,1 次 /w,连用 6 次。

处方 2.(持续治疗至 52 周)

(1)泼尼松,40mg/(m^2·d),口服,3 次 /d,每周用 d1~5,1 轮 /3w。

(2)长春碱,6mg/m^2(或长春新碱 1.5mg/m^2),静脉注射,1 次 /3w。

(3)巯嘌呤,50mg/(m^2·d),口服,睡前空腹服用 1 次,直至持续治疗 52 周结束。

【注意事项】

1. 治疗前应该对患者进行全面的临床评估,包括病史、体格检查、实验室及影像学检查、器官受累情况。

2. 根据患者的具体情况进行疾病分层、分组治疗,分为单系统 LCH(SS-LCH)、多系统 LCH(MS-LCH);明确伴或不伴有"危险器官"受累,有无中枢神经系统、多灶性骨损害等特殊部位损害。

3. 定期进行治疗反应评估。

4. 治疗调整。婴儿或体重 < 10kg 时,药物剂量应该根据体表面积和年龄调整:< 6 个月 50% 的剂量,6~12 个月 75% 的剂量,> 12 个月 100% 的剂量。

5. 支持治疗包括肺孢子菌病的预防、输血及输注血小板、集落生长因子的使用等。

四、噬血细胞性淋巴组织细胞增生症

【概要】

噬血细胞性淋巴组织细胞增生症又称噬血细胞综合征(HLH),是一类免疫调节异常综合征,通常与穿孔素依赖的细胞毒功能缺陷有关,儿童和婴儿期高发。噬血细胞综合征的临床特点包括极度的炎症反应、肝脏损害和中枢神经系统异常,病情严重,进展迅速,可危及生命。

【临床特征】

1. 发热　不明原因的发热,体温常＞38.5℃,热型波动而持续,无特异性。

2. 出血　通常比较严重,可表现为皮肤和黏膜出血点、瘀斑,鼻出血,穿刺部位血肿或渗血,消化道出血,血尿,甚至中枢神经系统出血。

3. 贫血　通常为中至重度贫血,正细胞正色素性。

4. 肝脾大及淋巴结肿大　肝脾明显肿大,且呈进行性,可出现黄疸、腹水等。

5. 皮疹　表现多样化,包括全身斑丘疹、红疹、红皮病、水肿、脂膜炎、麻疹样红斑、瘀斑和紫癜等。

6. 神经系统症状　包括发作的假性脑膜炎、意识下降、脑神经麻痹、精神运动性阻抑、共济失调、易激惹或肌张力下降等。

【治疗原则】

临床疑诊噬血细胞综合征,需尽快在最短的时间内(24~48小时内)完成所有确诊检查及相关病因学检查,一旦符合诊断标准,或高度怀疑HLH而未完全达到诊断标准,但病情进展迅速者,应立即开始治疗。

【推荐处方】

处方 1.（HLH-2004 方案初始治疗）

(1) 5% 葡萄糖注射液　50ml 　　地塞米松　10mg/m²	静脉滴注,2 次 /d,连用 14 天。第 3 周开始减半量,连续 2 周;以后每隔 2 周减半量至第 8 周减停。
(2) 0.9% 氯化钠注射液　200~400ml 　　依托泊苷（VP-16）　150mg/m²	静脉滴注,2 次 /w。第 1 和第 2 周 2 次 /w,第 3 周开始 1 次 /w,共 8 周。

（3）环孢素（CSA）,开始 6mg/（m²·d）,口服,2 次 /d,直至初始治疗结束。

环孢素需要定期监测血药浓度调整剂量,维持血药谷浓度在 200ng/ml 左右。

处方 2.（HLH-2004 方案维持治疗）

（1）地塞米松,10mg/（m²·d）,口服,2 次 /d;第 10 周开始,隔周连用 3 天。

(2) 0.9% 氯化钠注射液　200~400ml 　　依托泊苷（VP-16）　150mg/m²	静脉滴注,1 次 /2w,第 9 周开始。

（3）环孢素（CSA）,开始 6mg/（m²·d）,口服,2 次 /d,维持血药谷浓度在 200ng/ml 左右,根据血药浓度调整剂量。

以上治疗持续至 40 周或者至患者行造血干细胞移植。

【注意事项】

1. HLH 病情复杂、疾病轻重差别较大,治疗需要个体化。目前国际上常用的治疗 HLH 的化疗方案是 HLH-2004 方案,但并非所有人均应按照方案使用所有化疗药物或完成所有疗程,在治疗过程中密切观察患儿的病情变化,及时评估化疗结果,根据患儿的临床表现和评估结果调整治疗方案。

2. HLH 病情危重,加强对症支持治疗,及时合理地处理出血、感染和多脏器功能衰竭等并发症是降低死亡率的关键。治疗过程中要密切监测血常规、凝血功能、肝肾功能、电解质,出血倾向重或凝血功能明显异常者除常规应用止血药外,还应积极补充凝血因子、新鲜冷冻血浆和血小板,必要时输注红细胞。加强脏器功能保护,预防真菌、肺孢子菌等机会性感染,必要时可输注丙种球蛋白加强支持和抗感染治疗。

(贺湘玲)

第五节 出血性疾病

一、特发性血小板减少性紫癜

【概述】

国际 ITP 工作组于 2007 年将特发性血小板减少性紫癜(ITP)更名为免疫性血小板减少症,但因 ITP 这一缩写的长期和广泛应用及在文献研究中的重要实用意义而被保留。ITP 是一种儿童常见的获得性自身免疫性出血性疾病,以短暂或持续存在的血小板减少为主要特点,出血风险随血小板数量减少程度而加剧。原发性 ITP 强调自发性免疫紊乱所致的独立性血小板减少,缺乏其他诱因及异常情况,为排他性诊断。

【临床特征】

部分儿童发病与病毒感染或免疫接种有关,多数患儿在发病前 2~3 周左右有明确的病毒感染史。多数患儿呈急性起病,呈自限性,预后良好。

1. 新诊断的 ITP

(1)外周血至少 2 次仅血小板计数 < 100×10^9/L,骨髓巨核细胞增多或正常伴成熟障碍,有或无出血表现。

(2) 诊断 3 个月以内。

2. 持续性 ITP

(1) 外周血至少 2 次仅血小板计数 < 100×10^9/L，骨髓巨核细胞增多或正常伴成熟障碍，有或无出血表现。

(2) 诊断 3~12 个月，包括未达到自然缓解或停药不能维持完全缓解者。

3. 慢性 ITP

(1) 外周血至少 2 次仅血小板计数 < 100×10^9/L，骨髓巨核细胞增多或正常伴成熟障碍，有或无出血表现。

(2) 血小板减少持续超过 12 个月的患者。

4. 重型 ITP

(1) 外周血血小板计数 < 10×10^9/L。

(2) 就诊时存在需要治疗的出血症状，或在常规治疗中发生新的出血症状需加用其他升高血小板的药物或增加现有治疗药物的剂量。

5. 难治性 ITP

(1) 脾切除后无效或复发。

(2) 仍需要治疗以降低出血风险。

(3) 除外其他引起血小板减少症的原因，确诊为原发性ITP。

【治疗原则】

治疗的主要目的是将血小板计数提高到一个安全的范围内，国际儿童 ITP 研究组建议没有出血症状的患儿无论血小板水平如何，都不需治疗，除非要求治疗。中华医学会制定的《儿童原发性免疫性血小板减少症诊疗建议》推荐血小板计数 < 20×10^9/L 或伴出血症状时予药物治疗。

1. 紧急治疗

处方 1. (1) 5% 葡萄糖注射液　　　　　静脉滴注，1 次/d，
　　　　　100~200ml　　　　　　连用 3 天。(总量
　　　甲泼尼龙　15~30mg/(kg·d)　不超过 1g)

后改为泼尼松 1~2mg/(kg·d)，口服，3 次 /d。当血小板计数 ≥ 100×10⁹/L 后稳定 1~2 周，逐渐减量直至停药。

（2）静脉用人免疫球蛋白，1.0g/(kg·d)，静脉滴注，1 次 /d，连用 2 天。

（3）必要时输注血小板。

处方 2.（1）5% 葡萄糖注射液　50~100ml　｜　静脉滴注，
　　　　地塞米松　　1.5~2mg/(kg·d)　｜　1 次 /d，连
　　　　　　　　　　　　　　　　　　　　｜　用 4 天。

后改为泼尼松 1~2mg/(kg·d)，口服，3 次 /d。当血小板计数 ≥ 100×10⁹/L 后稳定 1~2 周，逐渐减量直至停药。

（2）静脉用人免疫球蛋白，1.0g/(kg·d)，静脉滴注，1 次 /d，连用 2 天。

（3）必要时输注血小板。

2. 一线治疗

处方 1. 泼尼松，1.5~2.0mg/(kg·d)，口服，3 次 /d。当血小板计数 ≥ 100×10⁹/L 后稳定 1~2 周，逐渐减量直至停药。如 4 周无效应立即减停。

处方 2. 地塞米松，1.5~2mg/(kg·d)，静脉滴注（具体见紧急治疗的处方 2）或口服，1 次 /d，连用 4 天；每 4 周为 1 个疗程，连用 2~5 个疗程。

处方 3. 静脉用人免疫球蛋白，400mg/(kg·d)，静脉滴注，1 次 /d，连用 3~5 天。

处方 4. 静脉用人免疫球蛋白，0.8~1.0g/(kg·d)，静脉滴注，1 次 /d，连用 1~2 天。

处方 5. 抗 D 人免疫球蛋白，50~75μg/(kg·d)，静脉滴注，1 次 /d，连用 1~3 天。

3. 二线治疗

处方 1. 5% 葡萄糖注射液　　｜　静脉滴注，1 次 /w，
　　　　　100ml　　　　　　　　｜　连用 4 次。（利妥
　　　　　利妥昔单抗　375mg/m²　｜　昔单抗的浓度为
　　　　　　　　　　　　　　　　　｜　1mg/ml）

利妥昔单抗的初次静脉滴注速度为 50mg/h；60 分钟

后,每 30 分钟增加 50mg/h,直至最大速度 400mg/h。每次滴注利妥昔单抗前应预先使用抗组胺药和糖皮质激素。

处方 2. 5% 葡萄糖注射液 100ml　　　　　静脉滴注,1 次 /w,
利妥昔单抗　100mg/m² 　连用 4 次。

处方 3. 重组人促血小板生成素,300U/(kg·d),皮下注射,1 次 /d,连用 14 天。

处方 4. 艾曲波帕,6~17 岁且体重 ≥ 27kg,50mg/ 次,空腹口服,1 次 / 天;1~5 岁或体重 < 27kg,1.5mg/kg/ 次,空腹口服,1 次 / 天。

处方 5. 长春新碱,1.0~1.5mg/m² 或 0.05mg/kg,最大剂量为 2.0mg,静脉注射,1 次 /w,连用 4~6 次。

处方 6. 5% 葡萄糖注射液 250ml~500ml　　　静脉滴注,1 次 /w,
环磷酰胺　300~600mg/m² 　连用 6~12 周,6~8 周无效则停药。

处方 7. 环孢素,5mg/(kg·d),口服,2 次 /d,连用 3~6 个月。不能耐受者可减至 2.5~3.0mg/(kg·d)。

处方 8. 硫唑嘌呤,1~3mg/(kg·d),口服,2 次 /d,连用 3~6 个月。

【注意事项】

1. 无论接受何种治疗,患儿应避免使用影响血小板功能的药物如非甾体抗炎药等,适当暂停预防接种。

2. 血小板低于 (50~70)× 10⁹/L 时应避免进行任何可能造成创伤的活动。

3. 免疫抑制剂治疗儿童 ITP 的疗效不肯定、不良反应大,临床不常规推荐此类药物单独或联合使用,应慎重选择并密切观察。

4. 静脉滴注抗 D 人免疫球蛋白仅限于 RhD 阳性且非脾切除的患儿使用。

5. 一线治疗更倾向于患儿早期选择丙种免疫球蛋白

或抗 D 人免疫球蛋白,可避免糖皮质激素的不良反应及对部分不典型急性白血病的漏诊。

6. 儿童 ITP 具有较高的自发缓解率,故应推迟采取脾切除措施。严格把握脾切除的适应证,4 岁以下一般不主张进行脾切除术,4 岁以上儿童如有必要,也应在确诊 12 个月以后考虑。

二、血 友 病

【概述】

血友病是一种 X 染色体连锁的隐性遗传性出血性疾病,可分为血友病 A 和血友病 B。前者为凝血因子Ⅷ(FⅧ)缺乏,后者为凝血因子Ⅸ(FⅨ)缺乏,均由相应的凝血因子基因突变引起。

【临床特征】

1. 血友病 A

(1)以男性患者多见,有或无家族史,有家族史者符合 X 连锁隐性遗传规律。

(2)关节、肌肉、深部组织出血、血肿;关节反复出血致关节畸形。

(3)实验室检查:①凝血时间轻型正常,中间型正常或延长,重型延长。②活化部分凝血活酶时间延长,可被正常血浆及新鲜吸附血浆纠正;轻型可正常。③凝血酶原时间、凝血酶时间、出血时间、血小板计数正常;血块回缩实验、纤维蛋白原定量正常。④确诊试验显示凝血因子Ⅷ活性成分(FⅧ:C)减低或缺乏,vWF:Ag 正常,FⅧ:C/vWF:Ag 明显降低。

2. 血友病 B

(1)以男性患者多见,有或无家族史,有家族史者符合 X 连锁隐性遗传规律。

(2)轻型多见,常见鼻出血等症状。

（3）实验室检查：①～③与血友病 A 相同；④确诊试验显示凝血因子Ⅸ活性成分（F Ⅸ∶C）减低或缺乏。

3. 临床分型

凝血因子活性水平	临床分型	出血症状
＞5%~40%	轻型	大手术或外伤可致严重出血,罕见自发性出血
1%~5%	中间型	小手术/外伤后可有严重出血,偶有自发性出血
＜1%	重型	肌肉或关节自发性出血

【治疗原则】

凝血因子替代治疗是目前最有效的控制出血和预防出血的方法。减少外伤出血机会,一旦考虑出血可能,应立即开始足剂量、足疗程的替代治疗,使出血损伤完全恢复。

【推荐处方】

1. 按需替代治疗

（1）血友病 A：每输注 1IU/kg F Ⅷ制剂可使 F Ⅷ∶C 提高 2%,F Ⅷ的半衰期为 8~12 小时。无条件者可用冷沉淀或新鲜冷冻血浆。

（2）血友病 B：每输注 1IU/kg F Ⅸ制剂可使 F Ⅸ∶C 提高 1%,F Ⅸ 的半衰期约 24 小时。无条件者可用新鲜冷冻血浆。

2. 规律性替代治疗

处方 1.（我国方案） 血友病 A：F Ⅷ制剂,10IU/kg,静脉滴注,2 次/w。

血友病 B：F Ⅸ制剂,20IU/kg,静脉滴注,1 次/w。

处方 2.（Malmo 方案） 血友病 A：F Ⅷ制剂,25~40IU/kg,静脉滴注,3 次/w。

血友病 B:FⅨ制剂,25~40IU/kg,静脉滴注,2 次/w。

处方 3.(Utrecht 方案)　血友病 A:FⅧ制剂,15~30IU/kg,静脉滴注,3 次/w。

血友病 B:FⅨ制剂,15~30IU/kg,静脉滴注,2 次/w。

【注意事项】

1. 血友病患者应避免肌内注射和外伤,并尽量避免各种手术,如必须手术时应进行充分的替代治疗。

2. 禁服阿司匹林或其他非甾体解热镇痛药以及所有可能影响血小板聚集的药物。

3. 若有出血应及时给予足量的替代治疗。

三、弥散性血管内凝血

【概述】

弥散性血管内凝血(DIC)是指不同病因导致的局部损害而出现以血管内凝血为特征的一种继发性综合征,它既可由微血管体系受损所致,又可导致微血管体系损伤,严重损伤可以导致多器官功能衰竭。DIC 是危重疾病的一个中间病理环节,因此诊断 DIC 的前提是确定导致 DIC 原发病的证据。儿童时期最常见的原因为感染性疾病,其次为血液肿瘤性疾病。

【临床特征】

1. 存在易于引起 DIC 的基础疾病,如感染、恶性肿瘤、创伤等。

2. 临床表现　①多发性出血倾向;②不易以原发病解释的微循环衰竭或休克;③多发性微血管栓塞症状与体征,如皮肤、皮下、黏膜栓塞坏死及早期出现的肾、肺、脑等脏器功能不全;④抗凝治疗有效。

3. 实验室检查　①血小板计数 $< 100 \times 10^9$/L 或进行性下降;②纤维蛋白原 < 1.5g/L 或进行性下降,或 > 4.0g/L;

③血浆 FDP > 20mg/L，或 D- 二聚体水平升高或阳性，或
3P 试验阳性；④ PT 缩短或延长 3 秒以上，或 APTT 缩短
或延长 10 秒以上。

【治疗原则】

积极治疗原发病，去除病因，改善微循环。高凝状态
以抗凝为主，低凝状态以止血、补充凝血因子和血小板为
主；纤溶亢进时适当予抗纤溶药。

【推荐处方】

1. 早期高凝状态或有明显的栓塞症状

处方 1.（1）阿司匹林，10mg/(kg·d)，口服，2~3 次 /d。
血小板恢复正常后数天停药。

（2）低分子量肝素，50~200IU/kg，皮下注射，1 次 /d。
病情好转，逐渐减量至停药，一般连用 3~7 天。

处方 2.（1）双嘧达莫，5~10mg/(kg·d)，口服，3 次 /d。
血小板恢复正常后数天停药。

（2）低分子量肝素，50~200IU/kg，皮下注射，1 次 /d。
病情好转，逐渐减量至停药，一般连用 3~7 天。

2. 消耗性低凝期或继发性纤溶亢进　在抗凝的基础
上进行补充血小板和凝血因子的替代治疗。

处方 1. PT/APTT 延长（>正常值 1.5 倍）或纤维蛋白
原下降(< 1.5g/L)，且伴有活动性出血：补充新鲜冷冻血浆，
10~15ml/kg，静脉滴注。

处方 2. 出血或高危出血的患者补充血小板，初始剂量
为 1U，静脉滴注。

处方 3. 纤维蛋白原，首次 2~4g 静脉滴注，以后根据血
浆纤维蛋白原含量补充，使血浆纤维蛋白原含量 > 1.0g/L。

3. 仅用于 DIC 晚期以纤溶亢进为主、出血严重者，可
在肝素化的基础上应用。

处方 1. 氨甲环酸，10mg/kg，静脉滴注，每 4~6 小时可
重复。

处方 2. 对羧基苄胺,8~12mg/kg,静脉滴注,每 4~6 小时可重复。

处方 3. 氨基己酸,0.08~0.12g/kg,静脉滴注,每 4~6 小时可重复。

【注意事项】

1. DIC 是一种病理过程,本身并不是一个独立的疾病,原发病的治疗至关重要。

2. DIC 早期禁用抗纤溶药。

3. 若用肝素后出血加重,可静脉注射鱼精蛋白中和,1mg 鱼精蛋白中和 1mg 肝素。

4. 在 DIC 的治疗中,血小板或血浆输注并不主要依据实验室检查,而应考虑患者是否有出血表现,无出血表现的 DIC 患者不应预防性输注血小板,除非存在高危出血倾向。

(钱玉洁)

第八章

泌尿系统疾病

第一节　血　尿

【概述】

血尿(hematuria)是儿科泌尿系统疾病的常见症状。正常人尿中的红细胞仅为 0~2 个 / 高倍镜视野(HPF),血尿指尿液中的红细胞排泄超过正常。仅在显微镜下发现红细胞增多者称为镜下血尿。镜下血尿的常用标准有：① 1~2 周内有 3 次尿中的红细胞数目超出正常范围,即离心尿≥ 3 个 /HPF 或≥ 8 000 个 /ml,非离心尿≥ 1 个 /HPF；② 12 小时 Addis 计数尿红细胞> 50 万个。肉眼察觉尿呈血样、"洗肉水"样、有凝血块者称为肉眼血尿,一般当尿红细胞> 2.5×10^9/L(1 000ml 尿中含 0.5ml 血液)时即可出现肉眼血尿。

【临床特征】

尿液中含有超过正常量的红细胞。肉眼能见尿呈"洗肉水"样或血样甚至有凝块者称为肉眼血尿,肉眼血尿的颜色与尿液的酸碱度有关,中性或弱碱性尿的颜色为鲜红色或洗肉水样,酸性尿的颜色呈浓茶样或烟灰水样。仅在显微镜下发现红细胞者称为镜下血尿。

【治疗原则】

血尿最主要的是寻找病因,治疗主要是针对原发病治疗。注意休息,多饮水,积极防治各种感染,停用肾损伤药物等。

【推荐处方】

确定真性血尿后积极询问病史、完善相关检查,尽量明确血尿的具体病因后予以相应处理。肉眼血尿应注意休息,可予以水化、碱化,积极防治各种感染,停用肾损伤药物等。肾小球源性镜下血尿予以观察随诊,如有以下情况需要肾穿刺活检:①持续性镜下血尿或发作性肉眼血尿＞6个月;②伴明显的蛋白尿,又除外链球菌感染后肾炎者;③伴高血压及肾功能不全者;④伴有持续低补体血症者;⑤伴有肾炎或耳聋家族史者。

【注意事项】

1. **确定真性血尿** 排除以下能产生假性血尿的情况:①摄入大量人造色素;②血红蛋白尿或肌红蛋白尿;③卟啉尿;④初生新生儿尿内的尿酸盐可使尿布呈红色;⑤血便或月经血污染。但①～④尿沉渣检查无红细胞可资鉴别。

2. **鉴别肾小球性与非肾小球性血尿** 血尿确定后首先应判定血尿的来源,然后再确定原发病因。常用方法有,①尿沉渣红细胞形态学检查:若以异常红细胞为主(＞60%)则提示为肾小球血尿;以均一形为主者则提示非肾小球性血尿,该类血尿来源于肾盂、肾盏、输尿管、膀胱或尿道,多见于泌尿道感染、结石、结核、肿瘤、创伤等。②来源于肾小球的血尿常呈棕色、可乐样或茶色、葡萄酒色,尿试纸蛋白检测＞100mg/dl;来源于非肾小球的血尿呈鲜红色、粉红色,可有血丝或血块,尿试纸蛋白检测一般＜100mg/dl。③尿沉渣检查见到红细胞管型和肾小管上皮细胞,表明血尿为肾实质性,多提示肾小球疾病。

第二节　原发性肾小球疾病

一、急性肾小球肾炎

【概述】

急性肾小球肾炎简称急性肾炎,是一组不同病因所致的感染后免疫反应引起的急性弥漫性增生性肾小球肾炎病变,临床上以血尿、水肿、少尿及高血压为主要表现。急性肾小球肾炎绝大多数为链球菌感染后肾炎,其他细菌如肺炎双球菌、葡萄球菌及病毒、支原体、原虫、螺旋体等也可引起急性肾小球肾炎,但较少见。多见于 5~10 岁儿童,3 岁以下少见。

【临床特征】

起病前 1~3 周有链球菌感染史;有水肿、尿少、血尿和高血压等临床表现;尿常规检查可见红细胞、蛋白和管型;血清 C3 降低,且呈现规律性变化;伴或不伴有 ASO 滴度升高,即可确诊。对重症病例应注意高血压脑病、严重循环充血状态和急性肾衰竭的发生。

【治疗原则】

本病为自限性疾病,以休息和对症治疗为主。起病 2 周内应卧床休息;待水肿消退、血压正常、肉眼血尿消失后可下床轻微活动,逐渐增加活动量;红细胞沉降率接近正常后恢复上学,但应避免剧烈活动;尿 Addis 计数正常后才可正常活动。有水肿、高血压和循环充血时应限制钠盐摄入量,明显氮质血症时应限制蛋白质摄入量。清除体内病灶中残存的细菌多主张应用抗生素,对症处理包括利尿和降压治疗。

【推荐处方】

1. 抗感染　有感染灶用青霉素治疗 10~14 天。

处方 1. 青霉素,5 万 U/(kg · d),肌内注射,每 12 小时 1 次,用前皮试。

处方 2. 0.9 氯化钠注射液 50ml　｜　静脉滴注,2~4 次 /d,
　　　　青霉素,5万~20万 U/(kg · d)　｜　用前皮试。

2. 利尿治疗

处方 1. 氢氯噻嗪,1~2mg/(kg · d), 口服,2~3 次 /d。使用时间较长者可加用螺内酯。

处方 2. 呋塞米,1~2mg/kg, 口服、肌内注射或静脉注射,2~3 次 /d。

3. 降压治疗

处方 1. 舒张压 > 90mmHg, 给予硝苯地平,0.25~0.5mg/kg, 口服或舌下含服,3 次 /d。

处方 2. 卡托普利,初始剂量为 0.3~0.5mg/(kg · d),最大剂量为 5~6mg/(kg · d),口服,3 次 /d。

4. 高血压脑病

处方 1. 10% 葡萄糖注射液　｜　滴速自 1μg/(kg · min)
　　　　100ml　　　　　　　　｜　起,< 8μg/(kg · min)。
　　　　硝普钠,5~10mg　　　　｜　用药时应严密监测血
　　　　　　　　　　　　　　　｜　压,随时调节药物速度。

处方 2. 有惊厥者应及时止痉:地西泮,0.3~0.5mg,静脉注射,总量不大于 10mg。

【注意事项】

1. 避免和治疗链球菌感染是预防链球菌感染后肾炎的关键。链球菌感染流行期间应避免去人多拥挤的公共场所。在链球菌感染流行期间,对于学龄前和学龄儿童要重视尿液检查。

2. 强调疾病初期合理休息、限制活动量是控制病情的重要措施,否则可能使病程迁延,不利于疾病恢复。

3. 对于水肿、少尿、高血压明显的患儿,低盐饮食有利于症状控制和病情恢复。

二、慢性肾小球肾炎

【概述】

慢性肾小球肾炎(慢性肾炎)是病情迁延、病变缓慢进展,最终将发展成慢性肾衰竭的一组肾小球疾病。临床以水肿、高血压、蛋白尿、血尿及肾功能损害为基本表现,但是由于病理类型及病期不同,临床表现可相异,疾病表现多样化。

【临床特征】

慢性肾小球肾炎可发生于任何年龄。多数病例起病缓慢、隐匿,但系膜毛细血管性肾炎及系膜增生性肾小球肾炎有前驱感染时也常起病急,甚至呈急性肾炎综合征。

慢性肾小球肾炎的临床表现包括蛋白尿、血尿、水肿、高血压、肾功能损害。慢性肾小球肾炎虽有上述基本表现,但实际上因病理类型及病期不同表现常多样化,有时某一至数项表现尤为突出,从而易造成误诊。若尿化验异常(蛋白尿、血尿、管型尿)、水肿及高血压病史达 1 年以上,无论有无肾功能损害均应考虑此病,在进一步除外继发性肾炎(如狼疮肾炎、过敏性紫癜肾炎)及遗传性肾炎(如遗传性进行性肾炎)后,临床即可诊断慢性肾小球肾炎。但典型的慢性肾小球肾炎不应等病史达 1 年以上才确诊,应力争在起病初即识别。以下 2 种情况于病初即应考虑慢性肾小球肾炎:①起病呈急性肾炎综合征的表现,但潜伏期较短,血清补体 C3 始终正常(如系膜增生性肾小球肾炎)或血清C3 持续降低,于起病 8 周后亦不恢复(如大部分系膜毛细血管性肾炎);②起病不呈急性肾炎综合征,无血尿,仅表现为中度蛋白尿及轻至中度水肿(如部分膜性肾病)。肾活检病理检查对确诊意义很大。

【治疗原则】

应以防止或延缓肾功能进行性减退为主要目的,而不以消除蛋白尿及血尿为目标。因此,一般不主张给予激素及细胞毒性药物,可采用综合治疗措施,包括:①低蛋白及低磷饮食可减轻肾小球内高压、高灌注及高滤过状态,延缓肾小球硬化;②积极控制高血压,有明显水、钠潴留的容量依赖性高血压应首选利尿药,对肾素依赖性高血压则首选血管紧张素转换酶抑制剂和/或β受体拮抗剂,还可以使用钙通道阻滞剂及血管扩张药;③用抗凝及纤溶药疗法,如双嘧达莫、阿司匹林等;④尽可能避免肾损伤,导致肾功能恶化。有肾病综合征表现者可适当予以激素,甚至激素联合免疫抑制剂治疗。

【推荐处方】

1. 控制血压

处方 1. 氢氯噻嗪,1~2mg/(kg·d),口服,3 次 /d。使用时间较长者可加用螺内酯。

处方 2. 呋塞米,1~2mg/kg,口服、肌注或静脉注射,2~3 次 /d。

处方 3. 卡托普利,初始剂量为 0.3~0.5mg/(kg·d),最大剂量 5~6mg/(kg·d),口服,3 次 /d。

处方 4. 厄贝沙坦,初始剂量为 37.5mg/(m²·d),最大剂量为 150mg,口服,1 次 /d。

2. 抗凝治疗

处方 1. 阿司匹林片,3~5mg/(kg·d),口服,3 次 /d。

处方 2. 双嘧达莫片,5~10mg/(kg·d),口服,3 次 /d,6 个月为 1 个疗程。

【注意事项】

1. 慢性肾小球肾炎的治疗应以防止或延缓肾功能进行性减退为主要目的,而不以消除蛋白尿及血尿为目标。

因此,一般不主张给予激素及免疫抑制剂治疗,而且用药后多无效。而是采用综合治疗措施。

2. ACEI 的不良反应包括体位性低血压、干咳、血管性水肿、高钾血症等,ARB 的不良反应相对较少。肾功能不全患者应用 ACEI 或 ARB 要防止高血钾,血肌酐 > $264\mu mol/L$(3mg/dl)时务必严密监测血肌酐、血钾,防止副作用发生。

三、急进性肾小球肾炎

【概述】

急进性肾小球肾炎是指在急性肾炎综合征(血尿、蛋白尿、水肿和高血压)的基础上短时间内出现少尿、无尿、肾功能进行性恶化的临床综合征,病理多表现为新月体肾小球肾炎。

【临床特征】

有前驱感染者常急骤起病,病情进展迅速;也可隐匿起病,病初相对稳定,一段时间后急剧进展。临床呈现急性肾炎综合征如血尿、蛋白尿、水肿和高血压的表现,但肾功能进行性恶化。常伴轻至中度贫血。B超检查双肾常增大。确诊需肾穿病理证实,病理类型多表现为新月体肾小球肾炎,50% 以上的肾小球肾小囊内出现大新月体。免疫病理表现分为 3 型:Ⅰ型为抗肾小球基底膜抗体型;Ⅱ型为免疫复合物型;Ⅲ型为寡免疫沉积物型。

【治疗原则】

强调在早期作出病因诊断和免疫病理分型的基础上尽早针对急性免疫介导性炎症性病变的强化治疗以及针对肾脏病变后果(如水钠潴留、高血压、尿毒症及感染等)的对症治疗 2 个方面。重症患儿的肾功能进行性恶化,药物治疗效果不佳时应及时予以透析治疗。强化治疗措施包括血浆置换疗法、甲泼尼龙冲击伴环磷酰胺治疗。

【推荐处方】

1. 强化治疗

处方 1. 5% 葡萄糖注射液 100~200ml

甲泼尼龙冲击 15~30mg/kg（总量不超过 1g）

静脉滴注，1 次 /d 或 1 次 / 隔日，3 次为 1 个疗程。

视病情给 1~2 个疗程。继以泼尼松口服，常需用药 6 个月以上。

处方 2. 在糖皮质激素治疗的基础上加用：

5% 葡萄糖注射液 200ml

环磷酰胺 8~12mg/(kg·d)

静脉滴注，每 2 周连用 2 天，总剂量≤200mg/kg；或每月 1 次静脉注射，500mg/m^2，共 6 次。

处方 3. 血浆置换：用于各型急进性肾炎，但主要应用于 Ⅰ 及 Ⅲ 型伴有咯血的患儿。

2. 对症治疗

处方 1. 舒张压 > 90mmHg，给予硝苯地平，0.25~0.5mg/kg，口服或舌下含服，3 次 /d。

处方 2. 卡托普利，初始剂量为 0.3~0.5mg/(kg·d)，最大剂量为 5~6mg/(kg·d)，口服，3 次 /d。

处方 3. 呋塞米，1~2mg/kg，口服、肌内注射或静脉注射；可加至 3~5mg/kg，2~3 次 /d。

处方 4. (1)5% 葡萄糖注射液 50~100ml

肝素 1mg(125U)/kg

静脉滴注，1 次 /d，连用 10~14 天；病情稳定后改口服华法林。

(2) 华法林，0.05~0.4mg/(kg·d)，口服，1 次 /d。注意监测凝血酶原时间，以达到正常高值的 1.5~2 倍为宜。

处方 5. 双嘧达莫片，3~5mg/(kg·d)，口服，3 次 /d，疗

程为 6 个月。

3. 透析治疗　重症患儿的肾功能进行性恶化,血钾 ＞ 6.5mmol/L、肺水肿、代谢性酸中毒等对药物治疗效果不佳时应及时予以透析治疗。

4. 肾移植　肾移植须等待至血中的抗肾小球基底膜抗体阴转后才能进行,否则效果不好。一般需经透析治疗维持半年后再行肾移植。

【注意事项】

本病的预后不良,需要定期复诊,部分患儿数月或数年内有病情反复或复发,若反复活动可呈慢性化过程,需长期监测疾病活动及肾功能变化。

四、原发性肾病综合征

【概述】

肾病综合征(nephrotic syndrome, NS)根据病因分为原发性和继发性,可由多种病因和病理改变引起,临床具有大量蛋白尿、低蛋白血症、高脂血症、水肿的表现。引起原发性肾病综合征的病理类型有多种,以微小病变肾病、局灶性节段性肾小球硬化、系膜增生性肾小球肾炎、膜性肾病、膜增生性肾小球肾炎等几种类型最常见;原发性肾病综合征是由于肾小球滤过膜对血浆蛋白的通透性增高,大量血浆蛋白由尿中丢失,导致一系列病理生理改变的一种临床综合征。

【临床特征】

1. 临床诊断特点　①大量蛋白尿:24 小时尿蛋白定量 ＞ 50mg/(kg·d);②低白蛋白血症:血浆白蛋白 ＜ 25g/L;③水肿:常为明显水肿,可伴腹水、胸腔积液;④高脂血症:血浆胆固醇和甘油三酯均明显增高。前 2 项是诊断肾病综合征的必要条件,后 2 项为次要条件。临床上只要满足上述 2 项必要条件,肾病综合征的诊断即成立。在除外如紫癜性肾炎、狼疮肾炎、乙型肝炎病毒相关性肾炎及糖尿病肾病等继发性肾病综合征后,原发性肾病综合征才能确诊。

2. 临床分型　诊断肾病综合征后常需进一步区分单纯型和肾炎型。

(1) 单纯型:只具有以上特点者。

(2) 肾炎型:除以上表现外,尚具有以下表现之一或多项者。①尿中的红细胞 > 10 个 /HPF(2 周内 3 次离心尿检查);②反复出现或持续性高血压,学龄儿童 > 130/90mmHg,学龄前儿童 > 120/80mmHg,并排除因应用糖皮质激素所致者;③氮质血症:血尿素氮 > 10.7mmol/L,并排除血容量不足所致者;④血补体 C3 降低者。

3. 按糖皮质激素治疗反应分型　按糖皮质激素治疗反应可分为 3 型,通常以泼尼松 2mg/(kg·d)治疗 4 周时的效应来区分。

(1) 激素敏感型(steroid-sensitive NS,SSNS):指治疗 ≤ 4 周尿蛋白转阴者。

(2) 激素依赖型(steroid-dependent NS,SDNS):指对激素敏感,但连续 2 次减量或停药 2 周内复发者。

(3) 激素耐药型(steroid-resistant NS,SRNS):治疗 4 周尿蛋白仍然阳性。

另外,NS 分为复发与频复发。

(1) 复发(relaps):连续 3 天晨尿蛋白由阴性转为(+++)或(++++),或 24 小时尿蛋白定量 ≥ 50mg/kg,或尿蛋白 /肌酐(mg/mg)≥ 2.0。

(2) 频复发(frequently relaps,FR):指肾病病程中半年内复发 ≥ 2 次或 1 年内复发 ≥ 3 次。

4. 病理诊断　原发性肾病综合征的主要病理类型为微小病变肾病、膜性肾病、系膜增生性肾小球肾炎、膜增生性肾小球肾炎、局灶性节段性肾小球硬化等。由于不同病理类型的肾小球疾病所致的肾病综合征的治疗疗效不同,故对诊断原发肾炎型肾病、激素耐药型、激素依耐型、频复发的常需行肾脏穿刺病理检查,以指导临床进行个体化治疗。

【治疗原则】

除高度水肿、并发感染或其他严重合并症者外一般不需卧床,膳食中供应同龄儿所需的热量及蛋白质,尽量给予优质蛋白如乳、蛋、鱼等,补充足量维生素,一般维生素D 500~1 000U/d,同时口服钙剂,水肿明显者应予以利尿药。糖皮质激素为小儿肾病综合征药物治疗的首选。呈频复发、激素依赖型、激素耐药型肾病或 / 和糖皮质激素不良反应严重或有皮质激素禁忌证者加用或换用免疫抑制剂。

【推荐处方】

1. 初发肾病综合征的治疗

处方 1. 诱导缓解阶段:足量泼尼松(泼尼松龙),60mg/(m^2·d) 或 2mg/(kg·d)(按身高的标准体重计算),最大剂量为 60mg/d,先分次口服,尿蛋白转阴后改为每日早晨顿服,疗程为 4~6 周。

处方 2. 巩固维持阶段:2mg/kg(最大剂量为 60mg/d),隔日早晨顿服,共 4~6 周,然后逐渐减量,疗程为 9~12 个月。

2. 非频复发肾病综合征的治疗　积极寻找复发诱因,积极控制感染,部分患儿控制感染后可自发缓解。

处方 1. 重新诱导缓解:泼尼松,2mg/(kg·d)(按身高的标准体重计算) 或 60mg/(m^2·d),最大剂量为 60mg/d,分次或早晨顿服。直至尿蛋白连续转阴 3 天后改为 1.5mg/kg 或 40mg/(m^2·d),隔日早晨顿服 4 周,然后用 4 周以上的时间逐渐减量。

处方 2. 在感染时增加激素的维持剂量:患儿在巩固维持阶段患上呼吸道或胃肠道感染时改隔日口服激素治疗为同剂量每日口服,连用 7 天,可降低复发率。

3. 频复发、激素依赖型肾病综合征的治疗

(1) 激素的使用

处方 1. 拖尾疗法：同非频复发重新诱导缓解后泼尼松每 4 周减量 0.25mg/kg，给予能维持缓解的最小有效激素量(0.5~0.25mg/kg)，隔日口服，连用 9~18 个月。

处方 2. 若隔日激素治疗出现反复，可用能维持缓解的最小有效激素量(0.5~0.25mg/kg)，每日口服。

处方 3. 在感染时增加激素的维持剂量：患儿在巩固维持阶段患上呼吸道或胃肠道感染时改隔日口服激素治疗为同剂量每日口服，连用 7 天，可降低复发率。

处方 4. 纠正肾上腺皮质功能不全：肾上腺皮质功能减退患儿的复发率明显增高，对这部分患儿可静脉滴注促肾上腺皮质激素(ACTH)来预防复发。对 SDNS 患儿可予 ACTH 0.4U/(kg·d)(总量不超过 25U)，静脉滴注，3~5 天，然后激素减量，同时再用 1 次 ACTH 以防复发。每次激素减量均按上述处理，直至停激素。

(2) 免疫抑制剂的使用

处方 1. 环磷酰胺(CTX)，2~3mg/(kg·d)，口服，2~3 次/d，共 8 周；

或 CTX 静脉冲击疗法：

5% 葡萄糖注射液　　200ml CTX　　8~12mg/(kg·d)	静脉滴注，每 2 周连用 2 天，总剂量 ≤ 200mg/kg；或每月 1 次静脉注射，500mg/m²，共 6 次。

处方 2. 环孢素(CsA)，3~7mg/(kg·d) 或 100~150mg/(m²·d)，口服，2 次/d，调整剂量使血药浓度谷值维持在 80~120μg/L，总疗程为 1~2 年。

处方 3. 他克莫司(FK506)，0.1~0.15mg/(kg·d)，空腹服用，分早、晚 2 次/d，维持血药浓度谷值于 5~10μg/L，总疗程为 1~2 年。

处方 4. 吗替麦考酚酯(MMF)，20~30mg/(kg·d)，最大剂量为 2g/d，空腹服用，2 次/d。

处方 5. 5% 葡萄糖注射液 375ml/m² ｜ 静脉滴注,每周 1 次,
利妥昔单抗(RTX) 375mg/m² ｜ 连用 1~4 次。
（利妥昔单抗的浓度
为 1mg/ml）

处方 6. 0.9% 氯化钠注射液 10ml ｜ 静脉注射,每周 1 次,
长春新碱(VCR),1mg/m² ｜ 连用 4 周;
此后 1.5mg/m²,每月
1 次,连用 4 个月。

（3）免疫调节剂的使用

处方 左旋咪唑,2.5mg/kg,口服,隔日 1 次,疗程为 12~24 个月。

4. 激素耐药型肾病综合征的治疗　SRNS 由于病理类型不同,对各种免疫抑制剂的治疗反应不同,其预后及自然病程有很大差别。因此,明确 SRNS 患儿的病理类型非常必要。一旦临床诊断明确,强烈推荐在有条件的单位尽早进行肾组织活检以明确病理类型。不同病理类型的 SRNS 的免疫抑制剂选择如下:

（1）病理类型为微小病变(MCD):目前认为病理类型为 MCD 的 SRNS 患儿可首选钙调神经磷酸酶抑制剂(CNIs)他克莫司或环孢素进行初始治疗。

处方 1. 他克莫司(FK506),0.1~0.15mg/(kg·d),空腹服用,分早晚 2 次/d,维持血药浓度谷值于 5~10μg/L,总疗程 1~2 年。

处方 2. 环孢素(CsA),3~7mg/(kg·d)或 100~150mg/(m²·d),口服,2 次/d,调整剂量使血药浓度谷值维持在 80~120μg/L,总疗程 1~2 年。

处方 3. 环磷酰胺(CTX)静脉冲击疗法:

5% 葡萄糖注射液　200ml
环磷酰胺　8~12mg/(kg·d) ｜ 静脉滴注,每 2 周连用 2 天,总剂量 ≤ 200mg/kg;或每月 1 次静脉注射,500mg/m²,共 6 次。

(2) 病理类型为局灶性节段性肾小球硬化（FSGS）：儿童 FSGS 的预后差，数年后 25%~30% 可进展至终末期肾病。蛋白尿是 FSGS 进展的重要因素，因此药物治疗旨在控制蛋白尿。目前认为病理类型为 FSGS 的 SRNS 患儿可采用钙调神经磷酸酶抑制剂（CNIs）如他克莫司或环孢素进行初始治疗。

处方 1. 他克莫司（FK506），0.1~0.15mg/（kg·d），空腹服用，分早、晚 2 次/d，维持血药浓度谷值于 5~10μg/L，总疗程为 1~2 年。

处方 2. 环孢素（CsA），3~7mg/（kg·d）或 100~150mg/（m²·d），口服，2 次/d，调整剂量使血药浓度谷值维持在 80~120μg/L，总疗程为 1~2 年。

处方 3. 激素联合环磷酰胺治疗：

1) 5% 葡萄糖注射液　　100~200ml ｜ 静脉滴注，1次/d
　　甲泼尼龙　　15~30mg/kg ｜ 或隔日 1 次，3 次
　　（总量不＞ 1 000mg） ｜ 为 1 个疗程。

2) 大剂量甲泼尼龙冲击 1~3 个疗程后，序贯泼尼松口服联合环磷酰胺静脉治疗（疗程为 6~12 个月）。

处方 4. 5% 葡萄糖注射液 ｜ 静脉滴注，每周
　　　　375ml/m² ｜ 1 次，连用 1~
　　利妥昔单抗（RTX） ｜ 4 次。
　　　　375mg/m²

(3) 病理类型为系膜增生性肾小球肾炎（MsPGN）：目前国内外尚缺乏有效的治疗方案，可参考选用激素联合静脉环磷酰胺冲击、环孢素、他克莫司。具体用法同上。

(4) 病理类型为膜增生性肾小球肾炎（MPGN）：本型可进展为终末期肾病，可选用大剂量甲泼尼龙冲击序贯泼尼松和环磷酰胺冲击，也可以考虑选用其他免疫抑制剂如环孢素、他克莫司或吗替麦考酚酯。

(5) 病理类型为膜性肾病（MN）：儿童原发性 MN 很少，少量患儿可部分或完全自发缓解，随访 10 年后 20%~30% 的患儿可发展至肾衰竭。成人 MN 的治疗建议首选 ACEI

和 / 或 ARB,若大量蛋白尿、肾功能不断恶化或经上述治疗无明显好转,可选用环孢素和低剂量泼尼松治疗,至少6 个月,或咪唑立宾或他克莫司。

【注意事项】

1. NS 的治疗以糖皮质激素及免疫抑制剂为主,一般治疗、对症治疗、中医治疗不能完全替代激素治疗。若治疗不规范,特别是激素及免疫抑制剂药物减药或停药速度过快,都有可能导致肾病复发。

2. 注意药物副作用。长期或反复使用激素会导致机体出现肥胖、生长抑制、高血压、糖尿病、骨质疏松、白内障等不良反应。

3. 应用环孢素和他克莫司时需注意以下几个方面:建议餐前 1 小时或餐后 2 小时服药;初次服药后 1 周查血药浓度,根据血药浓度调整剂量;因其可致肾小管间质损伤,用药期间需监测药物浓度;同时建议每 3 个月监测肾功能(包括肾小管功能)1 次,如果血肌酐较基础值增高 >30%(即便这种增加在正常范围内)或伴有肾小管功能异常时,应将 CNI 的剂量减少 25%~50% 或停药;当肾功能迅速下降、血肌酐增加与尿蛋白减少相分离、接受 CNIs 治疗 2 年以上时,应考虑肾活检以及时发现肾毒性的组织学依据。

4. 应用环磷酰胺时需注意胃肠道反应、骨髓抑制、肝功能损害、出血性膀胱炎、脱发、感染等不良反应以及生殖系统副作用。

5. 重视辅助治疗。ACEI 和 / 或 ARB 仍是重要的辅助治疗药物,不仅可以控制高血压,而且可以降低蛋白尿和维持或延缓肾功能进展,用于肾功能正常或者肾小球滤过率在慢性肾脏病临床分期 Ⅰ～Ⅲ期的患儿。

6. 治疗肾病综合征的同时要注意并发症的处理。

第三节 IgA 肾病

【概述】

IgA 肾病（IgA nephropathy）是免疫病理诊断名称，其免疫荧光特征为在肾小球系膜区或伴毛细血管袢有以 IgA 为主的免疫球蛋白沉积或仅有 IgA 沉积，并排除过敏性紫癜、系统性红斑狼疮、慢性肝病等疾病所致的 IgA 在肾组织沉积者。其起病前往往有上呼吸道感染等诱因，多见于年长儿和青年人。

【临床特征】

临床表现类型多样，以发作性肉眼血尿和持续性镜下血尿最常见，可以伴有不同程度的蛋白尿；部分患儿表现为肾病综合征、急性肾炎综合征，甚至急进性肾炎综合征，可合并高血压及肾功能减退。该病临床呈现慢性进展，25%~30% 的患者 20~25 年后出现终末期肾脏病（ESRD），需要肾脏替代治疗，因此是导致 ESRD 的主要疾病之一。我国儿童原发性 IgA 肾病的临床表现分为以下 7 种类型：①孤立性血尿型，包括复发性肉眼血尿型和孤立性镜下血尿型；②孤立性蛋白尿型，24 小时尿蛋白定量 < 50mg/kg；③血尿和蛋白尿型，24 小时尿蛋白定量 < 50mg/kg；④急性肾炎型；⑤肾病综合征型；⑥急进性肾炎；⑦慢性肾炎型。

【治疗原则】

目前原发性 IgA 肾病的发病机制尚未完全清楚，尚无特异性治疗。由于本症的临床表现呈现多样性、反复性、慢性进展性以及临床病理的不平行性等特点。目前本症的治疗多为针对临床主要表现以及肾脏病变轻重，采用多药联合（即"鸡尾酒式治疗"）、低毒性、长疗程（一般为 1~2 年以上）的治疗原则。主要药物包括肾上腺糖皮质激素和多种免疫抑制剂、血管紧张素转换酶抑制剂(ACEI)和血管紧张素受体拮抗剂(ARB)、鱼油以及抗凝血药等,旨在抑制异常的免疫反应、清除免疫复合物、修复肾脏损伤、延缓慢性进展以及对症处理(降压、利尿)。此外,也有针对原发性 IgA 肾病出现的特殊病理改变的治疗以及扁桃体摘除、免疫球蛋白、血浆置换等。

【推荐处方】

1. 以血尿为主要表现的原发性 IgA 肾病的治疗

(1)持续性镜下血尿:无须特殊治疗,需要长期随访。

(2)肉眼血尿:对与扁桃体感染密切相关的反复发作性肉眼血尿,可酌情行扁桃体摘除术,但是否确定能减少肉眼血尿的发生还有待于多中心、大样本的前瞻性研究证实;对临床持续 2~4 周以上的肉眼血尿者,专家建议可试用甲泼尼龙冲击治疗 1~2 个疗程。

2. 合并轻度蛋白尿时原发性 IgA 肾病的治疗

处方 (1)赖诺普利,0.4mg/(kg·d),最大剂量 < 20mg/d,口服,1 次 /d。

(2)维生素 E,5mg/d,口服,1 次 /d。

3. 合并中度蛋白尿时原发性 IgA 肾病的治疗

处方 联合应用 ACEI 和 ARB 以增加降低蛋白尿的疗效。

4. 合并肾病综合征型或伴肾病水平蛋白尿时原发性 IgA 肾病的治疗　在应用 ACEI 和 / 或 ARB 的基础上,采用长程激素联合免疫抑制剂(首选环磷酰胺)治疗。

处方 1.(1)泼尼松,1.5~2mg/(kg·d),最大剂量不超过 60mg/d,口服,分次或顿服,连用 6~8 周,根据治疗反应缓慢减量,总疗程为 1~2 年。

(2)环磷酰胺(CTX)冲击治疗:

5% 葡萄糖注射液　200ml 环磷酰胺　8~12mg/(kg·d)	静脉滴注,每 2 周连用 2 天,总剂量为 150mg/kg。

处方 2. 泼尼松 1.5~2mg/(kg·d),最大剂量不超过 60mg/d,口服,分次或顿服,连用 6~8 周,根据治疗反应缓慢减量,总疗程为 1~2 年。

吗替麦考酚酯,20~30mg/(kg·d),口服,2 次/d。

5. 伴新月体形成的原发性 IgA 肾病的治疗

处方 1. 大剂量甲泼尼龙加环磷酰胺冲击治疗:

(1)5% 葡萄糖注射液 100~ 　　 200ml 　 甲泼尼龙 15~30mg/ 　　 (kg·d)	静脉滴注,1 次/d,连续 3 天;

继之,泼尼松,1.5~2mg/(kg·d),最大剂量不超过 60mg/d,口服,分次或顿服,连用 6~8 周;后根据治疗反应缓慢减量,总疗程为 1~2 年。

(2)5% 葡萄糖注射液 200ml 　 环磷酰胺冲击 500mg/m^2	静脉滴注,每月 1 次,共 6 个月。

处方 2. 环磷酰胺(CTX)静脉冲击疗法:

(1)5% 葡萄糖注射液 200ml 　 环磷酰胺 8~12mg/(kg·d)	静脉滴注,每 2 周连用 2 天,总剂量 ≤ 200mg/kg;

或同**处方 1.**(2)环磷酰胺冲击,每月 1 次,共 6 个月。

(2)联合小剂量泼尼松龙治疗:泼尼松龙,0.8mg/kg,口服,1 次/d。

【注意事项】

本病的预后多数良好,但其他肾脏病理表现的治疗问题尚无随机对照临床试验结果可供参考,如以弥漫性毛细血管内增生为主的 IgA 肾病、肾小球硬化等,因此如何治疗此类 IgA 肾病仍有待于进一步探索。未见有关针对病理改变类型为慢性肾小球肾炎的治疗循证证据。

第四节 继发性肾病

一、狼疮肾炎

【概述】

系统性红斑狼疮(SLE)为多系统、多器官的具有多种自身抗体的自身免疫病。当 SLE 并发肾脏损害时即为系统性红斑狼疮肾炎,简称狼疮肾炎(LN)。一般认为 LN 占 SLE 的 46%~77%,而对 SLE 患者肾活检发现 SLE 患者100% 有轻重不等的肾损害。

【临床特征】

狼疮肾炎的临床表现多种多样,主要表现为两大类:①LN 的肾脏表现有蛋白尿、镜下血尿、管型尿、水肿、高血压、肾功能障碍、夜尿增多等;②LN 的全身性表现多有发热、乏力、食欲缺乏、体重下降、面色苍白、皮疹、关节痛、伴有蝶形红斑、口腔溃疡、雷诺现象、光敏现象、指/趾坏疽、水肿等。实验室检测显示多个自身抗体阳性、低补体血症、外周血多系减少、肝功能异常;肾活检有"满堂亮""铁圈丝""白金耳"改变。

系统性红斑狼疮有下列任 1 项肾受累即可诊断为狼疮肾炎:①尿蛋白检查满足以下任 1 项者,即 1 周内 3 次尿蛋白定性阳性;或 24 小时尿蛋白定量 > 150mg;或 1 周内 3 次尿微量白蛋白高于正常值。②尿 RBC > 5 个/HPF(离心尿)。③肾功能异常(包括肾小球和/或肾小管功能)。④肾活检异常。

【治疗原则】

LN 的治疗较为复杂,应按照肾脏病理类型进行相应的治疗。①伴有肾损害症状者应尽早行肾活检,以利于依据不同的肾脏病理特点制订治疗方案;②积极控制 SLE/LN 的活动性;③坚持长期、正规、合理的药物治疗,加强随访;④尽可能减少药物毒副作用,切记不要以生命的代价去追求疾病的完全缓解。

【推荐处方】

1. Ⅰ和Ⅱ型　伴有肾外症状者予以 SLE 常规治疗;存在蛋白尿者加用泼尼松,根据狼疮活动程度调整。

处方　泼尼松,1.5~2mg/(kg·d),口服,3 次/d,最大剂量不超过 60mg/d。根据临床活动程度调整剂量和疗程。

2. Ⅲ型　轻微局灶增生性肾小球肾炎可采用泼尼松治疗;肾损伤症状重、明显增生性病变者参照Ⅳ型治疗。

3. Ⅳ型 LN 诱导缓解阶段　共 6 个月。

处方 1.(1)泼尼松,1.5~2mg/(kg·d),最大剂量不超过 60mg/d,口服,分次或顿服,连用 6~8 周。根据治疗反应缓慢减量。

(2)环磷酰胺(CTX)冲击治疗:

5% 葡萄糖注射液　100~200ml 环磷酰胺　8~12mg/(kg·d)	静脉滴注,每 2 周连用 2 天,总剂量为 150mg/kg。

(3)羟氯喹,4~6mg/(kg·d),口服,2~3 次/d。

处方 2.(1)5% 葡萄糖注射液
　　　　100~200ml
　　　　甲泼尼龙冲击
　　　　15~30mg/(kg·d)

5% 葡萄糖注射液 　　100~200ml 　　甲泼尼龙冲击 　　15~30mg/(kg·d)	静脉滴注,1 次/d,连用 3 天,最大剂量不超过 1g/d。

(2)吗替麦考酚酯,20~30mg/(kg·d),口服,2 次/d。

(3)羟氯喹,4~6mg/(kg·d),口服,2~3 次/d。

处方 3.(1)甲泼尼龙冲击:

5% 葡萄糖注射液　100~200ml 甲泼尼龙　15~30mg/(kg·d)	静脉滴注,1 次/d,连用 3 天,最大剂量不超过 1g/d。

（2）CTX 冲击治疗：

5% 葡萄糖注射液　100~200ml 环磷酰胺　8~12mg/（kg·d）	静脉滴注，每 2 周连用 2 天，总剂量为150mg/kg。

（3）羟氯喹，4~6mg/（kg·d），口服，2~3 次/d。

4. Ⅳ型 LN 维持治疗阶段　至少 2~3 年。

处方 1.（1）泼尼松，5~10mg/d，口服，1 次/d。

（2）吗替麦考酚酯，20~30mg/（kg·d），口服，2 次/d。

（3）羟氯喹，4~6mg/（kg·d），口服，2~3 次/d。

处方 2.（1）泼尼松，5~10mg/d，口服，1 次/d。

（2）初治 6 个月非完全反应者继续 CTX，每 3 个月冲击 1 次，至 LN 缓解达 1 年。

（3）羟氯喹，4~6mg/（kg·d），口服，2~3 次/d。

处方 3.（1）泼尼松，5~10mg/d，口服，1 次/d。

（2）硫唑嘌呤，1.5~2mg/（kg·d），口服，1~3 次/d。

（3）羟氯喹，4~6mg/（kg·d），口服，2~3 次/d。

5. Ⅴ型狼疮肾炎的治疗　表现为非肾病范围蛋白尿且肾功能稳定的单纯Ⅴ型狼疮肾炎使用羟氯喹、ACEI 及控制肾外狼疮治疗。表现为大量蛋白尿的单纯Ⅴ型狼疮肾炎除使用 ACEI 外，尚需加用糖皮质激素及以下列任意 1 种免疫抑制剂，如 MMF、硫唑嘌呤、环磷酰胺或钙调神经磷酸酶抑制剂等。对于经肾活检确诊为Ⅴ+Ⅲ型及Ⅴ+Ⅳ型狼疮肾炎者，治疗方案均同增殖性狼疮肾炎（Ⅲ和Ⅳ型狼疮肾炎）。有报道Ⅴ+Ⅳ型狼疮肾炎可采用泼尼松+MMF+他克莫司或泼尼松+环磷酰胺+他克莫司的多药联合治疗。

6. Ⅵ型狼疮肾炎的治疗　具明显肾衰竭者予以肾脏替代治疗，如果同时伴有 SLE 活动性病变时仍应当给予泼尼松和免疫抑制剂如 MMF、硫唑嘌呤或环磷酰胺等治疗。

【注意事项】

1. SLE 的临床表现多样，临床误诊率较高，尤其是临床表现不典型和早期 SLE,诊断时应注意与原发性肾小球疾病、感染性疾病、慢性活动性肝炎、特发性血小板减少性紫癜等相鉴别。

2. LN 的治疗主要是根据肾脏病理分型进行相应的治疗,伴有肾损害症状者应尽早行肾活检,以利于依据不同的肾脏病理特点制订治疗方案。

3. 目前羟氯喹是 LN 患儿的基础治疗,该药使用阶段需注意监测患儿的眼压情况。

4. LN 的治疗较为复杂,治疗早晚、是否正确用药及疗程选择是决定 LN 疗效的关键。

二、紫癜性肾炎

【概述】

过敏性紫癜(HSP)是一种以皮肤紫癜、出血性胃肠炎、关节炎及肾脏损害为特征的综合征,基本病变是全身弥漫性坏死性小血管炎。伴肾脏损害者称为紫癜性肾炎(HSPN),其诊断标准为在过敏性紫癜病程 6 个月内出现血尿和 / 或蛋白尿。血尿标准:肉眼血尿或镜下血尿。蛋白尿标准:满足以下任 1 项者,即 1 周内 3 次尿常规蛋白阳性、24 小时尿蛋白定量 > 150mg、1 周内 3 次尿微量白蛋白高于正常值。

【临床特征】

1. 肾脏表现　蛋白尿、血尿,也可出现高血压、水肿、氮质血症甚至急性肾衰竭。临床分型为孤立性血尿型、孤立性蛋白尿型、血尿和蛋白尿型、急性肾炎型、肾病综合征型、急进型肾炎型、慢性肾炎型。

2. 肾外表现　①皮疹:出血性和对称性分布是本病皮疹的特征;②关节:关节炎表现,常为膝、踝、肘、腕等大关节肿痛和活动受限;③胃肠道:腹痛、呕吐、便血;④神经系统:头晕、头痛,严重者抽搐、昏迷、呼吸衰竭、偏瘫等;⑤生殖系统:睾丸炎;⑥心脏:心前区不适、心律失常等;⑦其他系统:急性胰腺炎、肠套叠、肺出血、肝损害等。

3. **实验室检测**　血小板正常或增高,部分病例免疫球蛋白 IgA 可增高,血清补体正常;尿常规有血尿、蛋白尿。肾活检可为以 IgA 在系膜区沉积为主的系膜增生性肾小球肾炎。

【治疗原则】

紫癜性肾炎患儿的临床表现与肾病理损伤程度并不完全一致,后者能更准确地反映病变程度及远期预后,因此一般根据病理级别和临床表现选择相应的治疗方案,没有条件获得病理诊断时可根据其临床分型选择相应的治疗方案。

【推荐处方】

1. **孤立性血尿或病理Ⅰ级**　密切观察,定期随访。

2. **孤立性蛋白尿、血尿和蛋白尿或病理Ⅱa级**

处方 1. 厄贝沙坦,起始剂量为 37.5mg/(m^2·d),可酌情增加,最大剂量为 150mg/(m^2·d),口服,1 次/d。

处方 2. 依那普利,起始剂量为 2~4mg/(m^2·d),可酌情增加,最大剂量为 12mg/(m^2·d),口服,1 次/d。

3. **非肾病水平蛋白尿或病理Ⅱb、Ⅲa级**

处方　泼尼松龙,初始剂量为 1.5~2mg/(kg·d),最大剂量不超过 60mg/d,口服,3 次/d。根据治疗反应缓慢减量,疗程为 6 个月左右。

4. **肾病水平蛋白尿、肾病综合征或病理Ⅲb、Ⅳ级**

处方 1.(1)甲泼尼龙冲击:

5% 葡萄糖注射液　200ml 甲泼尼龙　15~30mg/(kg·d)	静脉滴注,1 次/d,连用 3 天。最大剂量不超过 1g/d。

(2)环磷酰胺(CTX)冲击治疗:

| 5% 葡萄糖注射液　200ml
环磷酰胺　8~12mg/(kg·d) | 静脉滴注,1 次/d,连
用 2 天
总剂量为 150mg/kg。 |

处方 2.(1)甲泼尼龙冲击:

| 5% 葡萄糖注射液　200ml
甲泼尼龙　15~30mg/(kg·d) | 静脉滴注,1 次/d,连
用 3 天。最大剂量不
超过1g/d。 |

(2)吗替麦考酚酯,20~30mg/(kg·d),口服,2 次/d。

处方 3.(1)泼尼松龙,初始剂量为 1.5~2mg/(kg·d),最大剂量不超过 60mg,口服,3 次/d。根据治疗反应缓慢减量。

(2)吗替麦考酚酯,20~30mg/(kg·d),口服,2 次/d。

5. 急进性肾炎或病理Ⅳ、Ⅴ级

处方 1.(1)甲泼尼龙冲击:

| 5% 葡萄糖注射液　200ml
甲泼尼龙　15~30mg/(kg·d) | 静脉滴注,1 次/d,连
用 3 天,1 疗程/2w。
最大剂量不超过1g/d。 |

1~2 个疗程后改为口服激素。

(2)环磷酰胺(CTX)冲击治疗:

| 5% 葡萄糖注射液　200ml
环磷酰胺　8~12mg/(kg·d) | 静脉滴注,1 次/d,连
用 2 天
总剂量为 150mg/kg。 |

(3)双嘧达莫,5mg/(kg·d),口服,2~3 次/d。

处方 2.(1)泼尼松龙,初始剂量为 1.5~2mg/(kg·d),最大剂量不超过 60mg/d,根据治疗反应缓慢减量,口服,1 次/d。

(2)环磷酰胺(CTX)冲击治疗:

| 5% 葡萄糖注射液　200ml
环磷酰胺　8~12mg/(kg·d) | 静脉滴注,1 次/d,连
用 2 天
总剂量为 150mg/kg。 |

(3)双嘧达莫,5mg/(kg·d),口服,2~3 次/d。

【注意事项】

1. 肾损害的发生不一定在过敏性紫癜起病初期,建议半年内注意尿检情况。

2. 肾损害的治疗主要是根据临床尿蛋白水平、血尿及病检结果选择治疗方案。

3. 病理类型与预后有关,Ⅱ和Ⅲa级的预后较好,Ⅲb、Ⅳ和Ⅴ级的预后差,部分病例的临床表现与病理类型不完全相符,有条件的医院建议积极完善肾活检检查。

第五节　其他肾小球疾病

一、乙型肝炎病毒相关性肾炎

【概述】

乙型肝炎病毒相关性肾炎(HBV-GN)指由慢性乙型肝炎病毒感染导致的免疫复合物性肾小球疾病,临床上以不同程度的蛋白尿为主要表现,可伴有镜下血尿。HBV-GN 是我国儿童最常见的继发性肾小球疾病之一,也是儿童膜性肾病的主要病因。

【临床特征】

儿童 HBV-GN 多在 2~12 岁发病,男性居多。临床上大多表现为肾病综合征,其余主要是蛋白尿和镜下血尿,肉眼血尿少见,偶有高血压,肾功能不全少见。C3 降低见于半数左右的患者,但与急性链球菌感染后肾小球肾炎相比其下降程度不明显。儿童 HBV-GN 大多无肝脏疾病的症状,但有近半数患儿的 GPT 升高。HBV 血清学检查约 3/4 为大三阳,其余为小三阳,个别为 HBsAg 或 HBsAg 伴 HBeAg 阳性。有个别报道血清 3 种抗原均阴性而肾脏仍可发现 HBV 抗原沉积的病例。

诊断标准：①血清乙肝病毒标志物阳性；②患肾病或肾炎并除外其他肾小球疾病；③肾组织切片找到乙肝病毒（HBV）抗原或 HBV-DNA；④肾脏病理改变。符合①～③条即可诊断；符合①、②、④条但肾组织未查出 HBV 抗原或者 HBV-DNA，可拟诊为乙型肝炎病毒相关性肾炎。

【治疗原则】

儿童乙型肝炎病毒相关性肾炎有一定的自发缓解倾向，轻症采用一般对症治疗如利尿消肿、抗凝等也能获得缓解。抗病毒治疗是治疗乙型肝炎病毒相关性肾炎的主要治疗方法；糖皮质激素治疗乙型肝炎病毒相关性肾炎的疗效尚有争议；有联合应用抗乙肝病毒和免疫抑制剂治疗成人乙型肝炎病毒相关性肾炎的安全有效报道，对表现为膜性肾病的儿童不推荐应用；中医中药治疗乙型肝炎病毒相关性肾炎在我国应用广泛。

【推荐处方】

处方 1. 干扰素，$3\sim6MU/m^2$，肌内注射或皮下注射，3 次 /w，至少连用 3 个月。

处方 2. 拉米夫定，$3mg/(kg \cdot d)$，口服，1 次 /d，至少连用 1 年。

【注意事项】

1. 干扰素的主要不良反应中可出现一过性骨髓抑制，如中性粒细胞绝对数 $\leq 1 \times 10^9/L$、血小板 $< 50 \times 10^9/L$，应降低干扰素的剂量，$1\sim2$ 周后复查，如恢复则逐渐增加至原量；如中性粒细胞绝对数 $< 0.75 \times 10^9/L$、血小板 $< 30 \times 10^9/L$，则停药，可使用粒细胞集落刺激因子治疗。

2. 拉米夫定使用前应检查血常规、肝肾功能、磷酸肌酸激酶、尿常规和尿蛋白定量、血清病毒学指标；开始治疗后每月监测血常规、肝肾功能、尿常规和尿蛋白定量，每 3 个月检查血清病毒学指标,1 年以上检查病毒 YMDD 变异。

3. 使用拉米夫定治疗 1 年后若仍监测到 HBV-DNA,应改用其他抗病毒药(可先重叠使用 1~3 个月)。

二、溶血性尿毒症综合征

【概述】

溶血性尿毒症综合征(hemolytic uremic syndrome,HUS)是由不同病因导致的血管内溶血的微血管病,临床上以溶血性贫血、血小板减少和肾衰竭为特点。根据病因分为 2 种类型:①典型 HUS。即腹泻后 HUS,有前驱胃肠道症状,大肠埃希菌 O157∶H7 和志贺痢疾杆菌等产生的螺旋毒素是本病的主要致病原。②非典型 HUS。即无腹泻 HUS,又分继发性和特发性。前者继发于肺部感染、败血症、肾脏疾病、肿瘤及应用疫苗、药物等;后者为常染色体显性或隐性遗传,有家族史并可复发;均无前驱胃肠道症状。国内报告以 5~8 岁儿童多见,且多为非典型 HUS。

【临床特征】

1. 临床表现

(1)前驱期:约 80% 的 HUS 有前驱症状,多数为胃肠炎表现,如腹痛、腹泻或食欲缺乏,伴有发热,也可为呼吸道感染症状;持续数天至 2 周,其后有 5~10 天的无症状间歇期,部分病例无间歇期。

(2)急性期:多在前驱期后数天至数周,出现溶血性贫血和出血,最常见患儿突然面色苍白、黄疸、头晕、乏力、皮肤黏膜出血、呕血、便血或血尿,部分严重者可有贫血性心力衰竭、水肿、肝脾大、皮下血肿等。

(3)急性肾衰竭:与贫血几乎同时发生,少尿或无尿、水肿、血压增高,出现尿毒症、水与电解质紊乱、酸中毒表现。

(4)其他:亦可出现中枢神经系统症状,如头痛、嗜睡、抽搐、昏迷、共济失调等。

2. 实验室检查

(1)血液学改变：血红蛋白降低，可低至 30~50g/L；伴网织红细胞明显增高；血涂片可见红细胞形态异常，呈芒刺形、盔甲形、三角形及红细胞碎片等；白细胞数增多；多数患儿血小板减少，可低至 $10 \times 10^9/L$，持续 1~2 周后逐渐升高；但血小板抗体及 Coombs 试验阴性。

(2)凝血功能：早期纤维蛋白原降低、纤维蛋白降解产物增加，凝血因子 Ⅱ、Ⅷ、Ⅸ 及 Ⅹ 减少，凝血酶原时间延长；后期纤维蛋白原略升高。发生 DIC 较罕见。

(3)血生化：非结合胆红素升高，血浆结合珠蛋白降低，血浆乳酸脱氢酶及其同工酶均升高。少尿期血尿素氮、肌酐增高，高血钾、高磷、低钙等电解质紊乱及代谢性酸中毒。

(4)尿常规：可见不同程度的血尿、蛋白尿，严重溶血者可有血红蛋白尿，尿胆原强阳性。

(5)肾组织活检：是确诊的依据并可估计预后，可待病情缓解后进行。表现为肾脏微血管病变、微血管栓塞。

3. 诊断　具有前驱期和急性期的临床表现，排除血栓性血小板减少性紫癜、其他溶血性贫血等，可临床诊断为 HUS。如同时具有肾活检依据，可确诊。

【治疗原则】

主要包括积极改善肾脏功能，保持水、电解质、内环境稳定，支持和对症处理保护肾功能，病因治疗等。早期诊断、尽早血浆置换及血液透析是治疗的关键。

【推荐处方】

1. 纠正贫血　如贫血严重，血红蛋白在 50~60g/L 以下，可少量输血，尽可能输注新鲜洗涤红细胞 2.5~5ml/kg，于 2~4 小时内缓慢输入，必要时 6~8 小时后重复 1 次，维持血红蛋白在 70g/L 左右。

2. 针对免疫炎症反应的治疗

5% 葡萄糖注射液　100~200ml 甲泼尼龙　15~30mg/(kg·d)	静脉滴注,1 次 /d, 3 天 / 疗程,连用 1~2 个疗程,最大 剂量不超过 1g/d。

3. 血栓性微血管病的治疗

(1)输注新鲜冷冻血浆,起始剂量为 30~40ml/(kg·d),以后减为 15~20ml/(kg·d),静脉滴注,1 次 /d,直至血小板 > 150×10^9/L 时为止。肺炎球菌所致者禁输注血浆。

(2)新鲜冷冻血浆置换疗法,每次置换血浆 2~4L,开始 1 次 /d,3~4 日后改为隔日 1 次或 2 次 /w。肺炎链球菌所致者不用此疗法。

4. 改善微循环

(1)低分子右旋糖糖,5mg/kg,静脉滴注,1 次 /d;

(2)5% 葡萄糖注射液　100~200ml 多巴胺　2~5μg/(kg·min)	连续静脉滴注。

【注意事项】

本病的预后与及时诊断和治疗密切相关,所以早期诊断、积极治疗保证内环境稳定极其重要。尽早血浆置换及血液透析是治疗的关键。

1. 治疗中应密切观察尿量、血压、血与尿常规、血涂片、网织红细胞、肾功能、胆红素、血电解质、血气分析、肝功能等。

2. 预后取决于急性肾衰竭的严重性及中枢神经系统损害程度。大部分经综合治疗后症状逐渐消失,5%~15%的病例进入慢性期,发展为慢性肾衰竭、持续性高血压或有神经系统后遗症。因此,临床症状缓解后应定期随访。

3. 典型 HUS 由大肠埃希菌 O157:H7 和志贺痢疾杆菌感染后引起,应注意防治。

第六节 奥尔波特综合征

【概述】

奥尔波特综合征(Alport syndrome)亦称遗传性进行性肾炎,临床特点是血尿、蛋白尿及进行性肾功能减退,部分患者可合并感音神经性耳聋、眼部异常、食管平滑肌瘤等肾外表现。该病由编码肾小球基底膜IV型胶原 α3~α5 链的基因 COL4A$_n$(n=3、4、5)基因突变所致。

【临床特征】

奥尔波特综合征是一种遗传性的、以肾脏病变为主的临床综合征,因此在临床实践中对其表现既要注意肾脏病变的特点,还要注意肾外表现。①肾脏表现:主要表现为持续性或反复发作的镜下血尿或肉眼血尿。蛋白尿开始轻微,随年龄增长或血尿出现而表现为持续性蛋白尿,甚至出现肾病范围蛋白尿。同样,高血压的发生率和严重性也随年龄而增加,且多发生于男性患者。②听力障碍:奥尔波特综合征患者的听力障碍表现为感音神经性耳聋,发生于耳蜗部位。耳聋为进行性,双侧不完全对称,初为高频区听力下降,渐及全音域,甚至影响日常对话交流。③眼部病变:奥尔波特综合征的特征性眼部病变包括前圆锥形晶状体、眼底黄斑周围点状和斑点状视网膜病变以及视网膜赤道部视网膜病变。奥尔波特综合征的特异性视网膜病变通常不影响视力,需要用检眼镜或视网膜摄像的方法才能发现。

【治疗原则】

目前没有药物可以改善奥尔波特综合征患者组织基膜中的IV型胶原损伤。治疗目的在于控制尿蛋白,预防肾小管上皮细胞损伤,抑制肾间质纤维化,减慢进展至肾衰竭的速度,维持肾功能。对于奥尔波特综合征出现终末期肾病的患者,有效的治疗措施是肾脏替代治疗包括透析(血液透析或腹膜透析)和肾移植。

【推荐处方】

1. 药物治疗　开始用药的指征为尿蛋白 / 肌酐 > 0.2 或尿蛋白定量 > 4mg/$(m^2 \cdot h)$ 的奥尔波特综合征患儿;具有微量白蛋白尿的男性患儿有以下情况之一时需治疗:①缺失突变;②无义突变;③剪接突变;④有 30 岁前肾衰竭的家族史。

处方 1. 雷米普利,起始剂量为 1~2mg/$(m^2 \cdot d)$,每 3 个月增加 1~2mg/$(m^2 \cdot d)$,直到达到目标尿蛋白 / 肌酐或对药物不能耐受,最大剂量为 6mg/$(m^2 \cdot d)$,口服,1 次 /d。

处方 2. 依那普利,起始剂量为 2~4mg/$(m^2 \cdot d)$,每 3 个月增加 2~4mg/$(m^2 \cdot d)$,直到达到目标尿蛋白 / 肌酐或对药物不能耐受,最大剂量为 12mg/$(m^2 \cdot d)$,口服,1 次 /d。

处方 3. 氯沙坦,起始剂量为 12.5mg/$(m^2 \cdot d)$,每 3 个月增加 1 倍,直到达到目标尿蛋白肌酐比或对药物不能耐受,最大剂量为 50mg/$(m^2 \cdot d)$,口服,1 次 /d。

处方 4. 厄贝沙坦,起始剂量为 37.5mg/$(m^2 \cdot d)$,每 3 个月增加 1 倍,直到达到目标尿蛋白 / 肌酐或对药物不能耐受,最大剂量为 150mg/$(m^2 \cdot d)$,口服,1 次 /d。

处方 5. 螺内酯,10~20 岁患者的用量为 25mg/d,< 10 岁患者减量,口服,1~2 次 /d。

2. 肾脏替代治疗　进展至终末期肾病(ESRD)的奥尔波特综合征患者需要肾脏替代治疗,包括透析(血液透析或腹膜透析)和肾移植。

【注意事项】

1. 奥尔波特综合征是一种遗传性进行性肾炎,故一旦诊断明确,患者需要严密随访,进行合理的遗传咨询和饮食指导。建议患者每 3 个月行尿液相关检查,包括尿常规、

尿蛋白 / 肌酐、24 小时尿蛋白定量等。同时建议每 6 个月进行肾功能评估，如血生化、24 小时肌酐清除率等。随着肾功能进行性减退，患者会出现高血压、肾性骨病、贫血等慢性肾脏病并发症，可依据出现的症状进行相应治疗。对已经确诊为奥尔波特综合征的家系，且致病基因突变明确者，若有生育需求，可进行产前基因诊断。

2. ACEI 的不良反应包括体位性低血压、干咳、血管性水肿、高钾血症等，ARB 的不良反应相对较少，长期使用螺内酯可以导致高钾血症、男性乳房发育、急性肾功能不全，因此建议接受治疗的奥尔波特患者注意监测血钾及血清肌酐。当患者短期内应用此类药物血肌酐升高超过 30% 或者出现体位性低血压时应进行相应的减量。特别是在患者出现脱水的情况下如恶心、呕吐、腹泻，或者合并其他影响肾脏血流灌注的药物如非甾体抗炎药和过度使用利尿药的情况下，更容易出现肾素 - 血管紧张素 - 醛固酮系统拮抗剂的相关不良反应。

第七节　肾小管疾病

一、肾小管性酸中毒

【概述】

肾小管性酸中毒（RTA）是由于各种病因导致肾脏酸化功能障碍而产生的一种临床综合征。本病按肾小管可能的受损部位分为Ⅰ型，远端 RTA；Ⅱ型，近端 RTA；Ⅲ型，兼有Ⅰ和Ⅱ型 RTA 的特点；Ⅳ型，高血钾型 RTA。根据酸中毒的病因又可分为原发性肾小管性酸中毒和继发性肾小管性酸中毒。

【临床特征】

1. Ⅰ型　原发性病例可在出生后不久即有临床表现，

由于酸中毒和电解质紊乱,患儿多有恶心、呕吐、腹泻等消化道症状,从而导致严重的生长发育落后;由于低钾可表现为肌无力;尿液浓缩功能障碍可使患儿出现多饮、多尿表现;由于低血钙、低血磷而致骨质软化、骨骼严重畸形;由于大量排钙及尿偏碱性可造成肾钙化、肾结石。

2. Ⅱ型　原发性病例的临床表现大致与Ⅰ型相似,但一般症状较轻,突出的表现是生长发育落后、高氯性代谢性酸中毒,可有低钾表现,大部分无严重的骨骼畸形,也不会出现肾钙化。

3. Ⅲ型(混合型)　患儿兼有Ⅰ和Ⅱ型的临床表现,酸中毒程度比Ⅰ和Ⅱ型重。

4. Ⅳ型　患者除有高氯性代谢性酸中毒外,主要临床特点为高钾血症。

【治疗原则】

对于其他疾病引起的继发性肾小管性酸中毒首先应治疗原发病。如果原发病可得到治愈,肾小管性酸中毒也可随之治愈;对原发病不能根治者,则给予对症治疗。对于原发性肾小管性酸中毒的治疗主要是以适量的碱性药物纠正酸中毒,同时维持电解质平衡,防止和治疗骨骼软化,防止肾钙化。

【推荐处方】

1. Ⅰ型肾小管性酸中毒的治疗

处方 1. 枸橼酸合剂,起始剂量为 2~4mmol/(kg·d),最大可用至 5~14mmol/(kg·d),直至酸中毒纠正,口服,3 次/d。

处方 2. 低血钾不能纠正者,可服用 10% 枸橼酸钾,0.5~1mmol/(kg·d),口服,3 次/d。

处方 3. 枸橼酸钾钠合剂,起始剂量为 2~4mmol/(kg·d),酌情增加,直至酸中毒纠正,口服,3 次/d。

处方 4. 肾性骨病的治疗:可用维生素 D 400~800U/d、碳酸钙 300mg/d,但应注意从小剂量开始,监测维生素 D、血钙、尿钙浓度,及时调整剂量。

2. Ⅱ型肾小管性酸中毒的治疗

处方 1. 枸橼酸合剂,10~15mmol/(kg·d),酌情调整剂量直至酸中毒纠正,口服,3 次 /d。

处方 2. 低血钾不能纠正者,可服用 10% 枸橼酸钾,0.5~1mmol/(kg·d),口服,3 次 /d。

处方 3. 枸橼酸钾钠合剂,10~15mmol/(kg·d),酌情调整剂量,直至酸中毒纠正,口服,3 次 /d。

处方 4. 氢氯噻嗪,1~3mg/(kg·d),口服,3 次 /d。

3. 混合性肾小管性酸中毒Ⅲ型的治疗 同近端及远端肾小管性酸中毒的治疗。

4. Ⅳ型肾小管性酸中毒的治疗

处方 1. 纠正酸中毒:碳酸氢钠,1.5~2.0mmol/(kg·d),酌情调整剂量直至酸中毒纠正,口服,3 次 /d。

处方 2. 高血钾的处理:阳离子交换树脂或氢氯噻嗪,1~3mg/(kg·d),口服,3 次 /d。

【注意事项】

1. 肾小管性酸中毒是一组以持续性、代谢性、高氯性酸中毒而尿液却偏碱性为特征的临床病理生理综合征。其治疗主要是以适量的碱性药物纠正酸中毒,同时维持电解质平衡,防止和治疗骨骼软化,防止肾钙化。

2. 继发性肾小管性酸中毒主要治疗原发病;原发性肾小管性酸中毒大多与遗传有关,需要终身碱性药物治疗,定期随访。对已经确诊为原发性肾小管性酸中毒的家系,且致病基因明确者,若有生育需求,可进行产前基因诊断。

二、维生素 D 依赖性佝偻病

【概述】

维生素 D 依赖性佝偻病(VDDR)为常染色体隐性遗传性疾病,临床特征与典型的维生素 D 缺乏症相类似,故又称为遗传性假性维生素 D 缺乏性佝偻病。患儿多在 1 周岁左右开始出现骨病变,具有佝偻病的典型表现。

【临床特征】

患儿常于出生后的几个月即出现症状,具有佝偻病的典型表现,低钙性抽搐、严重肌无力,一般治疗剂量的维生素 D 无效;尿钙减少,可能有氨基酸尿,血钙明显降低,血磷一般正常或稍低,可有高血氯性酸中毒,碱性磷酸酶升高,血甲状旁腺激素增高。Ⅰ 型 VDDR 血清的 1,25- 二羟维生素 D_3 减低或不能测出,Ⅱ 型 VDDR 则升高。

【治疗原则】

本病是一种遗传性疾病,对其发病无特效预防办法,对已发病患者应积极对症治疗,以预防并发症的发生。

【推荐处方】

处方 1. 骨化三醇(活性维生素 D_3),0.5~1.0μg/d,口服,1 次 /d。

处方 2. 阿法骨化醇,0.5~1.5μg/d,口服,1 次 /d。

处方 3. 大剂量维生素 D,2 万 ~10 万 IU/d,口服,1 次 /d。

【注意事项】

1. 本病是一种遗传性疾病,应采用替代治疗,需终身用药。骨化三醇(活性维生素 D_3)是理想的替代治疗,疗效显著,为首选疗法;Ⅱ 型 VDDR 由于存在 1,25- 二羟维生素 D_3 受体亲和力下降,效果不佳。

2. 此病在补充维生素 D 的同时补充适量钙剂,注意监测尿钙、血钙。

3. Ⅱ 型 VDDR 患者由于体内的维生素 D 受体抵抗,需要更大剂量的阿法骨化醇或骨化三醇,甚至需要静脉补充钙剂以维持血钙稳定。

第八节 膀胱输尿管反流

【概述】

膀胱输尿管反流(VUR)是指排尿时尿液从膀胱反流至输尿管和肾盂。导致 VUR 的主要原因是膀胱输尿管连接部异常,按发生原因可分为原发性 VUR 和继发性 VUR。VUR 和反复泌尿道感染(UTI)可导致持续性肾脏损害和瘢痕化,从而可能引起高血压和慢性肾衰竭。

【临床特征】

最常见的临床表现为反复发作的尿路感染,膀胱刺激症状仅在尿路感染急性期出现。①夜尿、多尿:VUR 患者的远曲小管功能最先受到影响,尿液浓缩功能异常是反映肾功能损害的灵敏指标。在儿童可以遗尿作为首发症状。②尿淋漓。③蛋白尿:可作为首发症状,亦可在严重瘢痕形成数年后出现。④高血压:为常见的后期并发症,亦是儿童恶性高血压最常见的病因。⑤其他:反复发热、腰痛、腹痛、发育不良、尿路结石、肾衰竭、肉眼血尿等。

实验室检查中的影像学检查尤为重要,最基本的检查方法是排泄性膀胱尿道造影(MCU)、超声、二巯基琥珀酸扫描(DMSA),其中 MCU 是 VUR 检测及分级的金标准。反流的分级包括Ⅰ级:仅尿液反流入输尿管,输尿管及肾盏的形态正常;Ⅱ级:尿液反流入无扩张的肾盏,输尿管及肾盏的形态正常;Ⅲ级:尿液反流入肾集合系统,伴肾盏边缘变钝(失去正常肾盏的"尖钉样"外观);Ⅳ级:输尿管中度扩张和扭曲,肾盂、肾盏中度扩张,穹隆角完全消失,大多数肾盏保持乳头压迹;Ⅴ级:输尿管严重扩张和扭曲,肾盂、肾盏严重扩张,大多数肾盏不显乳头压迹。

【治疗原则】

VUR 的防治主要是制止尿液反流和控制感染,防治肾功能进一步损害,分为内科治疗和外科治疗。内科治疗方面常按 VUR 的不同分级采用治疗措施,所有扩张型反流(Ⅲ~Ⅴ级)以抗生素预防为首选,高级别反流或肾实质异常可选择外科修复。

【推荐处方】

内科治疗如下:

处方 1. 呋喃妥因,2mg/(kg·d),口服,4 次 /d,维持服药数月至 1 年预防感染复发。

处方 2. 头孢克洛,10mg/kg,口服,1 次 /d,睡前服。

处方 3. 头孢克肟,1~2mg/kg,口服,1 次 /d,睡前服。

【注意事项】

1. 下列情况应考虑存在反流的可能性,包括反复复发和迁延的泌尿道感染、长期尿频、尿淋漓或遗尿、UTI 长期药物治疗无效、年龄较小的 UTI、中段尿培养持续阳性、UTI 伴尿路畸形、家族中有一级亲属有此病者、胎儿或婴儿期肾盂积水。

2. 排泄性膀胱尿道造影是尿路感染评估的强制性金标准,甚至在超声下显示为正常的患者中高达 25% 存在膀胱输尿管反流(VUR)。

3. 确诊患儿建议长期随访监测尿细菌培养和血压。

第九节　泌尿系统感染

【概述】

泌尿道感染(urinary tract infection,UTI)简称尿感,是指病原微生物入侵泌尿系统并在尿液中繁殖,侵犯泌尿道黏膜或组织引起炎症反应。感染可累及上、下泌尿道，其定位困难，故统称为泌尿系感染。泌尿道感染是儿科最常见的感染性疾病之一，且婴幼儿 UTI 常合并膀胱输尿管反流（VUR）等先天性尿路畸形（VUR 在婴幼儿发热性 UTI 中可高达 20%~40%）。VUR 和反复 UTI 可导致持续性肾脏损害和瘢痕化，从而可能引起高血压和慢性肾衰竭。

【临床特征】

临床表现因年龄和泌尿道感染部位不同而异，有肾盂肾炎、膀胱炎和无症状性菌尿 3 种形式。

1. **肾盂肾炎** 婴幼儿占多数，以全身性感染中毒症状为主要表现，常有发热，高热时可有寒战或惊厥，表现为全身不适、精神萎靡、面色苍黄、呕吐、腹泻。新生儿常见败血症样表现，有体重下降、喂养困难、黄疸、激惹、发热或体温不升。年长儿诉胁肋部或腰部酸痛及肾区叩击痛。血常规显示白细胞增多和中性粒细胞比例明显增高。

2. **膀胱炎** 以年长女孩多见，有尿频、尿急、排尿困难、排尿不尽、下腹不适、耻骨上区疼痛、尿失禁症状，有时伴尿液恶臭、外阴部湿疹等，一般无发热。

3. **无症状性菌尿** 尿培养阳性而无任何感染的临床症状，但若不治疗可能发展为有症状的泌尿道感染。

【治疗原则】

治疗目的在于积极控制感染，防止复发，保护肾功能。

1. **一般治疗** 急性期卧床休息，多饮水，进食易消化、含足够热量和蛋白质的食物。女孩注意外阴部清洁。

2. **抗感染治疗** 选用抗生素的原则为，①感染部位：肾盂肾炎应选择血药浓度高的药物，膀胱炎应选择尿药浓度高的药物；②儿童泌尿系统感染的临床表现多种多样，临床上仍以革兰氏阴性杆菌为主，球菌比例有所上升；③根据尿培养及药敏试验结果，同时结合临床疗效选用抗生素;④药物在肾组织、尿液、血液中都应有较高的浓度;⑤选用的药物抗菌能力强、抗菌谱广,最好能用强效杀菌剂,且不易使细菌产生耐药菌株;⑥对肾功能损害小的药物。

【推荐处方】

1. 上尿路感染的治疗

(1)≤3月龄婴儿:全程静脉滴注敏感抗生素治疗 10~14 天。

<table>
<tr><td>处方 1. 0.9% 氯化钠注射液　30~50ml
头孢曲松钠,60~80mg/kg</td><td>静脉滴注,
1 次 /d,
用前皮试。</td></tr>
<tr><td>处方 2. 5% 葡萄糖注射液　30~50ml
美罗培南　20mg/kg</td><td>静脉滴注,
1 次 /8h。</td></tr>
</table>

(2)>3月龄:若患儿有中毒、脱水等症状或不能耐受口服抗生素治疗,可先静脉使用敏感抗生素治疗 2~4 天后改用口服敏感抗生素治疗,总疗程为 10~14 天。

　　处方　头孢克洛,20~40mg/(kg·d),口服,3 次 /d。

2. 下尿路感染 / 膀胱炎的治疗　口服抗生素治疗 7~14 天(标准疗程)。

　　处方 1. 头孢克洛,20~40mg/(kg·d),口服,3 次 /d。

　　处方 2. 头孢克肟,3~6mg/(kg·d),口服,2~3 次 /d。

3. 无症状性菌尿的治疗　单纯无症状性菌尿一般无须治疗。但若合并尿路梗阻、膀胱输尿管反流或存在其他尿路畸形,或既往感染使肾脏留有陈旧性瘢痕者,则应积极选用抗生素治疗,疗程为 7~14 天,继之给予小剂量抗生素预防,直至尿路畸形被矫治为止。

　　处方 1. 预防剂量:头孢克洛,10mg/kg,口服,1 次 /d,睡前服。

　　处方 2. 头孢克肟,1~2mg/kg,口服,1 次 /d,睡前服。

4. 复发和再感染的治疗　复发性 UTI 包括:① UTI 发作 2 次及 2 次以上,且均为上尿路感染(APN);② 1 次

APN 且伴有 1 次及以上的下尿路感染;③ 3 次及 3 次以上的下尿路感染。建议预防性使用抗生素。

处方 1. 预防剂量:头孢克洛,10mg/kg,口服,1 次 /d,睡前服。

处方 2. 头孢克肟,1~2mg/kg,口服,1 次 /d,睡前服。

【注意事项】

1. 清洁中段尿培养(定量)及菌落计数强调使用抗菌药前留取标本。

2. 在抗生素治疗 48 小时后需评估治疗效果,包括临床症状、尿检指标等。若抗生素治疗 48 小时后未能达到预期的治疗效果,需重新留取尿液进行尿培养细菌学检查。

第十节　其他泌尿系统疾病

一、肾静脉血栓形成

【概述】

肾静脉血栓形成(RVT)是指肾静脉主干和 / 或分支内血栓形成,导致肾静脉部分或全部阻塞而引起的一系列病理改变和临床表现。常在下列情况下易发生:①血液高凝状态,如肾病综合征、系统性红斑狼疮、激素治疗、血液浓缩等;②肾静脉受压,如肿瘤、血肿压迫等;③肾静脉血管壁受损。

【临床特征】

本病的临床表现取决于被阻塞静脉大小、血栓形成快慢、血流阻断程度及有无侧支循环建立等。肾静脉急性完全性血栓形成以小儿多见,因没有充足的侧支循环形成,临床表现为寒战、发热、剧烈腰肋痛及腹痛、肋脊角明显压痛、肾区叩痛、血白细胞升高、血尿,甚至肉眼血尿、蛋白尿(原蛋白尿增多)及病肾功能丧失。影像学检查可发现肾肿大,如双侧肾静脉均发生血栓形成,或原先有一侧肾已没有功能,而另一侧肾静脉血栓形成,则可发生少尿和急性肾衰竭。慢性 RVT 则起病相对隐匿,可引起肾小管功能异常,出现肾性糖尿、氨基酸尿、酸化功能障碍,肾病综合征患者出现尿蛋白水平明显上升。另外,肾静脉血栓常可脱落引起肺栓塞。

【治疗原则】

确诊后应该尽早开始抗凝溶栓疗法治疗,以阻止血栓扩散,争取溶解血栓,尽快促使静脉回流。对于急性血栓形成患者,溶栓治疗可能取得显著效果;而对于慢性血栓形成患者,长期抗凝治疗也能防止血栓扩散和减少新的血栓形成,以改善肾功能和减少并发症发生。肾静脉主干大血栓溶栓无效且反复出现肺栓塞,可考虑手术取栓。

【推荐处方】

1. 抗凝治疗

处方 1. 5% 葡萄糖注射液　50ml ｜ 静脉滴注,1~2 次/
　　　　肝素　1mg(125U)/kg ｜ d,连用 7~10 日。

处方 2. 低分子量肝素,150IU/kg,皮下注射,1 次/d,连用 7~10 日。

处方 3. 华法林,0.05~0.4mg/(kg·d),口服,3 次/d。注意监测凝血酶原时间,以达到正常高值的 1.5~2 倍为宜。

2. 纤溶治疗

处方 1. 5% 葡萄糖注射液　50ml ｜ 静脉滴注,30~60
　　　　尿激酶　1万~2万 IU/kg ｜ 分钟内滴完。

处方 2. 5% 葡萄糖注射液　50~ ｜ 静脉滴注,1~2 小
　　　　100ml ｜ 时内滴完。
　　　　重组组织型纤溶酶原激
　　　　活剂(rt-PA)30 万 IU/kg ｜

3. 抗血小板药

处方 1. 阿司匹林,3~5mg/(kg·d),口服,3 次 /d。

处方 2. 双嘧达莫,3~5mg/(kg·d),口服,3 次 /d。

【注意事项】

1. 肾静脉血栓形成一旦确诊应立即给予抗凝治疗,纤溶治疗可早期促进血栓溶解并防止再发,避免肾脏进一步损害是治疗的关键。

2. 使用华法林时注意监测凝血酶原时间,以达到正常高值的 1.5 倍为宜。

3. 阿司匹林的副作用有消化道反应、肝损害、凝血功能障碍,治疗过程中注意检查肝功能、凝血功能。

二、神经性膀胱功能障碍

【概述】

神经性膀胱功能障碍是指控制排尿的中枢神经(脑或脊髓)或周围神经受到损害后引起的排尿功能障碍的一类疾病,简称神经源性膀胱。几乎每种神经病变都能影响膀胱功能。

【临床特征】

神经源性膀胱常有尿失禁,呈现不能控制的不自主排尿,滴尿,排尿困难,残余尿增多;并有神经系统损害的原发病的症状和体征。常常容易合并膀胱输尿管反流及肾盂积水、尿路感染,最终致肾功能受损。体格检查可在下腹部触及膨胀的膀胱。肾功能不全者可有贫血、高血压、酸中毒及电解质紊乱。

【治疗原则】

在积极治疗原发病的基础上,引流尿液以缓解尿路梗阻,保持膀胱内低压,促使尿自控,尽量减少感染等并发症。采用各种非手术或手术方法保护肾脏功能。

【推荐处方】

本病的治疗目的是引流尿液以缓解尿路梗阻,保持膀胱内低压,促使尿自控,可予以间歇性导尿以保持膀胱内低压,如有不稳定膀胱收缩可给予以下药物。

处方 1. 奥昔布宁,0.2mg/(kg·d),口服,2~3 次/d。

处方 2. 山莨菪碱(654-2),0.1~0.2mg/kg,口服,1~2 次/d。

【注意事项】

山莨菪碱的不良反应与阿托品相似,但毒性较低,可有口干、面红、心率增快、轻度扩瞳、视近物模糊等,个别患者有心率加快及排尿困难等,多在 1~3 小时内消失。但山莨菪碱排泄快,无蓄积作用,对肝、肾无损害。

三、神经性尿频

【概述】

神经性尿频(neurogenic frequent micturition)指非感染性尿频、尿急,是儿科的一个独立疾病,患儿的年龄一般在 2~11 岁,多发生在学龄前儿童。其发病特点为尿频,每 2~10 分钟 1 次;尿急,一有尿意就不能忍耐。较小患儿经常尿湿裤子,可继发尿路感染或阴部湿疹。

【临床特征】

最主要的临床特征就是排尿次数增多,但无尿量增多。尿常规检查正常。排尿次数可从正常每天 6~8 次增至 20~30 次,甚至每小时 10 多次,且每次排尿量很少,有时可能只有几滴,睡眠后无尿频现象,此种尿频症状经常在上床睡觉前、吃饭时、上课时加重。

【治疗原则】

神经性尿频并没有器质性病变,所以首先需要排除疾病的影响;然后家长应对孩子正确耐心地诱导,消除患儿的顾虑;积极鼓励孩子,使孩子消除害怕及担心的心理,并保持轻松愉快的心情去面对;必要时在医师指导下应用药物治疗。

【推荐处方】

处方 1. 阿托品,0.006~0.01mg/kg,最大剂量为 0.3mg,口服,1~2 次 /d。

处方 2. 东莨菪碱,0.006~0.01mg/kg,最大剂量为 0.3mg,口服,1~2 次 /d。

处方 3. 山莨菪碱(654-2),0.1~0.2mg/kg,口服,1~2 次 /d。

处方 4. 谷维素,5~10mg/kg,口服,3 次 /d。

【注意事项】

1. 神经性尿频并没有器质性病变,所以首先需要排除疾病的影响;因其没有器质性病变,故药物治疗不是最主要的。

2. 最重要的是家长应对小孩正确耐心地诱导,消除患儿的顾虑;积极鼓励孩子,使孩子消除害怕及担心的心理,并保持轻松愉快的心情去面对。

四、遗 尿 症

【概述】

遗尿症俗称尿床,指儿童年龄 ≥ 5 岁睡眠状态下不自主排尿 ≥ 2 次 /w,持续时间超过 3 个月以上。其病因复杂,在临床上分原发性和继发性、单一症状性和非单一症状性。

【临床特征】

小儿在熟睡时不自主地排尿,每夜发生 1~2 次,有时一夜发生多次,尿床的患儿绝大部分伴有觉醒障碍,尿床的时间大多发生在上半夜。原发性遗尿症是指尿床从婴儿期延续而来,其中不尿床的时间不超过 6 个月。单一症状性是指仅有夜间尿床,没有日间膀胱症状。

【治疗原则】

继发性遗尿主要治疗原发病,原发性单一症状性遗尿症的治疗方法包括生活调理和行为治疗、唤醒训练和药物治疗。遗尿症的一线治疗是去氨加压素和遗尿报警器:夜间尿量增多但膀胱容量正常宜使用去氨加压素治疗;膀胱容量偏小的可能出现加压素抵抗,宜使用遗尿报警器治疗;夜间尿量增多且膀胱容量偏小宜联合去氨加压素和遗尿报警器治疗;夜间尿量正常且膀胱容量正常的患儿可予遗尿警报器或去氨加压素治疗。

【推荐处方】

处方 1. 去氨加压素,0.2mg/d,根据患儿的情况及疗效调整剂量,最大剂量为 0.8mg/d,睡前服用。

处方 2. 奥昔布宁,起始推荐剂量为 2~5mg,年龄较大者可增加至 10mg,睡前服用。

【注意事项】

1. 去氨加压素夜间睡前 1 小时服药,予以少量水送服;服药前 1 小时和服药后 8 小时限制饮水,以达到治疗效果并避免药物不良反应。若患儿出现发热需要大量补充液体,应暂停使用去氨加压素,以免引起水中毒;如果已经服用,仍需限制饮水,必要时监测血压及血钠。

2. 奥昔布宁的副作用主要包括口干、皮肤潮红、便秘、视物模糊、打瞌睡,需严格在医师指导下使用,并注意监测残余尿量。

(杨曼琼)

第九章

神经系统和肌肉系统疾病

第一节　脑性瘫痪

【概述】

脑性瘫痪简称为脑瘫,是指由于各种原因造成的发育期胎儿或婴儿非进行性脑损伤。临床主要表现为运动发育和姿势异常、运动功能受限。脑性瘫痪患儿常伴有智力、感觉、行为异常。其患病率为 2%~3.5%。

【临床特征】

主要表现为中枢性运动、姿势发育障碍及活动受限,伴或不伴感觉、知觉、认知、交流和行为障碍,以及癫痫和继发性肌肉、骨骼问题。

1. 基本表现　脑性瘫痪以出生后非进行性运动发育异常为特征,一般都有以下 4 种表现:运动发育落后和瘫痪肢体主动运动减少、肌张力异常、姿势异常、反射异常。可合并智力障碍、癫痫、语言功能障碍、视力障碍及听力障碍等。

2. 临床分型　按运动障碍的性质可分为以下 7 型。

(1)痉挛型:主要因锥体系受累,表现为上肢肘、腕关节屈曲,拇指内收,手紧握呈拳状,下肢内收交叉呈剪刀腿和尖足。

(2)手足徐动型:手足徐动、扭转痉挛等。

(3)肌张力低下型:可能因锥体系和锥体外系同时受

累,导致瘫痪肢体松软,但腱反射存在。

(4)强直型:全身肌张力显著增高、僵硬,锥体外系受损症状。

(5)共济失调型:小脑性共济失调。

(6)震颤型:多为锥体外系相关的静止性震颤。

(7)混合型:以上某几种类型同时存在。

【治疗原则】

脑性瘫痪不能治愈,治疗的主要目的是改善症状,最大限度地发挥患者的潜力及减少骨骼肌肉畸形。所有类型脑瘫的治疗均以康复为主,同时可配合药物治疗,缓解肌肉痉挛、改善运动功能等,为康复治疗创造有利条件,使治疗获得更好的疗效。临床上常用的药物通过去神经支配降低肌张力,从而提高患者的运动能力,恢复部分功能;药物选择及剂量决定于患儿的临床分型和临床分级,以下主要讨论痉挛型脑性瘫痪的药物治疗方案。

【推荐处方】

痉挛型脑性瘫痪的治疗如下:

处方 1. A 型肉毒毒素:

保妥适(Botox),1~25U/kg,个体最大剂量为 400~600U,肌内注射,分 2~4 个靶点注射,每个靶点最大剂量为 10~50U。

或 丽舒妥(Dysport),1~25U/kg,个体最大剂量为 500~1 000U,肌内注射,分 2~4 个靶点注射,每个靶点最大剂量为 50~250U。

处方 2. 巴氯芬,2.5~10mg/ 次,口服,2~3 次 /d,从小剂量开始逐渐加量。

【注意事项】

1. 目前暂无治疗脑性瘫痪的特效药物,仅能改善临床症状。若合并癫痫,可根据癫痫发作类型及癫痫综合征类型选择抗癫痫药。

2. A 型肉毒毒素与其药理学相关的不良反应严重程度与使用剂量呈正相关,包括肌无力、流感样症状、吞咽困难、皮疹、尿失禁、口干及出汗减少等,出现上述副作用时需减少剂量使用。

3. 鞘内注射巴氯芬可长期缓解脑性瘫痪患儿的痉挛和改善运动功能,但有脑脊液漏、导管故障和软组织感染等副作用。

第二节　肌　病

一、迪谢内肌营养不良

【概述】

进行性肌营养不良是一组进行性发展的以骨骼肌变性为主要特征的遗传性疾病,包括假肥大型肌营养不良、肢带型肌营养不良、先天性肌营养不良、强直性肌营养不良等多个类型。其中,迪谢内肌营养不良(DMD)是最常见的类型,是由抗肌萎缩蛋白基因的致病性变异所导致的一种可治疗性 X 连锁隐性遗传性肌病,其致病基因简称为 DMD 基因,该病的发病率在存活男婴中为 1/5 000。本文的治疗主要围绕 DMD 的治疗方案进行阐述。

【临床特征】

主要表现为进行性加重的肌无力以及伴随的其他器官系统损害,可分为 5 个阶段。

1. 症状前期　多表现为运动发育迟缓、跑步慢、不能连续跳跃,约 1/3 的患者伴有不同程度的精神发育迟滞或认知功能受损。

2. 早期独走期　多从 3~4 岁开始出现肢体无力症状。最初表现为上台阶费力、下蹲起立困难、Gowers 征阳性,逐渐出现行走姿势异常、鸭步、腰椎前凸、跟腱挛缩、踮脚尖走路。

3. 晚期独走期 肌无力症状大多在 7 岁后迅速加重，不能独立上楼梯、跑步，Gowers 征阳性。

4. 早期不能独走期 通常在 9~10 岁丧失独立行走的能力，可以短距离扶行、独坐或扶站，出现脊柱侧弯，逐渐全身肌肉萎缩。

5. 晚期不能独走期 通常在 14~15 岁后不能独坐，双上肢活动开始受限，开始出现心肌病和呼吸功能障碍。多数患者因呼吸或心力衰竭在 30 岁前死亡，中位数在 25 岁左右。

【治疗原则】

DMD 的治疗需要多学科综合管理，主要包括对骨骼肌功能及整体功能状态、心肺功能、骨与关节改变、消化道功能、生长发育状态、认知精神心理状态的随访评估与治疗以及各种并发症的预防。建议在 4 岁前完成计划疫苗接种，在开始糖皮质激素治疗前接种肺炎球菌疫苗和灭活的流感疫苗。预防过度肥胖，保持日常活动。在独走期可进行有氧训练，避免过度活动。在不能独走期也应当活动肢体，预防失用性萎缩或危重症肌病的发生。

【推荐处方】

1. 激素治疗方案

处方 1. 泼尼松，0.75mg/(kg·d)，口服，1 次/d。

处方 2. 泼尼松，10mg/(kg·w)，口服，分 2 次周末服用(周六、周日各 5mg/kg)。

处方 3. 地夫可特，0.9mg/(kg·d)，口服，1 次/d。

2. 辅助用药

处方 1. 艾地苯醌，450~900mg/d，口服，3 次/d。

处方 2. 辅酶 Q_{10}，100~300mg/d，口服，2~3 次/d。

【注意事项】

1. 使用糖皮质激素的同时需要补充钙、钾和维生素 D,不宜突然停药。

2. 康复训练和多学科管理应贯穿于整个治疗过程中。

3. 基因治疗主要包括外显子跳跃、终止密码子通读、外源性微小肌萎缩蛋白基因替代以及基因修复治疗,目前已经逐渐在临床应用。

4. 女性携带者再生育产前检查非常重要,建议再妊娠 12 周取胎盘绒毛膜或 16 周取羊水进行产前基因检测。

二、重症肌无力

【概述】

重症肌无力(MG)是一种由乙酰胆碱受体(AChR)抗体介导、细胞免疫依赖、补体参与、累及神经肌肉接头突触后膜,引起神经肌肉接头传递障碍,出现骨骼肌收缩无力的获得性自身免疫病。极少部分 MG 患者由肌肉特异性酪氨酸激酶(MuSK)抗体、低密度脂蛋白受体相关蛋白 4(LRP4)抗体介导。其主要临床表现为骨骼肌无力、易疲劳,活动后加重,休息和应用胆碱酯酶抑制剂后症状明显缓解、减轻。

【临床特征】

全身骨骼肌均可受累,肌无力表现为波动性和易疲劳性,晨轻暮重,活动后加重、休息后可减轻。经常从一组肌群无力开始,逐渐累及其他肌群,直到全身肌无力。部分患者短期内出现全身肌肉收缩无力,甚至发生肌无力危象。

MG 按受累部位可分为眼肌型、脑干型和全身型。儿童以眼肌型最常见,见于 80% 以上的 MG 患者,表现为对称性或非对称性上睑下垂和 / 或双眼复视,也可出现交替性上睑下垂、双侧上睑下垂、眼球活动障碍等。脑干型主要表现为第九、第十和第十二对脑神经所支配的咽喉肌群受累，突出症状是吞咽或构音障碍、声音嘶哑等。全身型主要表现为活动后四肢肌肉疲劳无力，严重者可因呼吸肌无力而危及生命。少数患者可先后出现以上几种类型的症状或逐渐发展为混合型，病程中症状可交替完全缓解或复发，感染、过度疲劳可使病情加重。

【治疗原则】

MG 的治疗包括胆碱酯酶抑制剂、免疫抑制剂、丙种球蛋白(IVIG)、血浆置换、胸腺摘除术、胸腺放射治疗等。胆碱酯酶抑制剂为所有类型的 MG 的一线用药，部分患者可单药治疗，但通常需要联合使用免疫抑制剂。糖皮质激素为免疫抑制剂一线用药，非类固醇类免疫抑制剂用于足量激素疗效仍不理想、发生明显不良反应、激素减量后症状复发的患者。IVIG 及血浆置换常用于危及生命，需尽快起效，呼吸功能不全或吞咽困难，明显球部症状需术前准备等的 MG 患者。

【推荐处方】

1. 单纯眼肌型 MG

处方 1. 溴吡斯的明，0.5~1mg/(kg·d)，口服，1 次/4~6h，逐渐加量至 5~7mg/(kg·d)，最大剂量 300mg/d。

处方 2.(1) 溴吡斯的明，0.5~1mg/(kg·d)，口服，1 次/4~6h，逐渐加量至 5~7mg/(kg·d)，最大剂量 300mg/d。

(2) 泼尼松，起始 0.5~1mg/(kg·d)，晨顿服，每 3 天加量 5mg 至足量 1.5~2mg/(kg·d)，最大剂量 ≤ 60mg/d，症状改善后维持 4~16 周后开始减量，达到最小维持剂量。

2. 全身型 MG

处方 1.(1) 溴吡斯的明，0.5~1mg/(kg·d)，口服，1 次/4~6h，逐渐加量至 5~7mg/(kg·d)，最大剂量 300mg/d。

(2) 泼尼松，起始 0.5~1mg/(kg·d)，晨顿服，每 3 天加量 5mg 至足量 1.5~2mg/(kg·d)，最大剂量 ≤ 60mg/d，症

状改善后维持 4~16 周后开始减量,达到最小维持剂量。

处方 2.(1)溴吡斯的明,0.5~1mg/(kg·d),口服,1 次 /4~6h,逐渐加量至 5~7mg/(kg·d),最大剂量 300mg/d。

(2)泼尼松,起始 0.5~1mg/(kg·d),晨顿服,每 3 天加量 5mg 至足量 1.5~2mg/(kg·d),最大剂量 ≤ 60mg/d,症状改善后维持 4~16 周后开始减量,达到最小维持剂量。

(3)硫唑嘌呤,1~2mg/(kg·d),口服,2 次 /d。

处方 3.(1)溴吡斯的明,0.5~1mg/(kg·d),口服,1 次 /4~6h,逐渐加量至 5~7mg/(kg·d),最大剂量 300mg/d。

(2)泼尼松,起始 0.5~1mg/(kg·d),晨顿服,每 3 天加量 5mg 至足量 1.5~2mg/(kg·d),最大剂量 ≤ 60mg/d,症状改善后维持 4~16 周后开始减量,达到最小维持剂量。

(3)他克莫司,0.1~0.3mg/(kg·d),口服,2 次 /d。

处方 4.(1)溴吡斯的明,0.5~1mg/(kg·d),口服,1 次 /4~6h,逐渐加量至 5~7mg/(kg·d),最大剂量 300mg/d。

(2)泼尼松,起始 0.5~1mg/(kg·d),晨顿服,每 3 天加量 5mg 至足量 1.5~2mg/(kg·d),最大剂量 ≤ 60mg/d,症状改善后维持 4~16 周后开始减量,达到最小维持剂量。

(3)0.9% 氯化钠　　375ml/m² 　　利妥昔单抗　　375mg/m²	静脉滴注,1 次 /w,共 给 药 4 次(利妥昔单抗浓度为 1mg/ml)。

3. MG 危象

处方 1.(1)溴吡斯的明,0.5~1mg/(kg·d),口服,1 次 /4~6h,逐渐加量至 5~7mg/(kg·d),最大剂量 300mg/d。

(2)5% 葡萄糖　　100~250ml 　　甲泼尼龙　　15~30mg/(kg·d)	静脉滴注,1 次 /d,连用 3~5 天后,改为泼尼松片序贯治疗。

处方 2.(1)溴吡斯的明,0.5~1mg/(kg·d),口服,1 次 /4~6h,逐渐加量至 5~7mg/(kg·d),最大剂量 300mg/d。

(2)IVIG,400mg/(kg·d),静脉滴注,1 次 /d,连用 5 日。

处方 3. (1)溴吡斯的明,0.5~1mg/(kg·d),口服,1 次/4~6h,逐渐加量至 5~7mg/(kg·d),最大剂量 300mg/d。

(2)血浆置换,第 1 周隔日 1 次,共 3 次;若改善不明显,其后每周 1 次,常规进行 5~7 次。

【注意事项】

1. 使用糖皮质激素的同时需要补充钙、钾和维生素 D,不宜突然停药。

2. 免疫抑制剂使用前需要充分告知,使用过程中应定期监测血常规、肝肾功能,必要时监测血药浓度、甲状腺功能等,注意药物不良反应。

3. IVIG 和血浆置换可用于急性重症患者以及肌无力危象患者,难治性 MG 患者可考虑 IVIG 作为维持疗法。

4. 合并胸腺瘤的 MG 患者可行胸腺摘除手术或胸腺放射治疗。

5. MuSK 抗体阳性患者有明显的女性易患倾向,病情早期常迅速恶化,容易发生肌无力危象;通常对溴吡斯的明反应差,糖皮质激素及免疫抑制剂的疗效较好,血浆置换的疗效优于 IVIG;早期试用利妥昔单抗可能有效。

6. MG 患者应避免使用氨基糖苷类及大环内酯类抗生素、普鲁卡因胺等麻醉药、普萘洛尔、奎宁、β 受体拮抗剂、青霉胺等有加重神经肌肉接头传递障碍作用,可引起呼吸肌麻痹的药物。

(吴丽文)

第三节 家族性周期性麻痹

一、低钾性周期性麻痹

【概述】

低钾性周期性麻痹是一种常染色体显性遗传性肌病,以反复肌无力发作伴血清钾降低、补钾迅速好转为临床特点。

【临床特征】

1. 2 次或 2 次以上肌无力伴随血清钾 < 3.5mmol/L。

2. 患者有 1 次肌无力发作,且至少有 1 位亲属在 1 次肌无力发作时血清钾 < 3.5mmol/L。

3. 符合下列临床及实验室检查中的 3 项:①首次发作在 20 岁以前;②局部肢体或全身肌无力持续时间超过 2 小时;③有诱发因素,如高碳水化合物饮食、剧烈运动后休息、应激;④补钾治疗有效;⑤阳性家族史或有骨骼肌钠通道、钙通道及钾通道基因突变的遗传学依据(以 *CACN1S* 及 *SCN4A* 多见);⑥麦克马尼斯(McManis)长运动试验阳性。

4. 除外其他低钾血症的原因(肾、肾上腺及甲状腺功能障碍,肾小管性酸中毒,利尿药及通便药滥用)。

5. 肌张力消失(临床或肌电图检测),眼睑除外。

【治疗原则】

急性发作时,进行轻度运动可能有益,治疗以补钾、对症支持治疗为主,一般采取口服给钾,必要时静脉补钾。慢性管理上,应教育患者改变生活方式,如避免剧烈运动、精神紧张,坚持低盐和低碳水化合物饮食,以最大限度地减少低钾周期性麻痹的诱因;药物上可选择钾缓释剂、碳酸酐酶抑制剂,若患儿不能耐受碳酸酐酶抑制剂或疗效不佳,可选择留钾利尿药作为补充治疗。

【推荐处方】

1. 急性期治疗(1ml 10% KCl 含 1.34mmol K^+)

处方 1. 10% 氯化钾,0.2~0.4mmol/kg,口服,1 次/30min,连用至血清钾正常,最大剂量 ≤ 200~250mmol/d。

处方 2. 静脉补钾,浓度 < 0.3%,速度 < 0.3mmol/(kg·h),最大剂量 ≤ 200mmol/d。

2. 预防性治疗

处方 1. 乙酰唑胺,5~10mg/(kg·d),口服,2 次/d。

处方 2. 双氯非那胺,50~200mg/d,口服,2 次/d。

处方 3. 氨苯蝶啶,50~150mg/d,口服,2 次/d。

处方 4. 螺内酯,25~100mg/d,口服,2 次/d。

【注意事项】

1. 注意补钾量、浓度及速度,补钾后应至少监测血清钾水平 24 小时,有条件时给予心电监护。静脉补钾应避免配伍使用葡萄糖及钠盐溶液,可使用 5% 甘露醇溶液。肾功能障碍者应见尿补钾。

2. 乙酰唑胺:对磺胺类药过敏者禁用,肝肾功能不全者、肾上腺衰竭及肾上腺皮质功能减退者慎用。常见不良反应有四肢麻木及刺痛感、胃肠道不适及暂时性近视、可逆性轻度认知障碍等,可使患肾结石的风险增加。

3. 留钾利尿药:无尿或严重肾功能减退及水、电解质紊乱者慎用。用药期间检测血钾浓度,如发生高钾血症立即停药处理。

二、高钾性周期性麻痹

【概述】

高钾性周期性麻痹是一种常染色体显性遗传性肌病,以反复发作肌无力伴或不伴血清钾增高为特点。多数发作间期有肌强直表现。

【临床特征】

1. 2 次或 2 次以上肌无力发作,血清钾 > 4.5mmol/L。

2. 患者有 1 次肌无力发作,且至少有 1 位亲属在 1 次肌无力发作时血清钾 > 4.5mmol/L。

3. 符合下列临床及实验室检查中的 3 项:① 30 岁前发病;②局部肢体或全身肌无力持续时间超过 2 小时;

③有诱发因素,如运动、应激;④肌强直;⑤阳性家族史或有骨骼肌钠通道、钙通道及钾通道基因突变的遗传学依据(以 *SCN4A* 多见);⑥麦克马尼斯(McManis)长运动试验阳性。

4. 除外其他高钾血症的原因(肾、肾上腺及甲状腺功能障碍,使用留钾利尿药)。

【治疗原则】

急性发作时,进行轻度运动和口服碳水化合物可能有益,β受体激动剂和钙剂是有效的急性降钾的疗法。慢性管理上,应教育患者改变生活方式,建议一日多餐,以充足碳水化合物、低钾饮食为主,避免禁食、寒冷、紧张等诱因,药物上可选择碳酸酐酶抑制剂、噻嗪类利尿药。

【推荐处方】

1. 急性期治疗

处方 1. 沙丁胺醇,0.1mg,雾化吸入,可重复 1 次。

处方 2. 10% 葡萄糖酸钙,0.5ml/kg,缓慢静脉注射(5 分钟内),最大剂量为 20ml。

2. 预防性治疗

处方 1. 乙酰唑胺,5~10mg/(kg·d),口服,2 次 /d。

处方 2. 双氯非那胺,50~200mg/d,口服,2 次 /d。

处方 3. 氢氯噻嗪,25~75mg/d,口服,2 次 /d。

【注意事项】

1. 考虑手术麻醉时,阿片类药物或去极化剂的使用可能会导致肌强直,干扰插管和辅助通气。应保证碳水化合物供给,避免使用肌松剂。

2. 碳酸酐酶抑制剂,对磺胺类药过敏者禁用,肝肾功能不全者、肾上腺衰竭及肾上腺皮质功能减退者慎用。常见不良反应有四肢麻木及刺痛感、胃肠道不适及暂时性近视等。

3. 噻嗪类利尿药,无尿或严重肾功能减退及水、电解质紊乱者慎用。用药期间应多次检测血钾浓度。

(彭　镜)

第四节　癫　痫

一、概　述

【概述】

癫痫是一种以具有持久性地产生癫痫发作倾向为特征的慢性脑部疾病。新诊断的癫痫患儿如果接受合理、规范的抗癫痫治疗,70% 左右发作可完全控制,50%~60% 的患儿服用 1 种抗癫痫药后发作完全控制并可逐渐减量停药。目前癫痫的治疗方法较多,现在常用的是药物治疗,另外特殊治疗有外科手术治疗、迷走神经刺激术、生酮饮食等。

【临床特征】

癫痫是一组脑部神经元高度同步化,且常具自限性的异常放电所导致的综合征。以反复性、发作性、短暂性,通常为刻板性的中枢神经系统功能失常为特征。由于异常放电神经元的位置不同,放电扩展的范围不同,患者的发作可表现为感觉、运动、意识、精神、行为、自主神经功能障碍或兼有之。《临床诊疗指南·癫痫病分册》(2015 修订版)推荐将临床上出现 2 次(间隔至少 24 小时)非诱发性癫痫发作诊断为癫痫。

【治疗原则】

尽可能依据病因、癫痫综合征选择抗癫痫药,癫痫综合征诊断不明确时根据癫痫发作类型选择。①抗癫痫药的使用需与监护人充分讨论;②第 2 次癫痫发作后推荐开始抗癫痫药治疗;③已有 2 次发作但间隔期在 1 年以上,可暂推迟治疗;④以下情况在第 1 次无诱因发作后开始治疗,并与监护人商议:脑功能缺陷;脑电图有明确的痫样放电;监护人不能承受再发一次的风险;⑤治疗后至少 2 年无癫痫发作,可以考虑减停药。

【推荐处方】

根据不同的发作类型选用合适的抗癫痫药,避免使用可能加重的抗癫痫药(表 9-1 和表 9-2),每种抗癫痫药均应从小剂量开始,逐渐加量(表 9-3)。

表 9-1　新诊断全面性发作性癫痫患儿的
初始单药治疗选择

全身发作	一线药物	二线药物	不推荐药物
强直阵挛发作	VPA、LEV、LTG	TPM、OXC、PB、ZNS、CBZ、CZP、PHT、NZP	VGB、ESM
强直发作	VPA、LEV、LTG	TPM、ZNS、PB、CZP、NZP	OXC、PHT、CBZ、VGB、ESM
阵挛发作	VPA、LEV	TPM、LTG、ZNS、PB、CZP、OXC、NZP	PHT、CBZ、VGB、ESM
肌阵挛发作	VPA、LEV、TPM	CZP、NZP、LTG、ZNS	PB、ESM、PHT、VGB、OXC、CBZ
失张力发作	VPA	TPM、LEV、LTG、CZP、NZP、ZNS	PB、PHT、VGB、ESM、CBZ、OXC
失神发作	VPA、ESN、LTG	CZP、LEV、TPM、NZP	ZNS、PB、PHT、VGB、CBZ、OXC

注:VPA,丙戊酸;LEV,左乙拉西坦;LTG,拉莫三嗪;TPM,托

吡酯;OXC,奥卡西平;PB,苯巴比妥;ZNS,唑尼沙胺;CNZ,卡马西平;CZP,氯硝西泮;PHT,苯妥英;NZP,硝西泮;VGB,氨己烯酸;ESM,乙琥胺。一线和二线药物所列的抗癫痫药排序,其选择强度依次递减。

表 9-2　新诊断局灶性和特殊发作类型癫痫
患儿的初始单药治疗选择

局灶性和 特殊发作	一线药物	二线药物	不推荐药物
局灶性发作	OXC、CBZ、LEV、VPA、LTG	TPM、ZNS、PB、PHT	CZP、VGB、NZP、ESM
局灶性继发全面性发作	OXC、CBZ、VPA、LEV、LTG	TPM、ZNS、PB、PHT、CZP、NZP、VGB	ESM
癫痫性痉挛	VPA、TPM、VGB	CZP、LEV、NZP、LTG、ZNS	PB、PHT、VGB、CBZ、ESM
多种类型发作	VPA、TPM、LEV	LTG、CZP、ZNS、NZP、PB	OXC、CBZ、VGB、PHT、ESM
难以分型	VPA、LEV、TPM	LTG、CZP、PB、ZNS、NZP、OXC	CBZ、VGB、PHT、ESM

注:OXC,奥卡西平;CBZ,卡马西平;LEV,左乙拉西坦;VPA,丙戊酸;LTG,拉莫三嗪;TPM,托吡酯;ZNS,唑尼沙胺;PB,苯巴比妥;PHT,苯妥英;CZP,氯硝西泮;VGB,氨己烯酸;NZP,硝西泮;ESM,乙琥胺。一线和二线药物所列的抗癫痫药排序,其选择强度依次递减。

表9-3　常用抗癫痫药的用法用量

药物	年龄/岁	起始剂量	增加剂量	维持剂量	最大剂量	用法/(次/d)
卡马西平	<6	5mg/(kg·d)	每5~7天加量5mg/kg	10~20mg/(kg·d)	400mg/d	2
	6~12	5~10mg/(kg·d)	每2周增加100mg	400~800mg/d	1 000mg/d	2~3
氯硝西泮		0.01~0.03mg/(kg·d)	每3天增加0.03~0.05mg/kg	0.1~0.2mg/(kg·d)	20mg/d	2~3
硝西泮		0.1~0.3mg/(kg·d)	每2周增加0.25mg/kg	0.5~1mg/(kg·d)	3mg/kg	2~3
苯巴比妥		3~5mg/(kg·d)		3~5mg/(kg·d)		1~3
苯妥英钠		5mg/(kg·d)	逐渐增加	4~8mg/(kg·d)	300mg/d	2~3
丙戊酸钠		10~15mg/(kg·d)	每周增加5~10mg/kg	20~30mg/(kg·d)	1 800mg/d	2~3
拉莫三嗪单药治疗	>12	25mg,1次/d,连服2w后50mg,1次/d,连服2w	每1~2周最大增加50~100mg	100~200mg/d		2

续表

药物	年龄/岁	起始剂量	增加剂量	维持剂量	最大剂量	用法/(次/d)
拉莫三嗪添加治疗						
与丙戊酸合用	2~12	0.15mg/(kg·d),1次/d,连服2w后0.3mg/(kg·d),1次/d,连服2w	每1~2周最大增加0.3mg/(kg·d)	1~5mg/(kg·d)	200mg/d	2
	>12	25mg,1次/隔日,连服2w后25mg,1次/d,连服2w	每1~2周最大增加25~50mg	100~200mg/d		2
与肝药酶诱导剂类合用	2~12	0.6mg/(kg·d),1次/d,连服2w后1.2mg/(kg·d),1次/d,连服2w	每1~2周最大增加1.2mg/(kg·d)	5~15mg/(kg·d)	400mg/d	2
	>12	50mg,1次/d,连服2w后100mg,1次/d,连服2w	每1~2周最大增加100mg	200~400mg/d		2

续表

药物	年龄/岁	起始剂量	增加剂量	维持剂量	最大剂量	用法/(次/d)
与其他不明显抑制或诱导莫三嗪葡萄糖醛酸化的药物合用	2~12	0.3mg/(kg·d),1次/d,连服2w后0.6mg/(kg·d),1次/d,连服2w	每1~2周最大增加0.6mg/(kg·d)	1~10mg/(kg·d)	200mg/d	2
	>12	25mg,1次/d,连服2w后50mg,1次/d,连服2w	每1-2周最大增加50~100mg	100~200mg/d		2
左乙拉西坦		10~20mg/(kg·d)	每2周增加10~20mg/(kg·d)	30mg/(kg·d)	1个月~4岁:60mg/(kg·d);4~16岁:<3g/d	2
奥卡西平		8~10mg/(kg·d)	每1~2周增加10mg/(kg·d)	20-30mg/(kg·d)	2~4岁:60mg/(kg·d);≥5岁:46mg/(kg·d)	2

续表

药物	年龄/岁	起始剂量	增加剂量	维持剂量	最大剂量	用法/(次/d)
托吡酯		1~3mg/(kg·d)	每1~2周加1~3mg/(kg·d)	5~9mg/(kg·d)		2
唑尼沙胺		2~4mg/(kg·d)	每周增加2~4mg/(kg·d)	4~8mg/(kg·d)	12mg/(kg·d)	1~3
氨己烯酸		20mg/(kg·d)	每周增加20mg/(kg·d)	10~15kg:0.5~1g/d 15~30kg:1~1.5g/d 30~50kg:1.5~3g/d >50kg:2~3g/d	每日剂量上限	2

【注意事项】

所有抗癫痫药（AED）都可能产生不良反应，其严重程度在不同个体间有很大差异。最常见的不良反应包括对中枢神经系统的影响（镇静、思睡、头晕、共济障碍、认知、记忆等）、对全身多系统的影响（血液系统、消化系统、体重改变、生育问题、骨骼健康等）和特异体质反应。抗癫痫药的常用不良反应见表 9-4，另外氨己烯酸可致不可逆性视野缺损、视网膜病变等严重的副作用。

表 9-4　抗癫痫药的常见不良反应

	长期治疗的副作用	剂量相关的副作用	特异体质副作用
卡马西平	头晕、视物模糊、恶心、困倦、中性粒细胞减少、低钠血症	低钠血症	皮疹、再生障碍性贫血、史-约综合征、肝损害
氯硝西泮	镇静、共济失调	易激惹、攻击行为、多动	少见，偶见白细胞减少
苯巴比妥	疲劳、嗜睡、抑郁、注意力涣散、多动、易激惹（见于儿童）、攻击行为、记忆力下降	少见皮肤粗糙，突然停药可出现戒断症状，焦虑、失眠等	皮疹、中毒性表皮坏死松解症、肝炎
苯妥英钠	眼球震颤、共济失调、畏食、恶心、呕吐、攻击行为、巨幼红细胞贫血	痤疮、齿龈增生、面部粗糙、多毛、骨质疏松、小脑及脑干萎缩（长期大量使用）、维生素 K 和叶酸缺乏	皮疹、周围神经病变、史-约综合征、肝毒性

续表

	长期治疗的副作用	剂量相关的副作用	特异体质副作用
丙戊酸钠	震颤、畏食、恶心、呕吐、困倦	体重增加、脱发、月经失调或闭经、多囊卵巢综合征	肝毒性(尤其是2岁以下的儿童)、血小板减少、急性胰腺炎(罕见)、丙戊酸钠脑病
拉莫三嗪	复视、头晕、头痛、恶心、呕吐、困倦、共济失调、嗜睡	攻击行为、易激惹	皮疹、史-约综合征、中毒性表皮坏死松解症、肝衰竭、再生障碍性贫血
奥卡西平	疲劳、困倦、复视、头晕、共济失调、恶心	低钠血症	皮疹
左乙拉西坦	头痛、困倦、易激惹、感染、类流感综合征	较少	无报道
托吡酯	畏食、注意力、语言、记忆障碍、感觉异常、无汗	肾结石、体重下降	急性闭角型青光眼(罕见)

二、癫痫综合征

【概述】

癫痫综合征是指由一组特定的临床表现和脑电图改变组成的癫痫疾患(即脑电临床综合征)。临床上常结合发病年龄、发作类型、病因学、解剖基础、发作时间规律、诱发因素、发作严重程度、其他伴随症状、脑电图及影像学结果、既往史、家族史、对药物的反应及转归等资料作出某种癫痫综合征的诊断。癫痫综合征的诊断对于治疗选择、判断预后等方面具有一定的指导意义。

【临床特征】

1. 按起病年龄分类

(1) 新生儿期(出生后至<44周胎龄):良性家族性新生儿癫痫(BFNE)、早期肌阵挛脑病(EME)、大田原综合征。

(2) 婴儿期(<1岁):伴游走性部分性发作的婴儿癫痫、West综合征、婴儿肌阵挛癫痫(MEI)、良性婴儿癫痫、良性家族性婴儿癫痫、婴儿严重肌阵挛癫痫、非进行性肌阵挛脑病。

(3) 儿童期(1~12岁):热性惊厥附加症(FS+,可于婴儿期起病)、Panayiotopoulos综合征、肌阵挛失张力癫痫、伴中央颞区棘波的良性癫痫(BECT)、常染色体显性遗传性夜间额叶癫痫(ADNFLE)、晚发性儿童枕叶癫痫(Gastaut型)、肌阵挛失神癫痫、伦诺克斯-加斯托综合征、伴睡眠期持续棘慢波的癫痫性脑病(CSWS)、Landau-Kleffner综合征(LKS)、儿童失神癫痫(CAE)。

(4) 青少年至成年期(>12~18岁):青少年失神癫痫(JAE)、青少年肌阵挛癫痫(JME)、仅有全面强直阵挛发作的癫痫、进行性肌阵挛癫痫(PME)、伴有听觉表现的常染色体显性遗传性癫痫(ADPEF)、其他家族性颞叶癫痫。

2. 与年龄无特殊关系的癫痫 包括部位可变的家族性部分性发作癫痫(儿童期至成年期)、反射性癫痫。

3. 其他一组癫痫 包括伴有海马硬化的颞叶内侧癫痫(MTLE伴HS)、Rasmussen综合征、下丘脑错构瘤的痴笑性发作、半侧惊厥-半侧瘫-癫痫。

4. 不能归类于上述任何诊断分类,首先应明确是否存在已知结构异常或代谢原因,其次确定发作类型(全面性或部分性)。

(1) 脑结构-代谢异常所致的癫痫:①皮质发育畸形(半侧巨脑回、灰质异位等);②神经皮肤综合征(结节性硬化、

斯德奇 - 韦伯综合征等);③肿瘤、感染、创伤、血管瘤、围产期损伤、卒中等。

(2)原因不明的癫痫。

(3)伴癫痫样发作,但习惯上不诊断为癫痫的一个类型:良性新生儿惊厥(BNS)。

(4)热性惊厥(FS)。

【治疗原则】

应尽可能依据病因、癫痫综合征类型选择抗癫痫药,如果癫痫综合征诊断不明确应根据癫痫发作类型作出决定。

【推荐处方】

新诊断常见儿童癫痫综合征的初始单药治疗选择见表 9-5。

表 9-5　新诊断常见儿童癫痫综合征的
初始单药治疗选择

癫痫综合征	一线药物	二线药物	不推荐药物
儿童失神癫痫	VPA,ESM,LTG	LEV,CZP,TPM	ZNS,NZP,PB,VGB,PHT,ACTH,泼尼松,OXC,CBZ
伴中央颞区棘波的良性癫痫	OXC,LEV,VPA,CBZ	LTG,TPM,ZNS,PB,CZP	NZP,PHT,VGB,ACTH,泼尼松,ESM
大田原综合征	VPA,TPM	LEV,CZP,ACTH,NZP,泼尼松,ZNS,PB,LTG	VGB,OXC,CBZ,PHT,ESM
婴儿痉挛	ACTH,TPM,泼尼松,VGB,VPA	CZP,LEV,泼尼松,VGB,VPA	PB,PHT,OXC,CBZ,ESM

续表

癫痫综合征	一线药物	二线药物	不推荐药物
结节性硬化伴婴儿痉挛	VGB,ACTH,TPM,	泼尼松,CZP,LEV,NZP,ZNS,LTG	PB,PHT,OXC,CBZ,ESM
婴儿严重肌阵挛癫痫	VPA,LEV,TPM	CZP,NZP,ZNS	PB,泼尼松,ACTH,VGB,OXC,ESM,CBZ,PHT,LTG
伦诺克斯-加斯托综合征	VPA,TPM,LEV	LTG,CZP,NZP,ZNS	PB,VGB,OXC,泼尼松,ACTH,PHT,CBZ,ESM
肌阵挛-失张力癫痫	VPA	TPM,LEV,LTG,CZP,NZP,ACTH,泼尼松	PB,ESM,VGB,PHT,OXC
获得性癫痫性失语	VPA,LEV,泼尼松	ACTH,CZP,TPM,LTG,NZP	ZNS,OXC,PB,VGB,CBZ,ESM,PHT
伴慢波睡眠期持续棘慢波的癫痫性脑病	VPA,LEV	TPM,CZP,泼尼松,LTG,ACTH,NZP,ZNS	PB,OXC,VGB,PHT,ESM,CBZ
青少年肌阵挛癫痫	VPA,LEV	TPM,CZP,LTG,NZP,ZNS	PB,ESM,PHT,ACTH,泼尼松,VGB,OXC

注:VPA,丙戊酸;ESM,乙琥胺;LTG,拉莫三嗪;LEV,左乙拉西坦;CZP,氯硝西泮;TPM,托吡酯;ZNS,唑尼沙胺;NZP,硝西泮;PB,苯巴比妥;VGB,氨己烯酸;PHT,苯妥英;ACTH,促肾上腺皮质激素;OXC,奥卡西平;CBZ,卡马西平。一线和二线药物所列的药物排序,其选择强度依次递减。

【注意事项】

1. 根据发作类型、综合征和病因选药,强调病因诊断在治疗中的指导作用。具体剂量见表 9-3。

2. 定期复查,注意监测各种抗癫痫药的毒副作用。

3. 治疗效果不满意时注意反复查找病因,根据病因调整抗癫痫药的选择。

（彭 镜 彭 盼）

三、癫痫持续状态

【概述】

癫痫持续状态(SE)是神经科的危急重症,病死率、致残率高,预后除与病因相关外,也与是否能早期诊断和及时终止发作有密切关系。

【临床特征】

根据发作类型,SE 包括惊厥性癫痫持续状态(CSE)与非惊厥性癫痫持续状态(NCSE)。按发作持续时间和治疗效果,SE 可分为早期 SE(持续至 5~10 分钟)、确定性 SE(应用一线抗癫痫药,发作持续 10~30 分钟)、难治性 SE(应用一线及二线抗癫痫药发作仍持续,发作持续时间超过 60 分钟,需麻醉药治疗)、超难治性 SE(全身麻醉 24 小时仍不能终止发作)。

【治疗原则】

尽快终止发作,确保足够的氧供,维持呼吸、循环功能及内环境稳定,防治并发症,积极寻找病因治疗原发病,避免诱因。药物是治疗 SE 的主要手段,对于经药物治疗仍无法控制的超难治性 SE,可考虑生酮饮食、手术切除致痫灶等挽救患者生命。

【推荐处方】

1. 惊厥性癫痫持续状态的药物治疗

（1）一线治疗

1）未建立静脉通路

处方 1. 地西泮，0.3~0.5mg/kg，直肠给药，单次剂量≤10~20mg。

处方 2. 咪达唑仑，0.2mg/kg，肌内注射或鼻腔黏膜给药，单次剂量≤10mg。

2）已建立静脉通路

处方 地西泮，0.2~0.3mg/kg，缓慢静脉注射，单次剂量≤8mg。

如注药过程中发作终止则停止注入，给药后观察5~10分钟，如仍发作可重复1次。

（2）二线治疗：当重复1次一线药物而发作未终止时，开始二线用药（20~40分钟）。

处方 1. 苯妥英，15~20mg/kg，静脉注射，速度为1~3mg/（kg·min），最大速度≤50mg/min。

处方 2. 丙戊酸，20~40mg/kg，静脉注射，速度为5mg/（kg·min），持续≥10分钟。

处方 3. 左乙拉西坦，20~60mg/kg（总量≤3g），静脉注射，速度为5mg/（kg·min），持续≥15分钟。

处方 4. 苯巴比妥，15~20mg/kg，静脉注射，速度为2mg/（kg·min），最大速度≤60~100mg/min。

（3）三线治疗：合理足量使用一线和二线治疗后发作仍未控制（超过40分钟）时启动。

处方 1. 咪达唑仑，0.2mg/kg，静脉注射，单次剂量≤10mg，继之持续静脉滴注，调整速度在0.05~2mg/（kg·h），直至癫痫发作控制和/或达 EEG "爆发抑制"或达最大输注速度。

处方 2. 硫喷妥钠，2~3mg/kg，静脉注射，继之持续静脉滴注，调整速度在3~5mg/（kg·h）。

处方 3. 戊巴比妥(咪达唑仑无效时可选用戊巴比妥)，5~15mg/kg，静脉注射，继之持续静脉滴注，调整速度在0.3~3mg/(kg·h)。

处方 4. 丙泊酚，1~2mg/kg，静脉注射，5 分钟后可重复用药，最大累积剂量为 10mg/kg，继之持续静脉滴注，调整速度在 4~10mg/(kg·h)，持续输注 < 48 小时。

处方 5. 生酮饮食治疗：在急性期控制发作的同时，添加或过渡到口服抗癫痫药(如托吡酯、丙戊酸、左乙拉西坦等)。

2. 非惊厥性癫痫持续状态的药物治疗

处方 1. 地西泮，0.2~0.3mg/kg，静脉注射，单次剂量 ≤ 10mg。

若发作不能终止：

处方 2. 丙戊酸，20~40mg/kg，静脉注射，速度为 5mg/(kg·min)，持续 ≥ 10 分钟。

【注意事项】

1. 咪达唑仑　可迅速进入血脑屏障，起效快，抗癫痫作用强；主要缺点为作用时间短，复发率高，易产生耐药性，使用 24~48 小时后所需的剂量提高数倍，长时间使用后在脑内聚集，导致意识障碍恢复时间延长。

2. 丙戊酸钠　不良反应可见代谢性脑病，对于发作终止后仍处于持续昏迷状态的 SE 应警惕脑病的发生；此外有肝功能损害，对于年龄 < 2 岁且已使用多种抗惊厥药及合并代谢性疾病的患儿慎用。

3. 丙泊酚　不建议在生酮饮食患者中同时使用，避免出现丙泊酚输注综合征：治疗过程中可出现乳酸酸中毒、高脂血症、横纹肌溶解、心动过缓、高钾血症以及心、肾衰竭，如输注时间 > 48 小时，速度 < 5mg/(kg·h)。

4. 左乙拉西坦　不抑制呼吸，起效快，副作用小，不经过肝脏代谢，特别适用于合并有肝功能异常、代谢性疾病或可能有严重药物相互作用的患儿。

5. **苯妥英**　有效剂量与中毒剂量相近,在儿童中齿龈增生、消化道不良反应的发生率高,同时有心律失常、低血压等不良反应,且不良反应与输液速度关系密切,用药过程中应监测心电及血压、血药浓度,控制输液速度。

6. **戊巴比妥**　可降低中枢神经系统的氧代谢率、脑血流及颅内压。不良反应有可引起低血压及心肺抑制,持续应用＞4天还可以出现肺水肿、皮肤水肿和肠梗阻。

7. **麻醉药**　均有明显呼吸抑制的不良反应,常常需要气管插管。同时,联合、高剂量使用抗癫痫药时应尽量选择肝、肾毒性小且相互作用小的药物,停药、减药过程需缓慢,口服药物替换需达到稳态血药浓度,静脉用药至少持续24~48小时后方可逐渐减少麻醉药的用量。若停用麻醉药后复发,麻醉药需重新逐渐加至原达EEG"爆发抑制"状态的剂量,并考虑加用其他抗癫痫药。

8. **生酮饮食**　抗癫痫药、麻醉药无效时可考虑生酮饮食。尤其怀疑热性感染相关性癫痫综合征(FIRES)的患者,建议尽早使用生酮饮食治疗,可有效控制癫痫发作、改善预后。启动生酮饮食前应排除禁忌证,如丙酮酸羧化酶缺乏症、β-氧化缺陷、卟啉病、肉碱缺乏症(原发性)、肉碱棕榈酰基转移酶Ⅰ和Ⅱ缺乏症等。

(杨丽芬)

第五节　化脓性脑膜炎

【概述】

化脓性脑膜炎是儿科常见的急性中枢神经系统感染性疾病,幸存者中有30%~50%遗留永久性神经系统后遗症。早期诊断和并发症治疗是降低本病死亡率及后遗症发生率的关键。

【临床特征】

1. **临床表现** 缺乏特异性，与疾病持续时间、宿主年龄及对感染的反应等相关。大多数急性起病，年长儿常表现为感染中毒及急性脑功能障碍症状、颅内压增高症状和脑膜刺激征，如发热、精神状态和意识改变、头痛、呕吐、畏光、颈项强直、惊厥发作和局灶性神经功能障碍；< 1 岁婴儿的症状可不典型，表现为低体温、激惹、意识改变、喂养困难、惊厥、前囟饱满紧张等，而脑膜刺激征常缺失。此外，如出现皮疹、瘀斑和紫癜等皮肤改变，常提示脑膜炎奈瑟菌感染。

2. **外周血** 白细胞计数增高（以多核细胞为主）、CRP 和 PCT 水平明显升高；重症病例或新生儿可见白细胞总数下降。

3. **脑脊液** 典型特点是外观混浊、压力增高；白细胞总数明显增加，分类以中性粒细胞为主；糖含量显著降低或脑脊液糖 / 血糖 ≤ 0.4（> 2 个月的婴儿）；蛋白含量升高，多 > 1g/L。

4. **病原学检查** 脑脊液培养是确定致病菌的最可靠的方法，脑脊液涂片找菌、乳胶凝集试验、对流免疫电泳等多种免疫学方法检查脑脊液中的致病菌抗原、PCR 检测、高通量测序有助于早期诊断。常规血培养、局部病灶分泌物培养、皮肤瘀点涂片可协助病原学诊断。

5. **并发症** 发生率高，常见硬膜下积液、脑室管膜炎、脑积水、抗利尿激素分泌异常综合征、神经性耳聋、失明、癫痫、智力低下、瘫痪、中枢性尿崩和静脉窦血栓形成等。

【治疗原则】

疑诊细菌性脑膜炎时，应尽早开始经验性抗菌治疗，静脉应用足剂量、易透过血脑屏障、具有杀菌作用的抗菌药。当致病菌明确后,及时根据病原体药敏试验结果结合经验性治疗效果调整抗菌药。抗菌药治疗应坚持足疗程,具体持续时间取决于致病微生物和临床疗效。治疗中应随时监测、及时发现和处理相关并发症。疗效不满意时应重新评估诊疗、分析原因,视情况决定是否延长抗菌药的疗程或调整治疗方案。

【推荐处方】

1. 经验性抗菌药治疗

处方 1.(1)0.9% 氯化钠注射液　50~100ml 　　　　头孢曲松　50mg/(kg·次)	静脉滴注,1 次 /12h,最大剂量为 4g/d,用前皮试。
(2)0.9% 氯化钠注射液　50ml 　　万古霉素　15mg/(kg·次)	静脉滴注,1 次 /6h。
处方 2.(1)0.9% 氯化钠注射液　50~100ml 　　　　头孢噻肟　100mg/(kg·次)	静脉滴注,1 次 /8h,最大剂量为 8~12g/d,用前皮试。
(2)0.9% 氯化钠注射液　50ml 　　万古霉素　15mg/(kg·次)	静脉滴注,1 次 /6h。
处方 3.(1)0.9% 氯化钠注射液　30~50ml 　　　　美罗培南　30~40mg/(kg·次)	静脉滴注,1 次 /6~8h。 最大剂量为 6g/d。
(2)0.9% 氯化钠注射液　50ml 　　万古霉素　15mg/(kg·次)	静脉滴注,1 次 /6h。

2. 糖皮质激素治疗

　　处方　地塞米松,0.15mg/kg,静脉注射,1 次 /6h,连用 2~4 日。

3. 脑水肿、颅内高压的治疗

　　处方　20% 甘露醇,0.5~1g/kg,快速静脉注射(10~15 分钟以上),1 次 /4~6h。

【注意事项】

1. 本处方针对社区获得性化脓性脑膜炎,未涉及异常免疫状态、解剖结构缺陷儿童和医源性儿童化脓性脑膜炎。

2. 如果有任何原因使腰椎穿刺延迟,即使尚未明确诊断,在行血培养后应立即开始经验性抗菌治疗。对于具有毒副作用或涉及超药品说明书使用的抗菌药,应尽量避免使用,如若必须使用应充分告知监护人。

3. 糖皮质激素应在抗菌治疗开始前或开始 4 小时内应用。以下情况不推荐使用糖皮质激素治疗:除 B 型流感嗜血杆菌和肺炎链球菌外,其他病原菌所致的脑膜炎;耐β- 内酰胺酶类抗生素的肺炎链球菌所致的化脓性脑膜炎;抗菌治疗后的化脓性脑膜炎;< 6 周的患儿。

4. 脑积水导致颅内高压,必要时可连续腰椎穿刺放液或进行手术干预。

(彭　镜　彭　盼)

第六节　病毒性脑炎和病毒性脑膜炎

【概述】

病毒性脑炎和病毒性脑膜炎指各种病毒感染引起的颅内炎症,可对中枢神经系统造成严重危害,值得引起重视。根据脑功能是否正常,可将病毒性脑炎与病毒性脑膜炎区别开来。前者存在神经功能障碍的症状和体征,提示病变累及脑实质,预后往往比病毒性脑膜炎差。此外,有些病毒引起的中枢神经系统感染,从临床表现来看,不易区分是脑炎还是脑膜炎,因而被称为脑膜脑炎。

【临床特征】

1. 病毒性脑膜炎 临床表现多样,因年龄、免疫状态和病原体而异。新生儿可出现发热伴非特异性症状,如喂养困难、呕吐、腹泻、皮疹及呼吸道症状,而神经系统症状的严重程度轻重不一,可无明显症状,也可有易激惹和嗜睡,甚至进展为脑炎伴癫痫发作和/或局灶性神经受累的表现;年长儿可表现为急性发热、头痛、恶心、呕吐、颈项强直和畏光。

2. 病毒性脑炎 新生儿及婴儿的表现多为非特异性,如发热、抽搐、喂养困难、易激惹和嗜睡等。年长儿表现为发热、抽搐,意识水平下降,严重时可昏迷;也可表现为精神症状、情绪不稳;可有运动障碍、共济失调及局部神经功能缺损体征,如偏瘫、脑神经功能缺损。严重病例可出现癫痫持续状态、脑水肿、抗利尿激素分泌异常综合征和/或心肺功能衰竭等。

3. 神经系统以外的其他伴随症状 可为诊断提供线索,如肠道病毒感染可伴随结膜炎、咽炎、皮疹、疱疹性咽峡炎和手足口病等;腮腺炎病毒感染常伴唾液腺肿痛,年长儿可有生殖系统炎症;单纯疱疹性脑炎可伴口唇、角膜、生殖器疱疹及溃疡;EB 病毒感染可有全身淋巴结肿大。

4. 脑脊液检查 外观清亮,压力正常或轻度升高;白细胞正常或轻度增加,多在 $500 \times 10^6/L$ 以下,以淋巴细胞为主;蛋白正常或轻度增高,多 < 1g/L;糖、氯化物无明显改变。

【治疗原则】

病毒性脑炎和病毒性脑膜脑炎是威胁患儿生命的急症,需要积极干预治疗,急性期经验性抗病毒治疗和对症支持治疗。在病原体确定后,经验性抗病毒治疗要更改为针对性抗病毒治疗。

【推荐处方】

1. 单纯疱疹病毒感染

处方 28 天≤年龄＜ 3 个月：

| 5% 葡萄糖注射液　15~30ml
阿昔洛韦　20mg/kg | 静脉滴注,1 次 /8h,
连用 14~21 天。 |

3 个月≤年龄＜ 12 岁：

| 5% 葡萄糖注射液　30~100ml
阿昔洛韦　10~15mg/kg | 静脉滴注,1 次 /8h,
连用 14~21 天。 |

年龄≥ 12 岁：

| 5% 葡萄糖注射液　100ml
阿昔洛韦　10mg/kg | 静脉滴注,1 次 /8h,
连 用 14~21 天, 药
物浓度不超过 7g/L。 |

2. 巨细胞病毒感染

处方 1. 诱导期：

| 5% 葡萄糖注射液　50~100ml
更昔洛韦　5mg/kg | 缓慢静脉滴注,输
注时间不能少于 1 小
时,1 次 /12h,疗程
为 14~21 天。 |

维持期:更昔洛韦,5mg/kg,口服,隔日 1 次。

处方 2. 诱导期：

| 5% 葡萄糖注射液　50~100ml
更昔洛韦　5mg/kg | 缓慢静脉滴注,输注
时间不能少于 1 小
时,1 次 /12h,疗程
为 14~21 天。 |

维持期:缬昔洛韦,15mg/kg,口服,1 次 /12h。

3. 水痘带状疱疹病毒感染

| **处方** 5% 葡萄糖注射液
　　　30~100ml
　　阿昔洛韦　10~15mg/kg | 静脉滴注,1 次 /8h,
至急性期缓解。 |

【注意事项】

1. 抗病毒治疗期间,除密切观察患儿的临床变化外,还应选择敏感而可靠的病毒学监测指标对疗效进行监测和评估。PCR 方法可用于检测脑脊液中的病毒核酸。

2. 除新生儿外,对于儿童脑炎患者推荐静脉给予阿昔洛韦进行经验性抗病毒治疗。经验性阿昔洛韦使用时间取决于实验室检查结果。PCR 提示病原为单纯疱疹病毒时,则完成阿昔洛韦治疗疗程;反之,需个体化制订阿昔洛韦使用策略。

3. 对疑似病毒性脑炎但不能排除细菌性脑膜炎者,可开展针对细菌性脑膜炎的经验性治疗。

4. 不推荐在常规治疗中使用糖皮质激素。但对重症、急性期病例,可考虑应用地塞米松,但使用指征、疗程均存在争议。EB 病毒性脑炎如以脱髓鞘病变为主,需根据临床症状、颅内病变恢复情况以及相关免疫学指标决定激素疗程。

5. 针对性治疗方面,已有研究显示 EB 病毒性脑炎进行抗病毒治疗对致死率、致残率无改善;肠道病毒性脑炎的抗病毒治疗尚无有效性的决定性证据;虫媒病毒无有效的抗病毒治疗,丙种球蛋白的应用不能改善预后。

第七节 结核性脑膜炎

【概述】

结核性脑膜炎是由结核分枝杆菌引起的脑膜非化脓性炎症,常累及蛛网膜、脑实质及脑血管等,占中枢神经系统结核病的 70%,是结核病中最严重的类型。本病多见于儿童,临床表现的特异性不强,误诊率、病死率和致残率都很高,早期诊断和合理治疗是改善预后的关键。

【临床特征】

1. **典型表现**　儿童多在原发结核感染后的 3 个月内发展为结核性脑膜炎,部分患儿可追溯到结核接触史。本病为亚急性脑膜炎,病情进展可经历 3 个时期。

(1)前驱期(早期):1~3 周。患儿的格拉斯(GCS)评分为 15 分,且无局灶性神经系统体征,无脑膜刺激征,以不适、倦怠、头痛、低热及人格改变等表现隐匿起病。

(2)脑膜炎期(中期):1~2 周。患儿的 GCS 评分为 11~14 分,或 GCS 评分为 15 分但合并局灶性神经系统缺损体征。表现为更显著的神经系统体征,包括脑膜刺激征、迁延性头痛、呕吐、嗜睡、意识模糊及不同程度的脑神经缺损症状和锥体束征。部分患儿出现脑积水及严重颅内压增高的表现,如呼吸节律不整、视盘水肿等。

(3)昏迷期(晚期):1~3 周。患儿的 GCS 评分 ≤ 10 分,意识模糊进展为昏睡和昏迷,惊厥发作频繁或呈持续状态。脑积水及颅内压增高更为明显,甚至发生脑疝。四肢肌肉逐渐松弛、瘫痪或呈去大脑强直,出现尿潴留,一切反射消失。大部分未经治疗的患者在起病后的 5~8 周内死亡。

2. **不典型表现**　不同病原体基因型、耐药模式(多耐药结核病)、合并 HIV 感染、婴儿期起病等均可导致临床表现不典型。如表现为急性甚至急骤起病,快速进展,早期出现惊厥、昏迷、呼吸与循环衰竭;以惊厥或偏瘫等脑实质损害表现为首发症状起病;表现为在数月或甚至数年内缓慢进展性痴呆,其特征是人格改变和记忆缺陷等;在开始抗结核治疗后出现反常反应(PR),表现为发热、精神异常等,如发生在合并 HIV 感染患者中可被称为免疫重建炎症综合征(ISIS)。

3. **脑脊液检查**　压力增高,外观无色透明或呈毛玻璃样;典型表现为淋巴细胞增多,一般在 $(50~500) × 10^6/L$,以单核细胞为主;糖含量常明显减少;蛋白含量增高,一般多在 1~3g/L;氯化物含量降低。

【治疗原则】

治疗上应以早期、联合、足疗程的抗结核治疗为原则。考虑本病的病原学诊断困难，其预后与是否早期治疗密切相关，延误诊治显著增加致残率与致死率。因此当临床高度疑似本病时，可给予经验性抗结核治疗，一旦开始经验性治疗，建议完成足疗程，除非确诊是其他疾病。

【推荐处方】

1. 强化治疗阶段（最初 2 个月）

处方　异烟肼，10~15mg/(kg·d)，最大剂量 < 300mg，口服，1 次 /d。

利福平，10~20mg/(kg·d)，最大剂量 < 600mg，口服，清晨空腹顿服。

吡嗪酰胺，30~34mg/(kg·d)，最大剂量 < 2 000mg，口服，1 次 /d。

乙胺丁醇，15~25mg/(kg·d)，最大剂量 < 1 000mg，口服，1 次 /d。

2. 巩固治疗阶段（10 个月）

处方　异烟肼，10~15mg/(kg·d)，最大剂量 < 300mg，口服，1 次 /d。

利福平，10~20mg/(kg·d)，最大剂量 < 600mg，口服，清晨空腹顿服。

3. 控制炎症反应

处方 1. 泼尼松，2mg/(kg·d)，口服，持续 2 周，最大剂量为 60mg/d，随后每周减量 10mg 至减停，总疗程为 4~8 周。

处方 2. 体重 ≤ 25kg 者：地塞米松，8mg/d，静脉注射，1 次 / 日，持续 2 周；随后 4~6 周期间逐渐减量至停药。症状好转可改口服给药。

体重 > 25kg 者：地塞米松，0.3~0.4mg/(kg·d)，静脉注射，1 次 / 日，持续 2 周；继以 0.2mg/(kg·d)，持续

1 周;再以 0.1mg/(kg·d),持续 1 周;此后 4mg/d,且每周减量 1mg 至减停,总疗程为 4~8 周。症状好转可口服给药。

第八节　抗 *N*- 甲基 -D-天冬氨酸受体脑炎

【概述】

抗 *N*- 甲基 -D- 天冬氨酸受体(NMDAR)脑炎简称抗 NMDAR 脑炎,是一种由 IgG 抗体介导的以显著的行为异常及精神症状为临床表现的自身免疫性脑炎。于 2005 年被首次描述,2007 年因特异性抗 NMDAR 抗体的发现而被命名。

【临床特征】

1. 前驱症状与前驱事件　发热、头痛、上呼吸道感染症状、消化道症状,少见的有感觉异常如肢体麻木、疼痛等表现;偶尔可以发生于单纯疱疹性脑炎、乙型脑炎、腮腺炎病毒性脑炎等中枢神经系统病毒感染之后。

2. 主要症状　精神和行为异常、癫痫发作、运动和语言障碍、记忆力和认知障碍、意识水平下降、自主神经功能障碍(包括窦性心动过速、窦性心动过缓、泌涎增多、低血压、中枢性发热、体温过低和中枢性低通气)等。

【治疗原则】

包括免疫治疗(一线和二线免疫治疗)、对症支持治疗、康复治疗、合并肿瘤的患儿进行肿瘤切除。

【推荐处方】

1. 抗 NMDAR 脑炎急性期的治疗

（1）一线治疗

处方 1. 5% 葡萄糖注射液　　　| 静脉滴注，1 次 /d，
　　　　　100~250ml　　　　　| 连用 3~5 日，后改
　　　甲泼尼龙　15~30mg/　　| 为泼尼松片序贯
　　　（kg·d）　　　　　　　　| 治疗。

处方 2. 丙种球蛋白（IVIG），总量 2g/（kg·d），静脉滴注，1 次 /d，分 3~5 天完成。

处方 3. 5% 葡萄糖注射液　　　| 静脉滴注，1 次 /d，
　　　　　100~250ml　　　　　| 连用 3~5 日，后改
　　　甲泼尼龙　15~30mg/　　| 为泼尼松片序贯
　　　（kg·d）　　　　　　　　| 治疗。

丙种球蛋白（IVIG），总量 2g/kg，静脉滴注，1 次 /d，分 3~5d 完成。

（2）二线治疗：如果一线治疗后的 10~14 天改良 RANKIN 量表（mRS）评分 ≥ 3 分且临床症状无明显改善，予以二线治疗。

处方 1. 0.9% 氯化钠注射液　　| 静脉滴注，1 次 /w，
　　　　　375ml/m^2　　　　　| 共给药 4 次。
　　　利妥昔单抗　375mg/m^2　| （利妥昔单抗的浓
　　　　　　　　　　　　　　　| 度为 1mg/ml）

处方 2. 环磷酰胺，500~750mg/m^2，碱性化尿液后缓慢静脉滴注，每月 1 次，连续给药 4~6 次。

处方 3. 0.9% 氯化钠注射液　　| 静脉滴注，1 次 /2w，
　　　　　375ml/m^2　　　　　| 共给药 2 次。
　　　利妥昔单抗　375mg/m^2　|

2. 抗 NMDAR 脑炎的长程免疫维持治疗

处方 1. 吗替麦考酚酯，15~55mg/（kg·d），口服，2 次 /d，连续使用 3~6 个月。

处方 2. 硫唑嘌呤，1~3mg/（kg·d），口服，1 次 /d，连续使用至少 1 年。

3. 抗 NMDAR 脑炎的对症支持治疗

（1）自主神经功能紊乱的治疗

处方 1. 右美托咪定，0.2~0.7μg/(kg·h)，缓慢静脉滴注。

处方 2. 可乐定，0.1~0.3mg/(kg·d)，口服，2~3 次/d。

处方 3. 茶碱，300~600mg/d，口服，3~6 次/d。

（2）睡眠障碍的治疗

处方 1. 曲唑酮，25~100mg/d，口服，1 次/d(睡前服)。

处方 2. 可乐定，0.1~0.3mg/(kg·d)，口服，2~3 次/d。

（3）抗精神躁狂治疗

处方 1. 舍曲林，25~50mg/d，口服，1 次/d。

处方 2. 奥氮平，2.5~20mg/d，口服，1 次/d。

处方 3. 利培酮，0.5~3mg/d，口服，1 次/d。

（4）癫痫症状发作的治疗

处方 1. 奥卡西平，5~10mg/(kg·d)起始，口服，2 次/d，维持剂量为 20~40mg/(kg·d)。

处方 2. 丙戊酸钠，5~10mg/(kg·d)起始，口服，2 次/d；维持剂量为 25~30mg/(kg·d)。

处方 3. 托吡酯，0.5~1mg/(kg·d)起始，口服，2 次/d，维持剂量为 4~8mg/(kg·d)。

【注意事项】

1. 在减停激素的过程中需要评估脑炎的活动性，注意病情波动与复发。

2. 利妥昔单抗用于儿童抗 NMDAR 脑炎属于超药品说明书用药需要，需要履行知情同意与药事程序。在用二线药物时，需要注意二线药物引起的副作用，如过敏性皮炎、感染、淋巴细胞减少、贫血等，出现副作用时应及时处置。

3. 长程免疫抑制剂如吗替麦考酚酯、硫唑嘌呤等主要用于复发的患儿，也可以用于一线免疫效果不佳的难治性患儿以及肿瘤阴性的重症抗 NMDAR 脑炎患者。

4. 在静脉注射免疫球蛋白之后不宜立即进行血浆置换，血浆置换可能难以作用于鞘内自身抗体合成。对于脑脊液抗体阳性而血清抗体阴性的病例，血浆置换的疗效还有待于证实。

5. 抗 NMDAR 脑炎患儿一旦发现肿瘤应尽快切除。对于未发现肿瘤且年龄 ≥ 12 岁的女性抗 NMDAR 脑炎患者,建议患病后的 4 年内每 6~12 个月进行 1 次盆腔超声检查。抗 NMDAR 脑炎患者如果合并恶性肿瘤,应由相关专科进行手术、化疗与放疗等综合抗肿瘤治疗;在抗肿瘤治疗期间一般需要维持对抗 NMDAR 脑炎的免疫治疗,以一线免疫治疗为主。

6. 在选用控制精神症状的药物时需要注意药物对意识水平的影响和锥体外系不良反应等,免疫治疗起效后应及时减停抗精神病药。

（彭　镜）

第九节　急性感染性多发性神经根炎

【概述】

急性感染性多发性神经根炎又称为吉兰 - 巴雷综合征(GBS),是以周围神经和神经根脱髓鞘及小血管周围淋巴细胞和巨噬细胞炎症反应为病理特点的自身免疫病。根据临床特征和病理类型,可分为急性炎症性脱髓鞘性多神经病(AIDP)、急性运动轴索型神经病(AMAN)、急性运动感觉轴索型神经病(AMSAN)、急性感觉神经病(ASN)、Bickerstaff 脑干脑炎(BBE)、Miller-Fisher 综合征(MFS)、咽 - 颈 - 臂变异型等。

【临床特征】

1. 常有前驱感染史,呈急性或亚急性起病,进行性加重,多在 2 周左右达高峰。

2. 对称性弛缓性瘫痪,四肢腱反射减弱或消失,延髓支配的肌肉、面部肌肉无力;严重者在 24 小时内出严重的肢体瘫痪和 / 或呼吸肌麻痹,重症者可有呼吸肌无力。

3. 可伴轻度感觉异常和自主神经功能障碍。

4. 脑脊液出现蛋白细胞分离现象。

5. 电生理检查提示神经传导速度减慢、远端潜伏期延长和反应电位时程增宽和 / 或反应电位波幅显著减低。

6. 病程呈自限性。

7. MFS 临床上以眼外肌瘫痪、共济失调和腱反射减低为主要症状，肢体肌力正常或轻度减退。

8. BBE 主要表现为急性对称性眼外肌麻痹、共济失调、意识障碍和 / 或锥体束征。

9. 咽 - 颈 - 臂变异型表现为咽部 - 颈部 - 上臂肌肉无力。

【治疗原则】

病程呈自限性，但急性期给予大剂量人免疫球蛋白能延缓疾病进展。呼吸肌麻痹者及时行气管切开或插管，必要时予机械通气。对瘫痪正在进展的患儿应保持呼吸道通畅，防治窒息和坠积性肺炎。对有吞咽困难者予充足的营养支持，予适当的神经营养支持促进神经修复，并予康复训练以防止肌肉萎缩。

【推荐处方】

1. 免疫治疗

处方 1. 丙种球蛋白(IVIG)，400mg/(kg·d)，静脉滴注，1 次 /d，连用 3~5 日。

处方 2. 丙种球蛋白(IVIG)，1g/(kg·d)，静脉滴注，1 次 /d，连用 2 日。

处方 3. 血浆置换，30~50ml/(kg·d)，根据病情 2~3 次 /w。

2. 辅助治疗

处方 (1)甲钴胺，0.5mg，口服，1 次 /d。

(2)维生素 B_1，10mg，口服，1 次 /d。

【注意事项】

1. 对于那些症状复发或病情严重、治疗开始很早的患儿,可考虑给予第 2 个疗程的 IVIG。

2. 血浆置换是第一个被证实对 GBS 有效的治疗手段,对于年长儿、呼吸肌受累重、需要机械通气、病情进展迅速的患儿疗效肯定,但目前尚无最佳置换量。2019 年版《中国吉兰 - 巴雷综合征诊治指南》推荐每次的血浆交换量为 30~50ml/(kg·d),1~2 周内进行 3~5 次,在临床上血液制品来源受限的情况下,没有达到建议交换量时也可以在一定程度上改善临床症状。

(何　芳)

第十节　特发性面神经麻痹

【概述】

特发性面神经麻痹又称面神经炎,是指面神经管内的非化脓性炎症引起面神经及神经鞘水肿所致的面神经麻痹,又称 Bell 麻痹。该病呈自限性,治疗目标主要是加快面神经功能恢复,减少并发症。

【临床特征】

1. 任何年龄、季节均可发病。

2. 急性起病,病情多在 3 天左右达到高峰。

3. 临床主要表现为单侧周围性面瘫,如受累侧闭目、皱眉、鼓腮、示齿和闭唇无力,以及口角向对侧歪斜;可伴有同侧 2/3 的味觉消失、听觉过敏、泪液和唾液分泌障碍。个别患者可出现口唇和颊部不适感,当出现瞬目减少、迟缓、闭目不拢时可继发同侧角膜或结膜损伤。

【治疗原则】

儿童特发性面神经麻痹以支持治疗为主,促进神经损伤尽快恢复,尽早进行面部肌肉康复训练,并注意眼部保护。糖皮质激素治疗在儿童特发性面神经麻痹中的应用存在争议,抗病毒药如阿昔洛韦可酌情联合糖皮质激素使用,但不建议单用抗病毒药。

【推荐处方】

处方 1.(1)维生素 B_1,10mg,口服,3 次 /d。

(2)维生素 B_{12},25μg,口服,1 次 /d。

处方 2.(1)泼尼松,1mg/(kg·d),晨起顿服,连用 5 天,之后减量停服。

(2)阿昔洛韦,20mg/(kg·d),口服,4 次 /d。

(3)维生素 B_1,10mg,口服,3 次 /d。

(4)维生素 B_{12},25μg,口服,1 次 /d。

【注意事项】

1. 泼尼松的副作用包括继发感染、消化道溃疡、骨质疏松、类库欣综合征症状、抑制患儿的生长发育等,使用前需排除结核病及其他急性感染,可适当补充钙剂,并严格控制用药疗程。

2. 维生素 B_{12} 有低血钾及高尿酸血症等不良反应的报道。

3. 如恢复不满意,需注意排除肿瘤、血管压迫等其他病因所致的面神经麻痹。

(何　芳　刘方云)

第十一节　发育行为异常

一、抽动秽语综合征

【概述】

抽动秽语综合征又称多发性抽动,是一种起病于儿童时期,大多数发生在 18 岁以前,以抽动为主要表现的神经精神疾病。其临床表现多样,可伴发多种共患病,如注意缺陷多动障碍、强迫障碍、焦虑症、抑郁症、睡眠障碍、学习困难和情绪障碍等。

【临床特征】

1. 有复发性、不自主、重复、快速、无目的的抽动,影响多组肌肉。

2. 具有多种运动性抽动和 1 种或多种发声性抽动,但不一定必须同时存在。

3. 症状的强度在数周和数月内有变化。

4. 抽动病程超过 1 年以上。

5. 排除某些药物或内科疾病所致。

【治疗原则】

轻度抽动秽语综合征患者主要是心理疏导、密切观察,中至重度患者单纯心理行为治疗效果不佳时需结合药物治疗。存在共患病时,需在精神科医师等多学科协作下综合决定治疗方案。

【推荐处方】

处方 1. 硫必利,起始剂量为 50~100mg/d,口服,2 次 /d;治疗剂量为 150~250mg/d。

处方 2. 舒必利,起始剂量为 50~100mg/d,口服,2 次 /d;治疗剂量为 200~400mg/d。

处方 3. 阿立哌唑,起始剂量为 1.25~2.5mg/d,口服,2 次 /d;治疗剂量为 2.5~15mg/d。

处方 4. 可乐定透皮贴片,起始剂量为 1mg/w,1 次 /w;治疗剂量为 1~2mg/w。

处方 5. 氟哌啶醇,起始剂量为 0.25~0.5mg/d,口服,2~3 次 /d;治疗剂量为 1~4mg/d。

苯海索,起始剂量为 0.25~0.5mg/d,口服,2~3 次 /d;治疗剂量为 1~4mg/d。

【注意事项】

1. 以上处方的治疗剂量需根据患儿的年龄适当选择，≤7岁者使用最小治疗剂量至大约1/2的最大治疗剂量，>7岁者使用大约1/2的最大治疗剂量至最大治疗剂量。舒必利、阿立哌唑为超药品说明书用药，用药前应与患儿家长进行有效沟通，并注意监测药物不良反应。

2. 用药应从起始剂量缓慢上调至治疗剂量（1~2周加量1次），基本控制病情后继续维持治疗剂量强化治疗（至少1~3个月），若病情控制良好，维持治疗6~12个月（治疗剂量的1/2~2/3），以巩固疗效和减少复发。维持治疗后若病情完全控制，可考虑逐渐减停药物，减量期至少为1~3个月。用药总疗程为1~2年。若症状再发或加重，则应恢复用药或加大剂量。

3. 硫必利、舒必利、氟哌啶醇的主要不良反应为嗜睡、乏力、头晕、锥体外系反应等；阿立哌唑的主要不良反应包括头痛、失眠、易激惹、焦虑、嗜睡、胃肠道反应等；可乐定特别适用于伴有注意缺陷多动障碍的抽动秽语综合征患儿，其副作用包括镇静、头晕、头痛、乏力、口干、易激惹、嗜睡、体位性低血压、P-R间期延长等。

4. 尽量使用单药治疗，对于难治性抽动秽语综合征及伴有其他共发病时可考虑联合用药。

二、注意缺陷多动障碍

【概述】

注意缺陷多动障碍是指发生于儿童时期，出现与年龄不相称的注意力不集中、不分场合的过度活动、情绪冲动并伴有认知障碍与学习困难的一组症候群，男孩多见，病因不明确。

【临床特征】

1. 注意障碍　患儿的注意力集中时间短暂,注意力易分散,常常不能将无关刺激过滤掉,对各种刺激都会产生反应。

2. 活动过度　与同年龄、同性别的大多数儿童比,超出与其发育相适应的水平。

3. 好冲动　患儿做事较冲动,不考虑后果。

4. 认知障碍和学习困难　部分患儿存在空间知觉障碍、视听转换障碍。

5. 情绪行为障碍　部分患儿因受老师和家长的批评及同伴的排斥而出现焦虑和抑郁。

【治疗原则】

针对患儿的不同发育时期,采用多学科、长期、多模式、个体化的综合治疗。对于学龄前儿童,行为治疗为首选;学龄期及青少年患者应药物治疗与行为治疗同时进行。药物治疗应从小剂量开始,逐渐调整达到最佳剂量并维持治疗。

【推荐处方】

处方 1. 哌甲酯,起始剂量为 5mg,1~2 次 /d,每周加量5~10mg;治疗剂量为 10~60mg/d,2~3 次 /d。

处方 2. 哌甲酯控释,起始剂量为 18mg/d,1 次 /d;最大剂量为 54mg/d。

处方 3. 托莫西汀,体重 < 70kg 者起始剂量为 0.5mg/(kg・d),1~2 次 /d,3 日后加量至 1.2mg/(kg・d),最大剂量 ≤ 1.4mg/(kg・d) 或 ≤ 100mg/d,1~2 次 /d;对于体重 >70kg 的患者,起始剂量为 40mg/d,3 日后加量至 80mg/d,1~2 次 /d,最大剂量为 100mg/d。

【注意事项】

1. 哌甲酯片及哌甲酯控释片为中枢兴奋剂,不建议用于 6 岁以下的儿童。

2. 哌甲酯的常见不良反应为食欲下降、头痛、腹痛、失眠、焦虑、皮疹等,禁用于精神分裂症、甲亢、心律不齐、青光眼等患者。

3. 托莫西汀的不良反应主要为食欲减退、恶心、呕吐、嗜睡等,服用期间注意肝功能变化。

三、儿童擦腿综合征

【概述】

儿童擦腿综合征是儿童通过擦腿引起兴奋的一种行为障碍。在儿童中并不少见,女孩与幼儿更多见。擦腿综合征儿童的智力正常。

【临床特征】

1. 发作时神志清醒,多在入睡前、醒后或玩耍时发作,可被分散注意力而终止。

2. 发作时女孩喜坐硬物,手按腿或下腹部,双下肢伸直交叉夹紧,手握拳或抓住东西使劲;男孩多表现伏在床上来回蹭或与女孩类似。

3. 发作后女孩外阴充血、分泌物增多或阴唇色素加深,男孩阴茎勃起、尿道口稍充血。

【治疗原则】

儿童擦腿综合征的治疗以行为治疗为主,行为干预无效后可考虑予以多巴胺受体拮抗剂。

【推荐处方】

处方　氟哌啶醇,起始剂量为 0.25~0.5mg/d,口服,2~3 次 /d;治疗剂量为 1~4mg/d。

【注意事项】

绝大部分患儿无须药物治疗。氟哌啶醇的副作用有嗜睡、锥体外系症状、乏力等。

（何 芳）

第十章

内分泌系统疾病

第一节　下丘脑 - 垂体疾病

一、生长激素缺乏症

【概述】

生长激素缺乏症(GHD)是由于下丘脑 - 腺垂体功能障碍造成合成和分泌生长激素(GH)不足所致的生长发育障碍性疾病,其身高符合矮身材标准,即处在同年龄、同性别正常健康儿童生长曲线的 2 个标准差或第 3 百分位以下。

【临床特征】

1. 出生时身高和体重正常,从出生后数月起就出现生长减慢,大多数在 1~2 岁时明显。生长发育缓慢程度随年龄增加,每年身高增长速率不足 4~5cm,身高比同年龄、同性别正常儿童的身高均值低 2 个标准差或处于第 3 百分位下,严重者要比正常儿童低 3 个标准差。

2. 匀称性矮小;圆脸、娃娃面容、腹脂堆积、高音调声音;出牙、骨化中心发育均延迟,骨龄常落后实际年龄 2 岁以上;青春发育延迟;智力正常。

3. 生长激素激发试验显示生长激素峰值 < 5μg/L 为生长激素完全性缺乏;峰值介于 5~10μg/L 为生长激素部分缺乏;生长激素峰值 ≥ 10μg/L,即排除生长激素缺乏症。

生长激素缺乏时胰岛素类生长因子(IGF-I)、生长因子结合蛋白(IGFBP3)低于正常。

4. 垂体 MRI 可显示体积缩小、神经垂体移位、消失及垂体柄缺如或变细等。

5. 如伴有多种垂体激素缺乏(TSH、ACTH、GnRH 等)症者可出现相应的临床表现。

【治疗原则】

在明确病因、准诊为生长激素缺乏症后给予重组人生长激素(rhGH)替代治疗，生长激素缺乏症是应用 rhGH 治疗的绝对适应证，该病是第一个被美国 FDA 批准可用 rhGH 治疗的疾病，目前该方案已经被广泛使用。国内可供选择的有 rhGH 粉剂和水剂 2 种，后者的增长效应稍好。

【推荐处方】

1. 儿童时期用药

处方　重组人生长激素(rhGH)，0.1~0.15U/(kg·d)，皮下注射，每晚睡前 1 次。疗程宜长，可持续至身高满意或骨骺几近融合(男孩的骨龄近 16 岁，女孩的骨龄近 14 岁)停药。

2. 对于已进入青春期开始治疗者

处方　重组人生长激素(rhGH)，0.15~0.2U/(kg·d)，皮下注射，每晚睡前 1 次。

3. 过渡期

处方　重组人生长激素(rhGH)：由儿童 GHD(CGHD)延续而来的成人 GHD(TGHD)，rhGH 的起始剂量为原使用剂量的 50%；过渡期始发的 TGHD，rhGH 的起始剂量 0.4~0.5mg/d；对已诊断肥胖症、糖尿病或糖代谢异常的 TGHD 患者，建议 rhGH 的初始剂量为 0.1~0.2mg/d。(0.1mg=0.3U)。

【注意事项】

1. 重组人生长激素(rhGH)的常见副作用为亚临床型

甲状腺功能减退；空腹血糖受损或糖耐量异常；关节疼痛或肌肉疼痛；骨骼改变：股骨头滑脱、脊柱侧弯、手脚变大等；水钠潴留：表现为外周皮肤水肿，良性颅内压增高；注射局部疼痛、麻木感、红肿或皮疹等。

2. rhGH 治疗中血清 IGF-1 水平升高。IGF-1 水平升高可能与某些肿瘤发病相关，需要定期监测 IGF-1 水平（每 3~6 个月），将其标准控制在 +2SD 以内；在最初治疗 2 年后，若血清 IGF-1 水平高于正常范围，特别是持续高于 2.5SD，可考虑减量或停药。

3. 每 3 个月定期复查 1 次，每次随访需了解身高和体重变化、性发育情况及生长速率；需要定期检测血常规、甲状腺功能、肝肾功能、空腹血糖、HbA1c、胰岛素、骨龄等；器质性生长激素缺乏症患儿应注意复查垂体磁共振。每次复查均应注意是否有不良反应发生。

4. 常用的注射部位为脐周 2~3cm 以外处、大腿中部外侧面，也可选择上臂三角肌下缘等处。两针间距 1cm 左右，以防短期重复注射导致皮下组织变性，影响疗效。

5. 疗程中应注意钙、维生素 D、微量元素等的补充，以供骨生长所需，需要强调营养的全面均衡，配合充足的睡眠及科学有效的运动，包括有氧运动、弹跳运动及拉伸运动等。

6. 对于已进入青春期方开始治疗者，目的是仿效正常青春期的高 GH 分泌方式以及克服青春中、后期发生的 GH 抵抗以及获得如同正常人的青春期身高突增。过渡期 30%~50% 的 GHD 患儿成人后生长激素缺乏状态仍持续存在，治疗主要是改善脂代谢紊乱、骨代谢异常、心功能及生殖功能等。

二、中枢性尿崩症

【概述】

中枢性尿崩症（DI）是由于下丘脑、垂体原因导致抗利

尿激素 [ADH,又称精氨酸加压素(AVP)] 分泌和释放严重缺乏或部分缺乏(中枢性尿崩症),导致肾小管出现水吸收障碍,从而引起的一组症候群,其特点是多尿、烦渴、低比重尿和低渗尿。尿崩症可发生于任何年龄,但以青少年多见,男性多于女性,男女之比为 2:1。

【临床特征】

1. 多尿或遗尿,这常是最早发现的症状。排尿次数及尿量增多,夜尿显著,24 小时尿量可多达 5~10L;尿比重常在 1.005 以下,尿渗透压 < 300mmol/L;血钠增高,血浆渗透压增高;出现轻度或中、重度脱水、精神不振等。部分患者的症状较轻,24 小时尿量仅为 2.5~5L,如限制饮水,尿比重可超过 1.010,尿渗透压可超过血浆渗透压,可达 290~600mmol/L,称为部分性尿崩症。

2. 烦渴、多饮。由于低渗性多尿,血浆渗透压轻度升高,因而兴奋口渴中枢,患者因烦渴而大量饮水、喜冷饮。多数患者在出生后的第 1 年内有严重脱水、口渴、多饮、多尿、高热、食欲缺乏、呕吐、生长缓慢等症状。

3. 长期多饮、多尿可导致生长障碍、肾盂积水、输尿管扩张,甚至出现肾功能不全。颅内肿瘤引起继发性尿崩症,除尿崩症外可有颅内压增高的表现,如头痛、呕吐、视力障碍等。

【治疗原则】

对有原发病灶的患儿必须针对病因治疗,如因颅内肿瘤所致的中枢性尿崩症可手术治疗。还应观察患儿有无其他垂体激素缺乏,如有则应给予相应的替代治疗。抗利尿激素替代治疗是中枢性尿崩症的首选药物。

【推荐处方】

处方 1. 去氨加压素鼻内制剂(10μg/0.1ml),轻度或中度患儿 10μg,喷鼻,1~2 次 /d;重度 10~20μg,喷鼻,2 次 /d;

持续 2 周。

处方 2. 醋酸去氨加压素片,初始剂量为 100μg,口服,3 次 /d;再根据疗效调整剂量;因为是替代治疗,需长期用药。

处方 3. 鞣酸加压素(长效尿崩停),初次剂量为 0.1ml,以后逐步递增至 0.2~0.5ml,深部肌内注射,1 次 /d,一次给药可维持 3~6 天或更久,根据用药剂量及维持时间规律使用。

【注意事项】

1. 在治疗前必须完善尿常规、禁水加压试验及影像学检查等,明确是否为尿崩症或尿崩症的类型,以确定下一步的治疗计划。

2. 使用醋酸去氨加压素时若不限制饮水可能会引起水潴留或低钠血症,可能会出现头痛、恶心、呕吐、血清钠降低、体重增加,更严重者可引起抽搐等症状。治疗尿崩症时的常见不良反应有头疼、腹痛和恶心,罕见皮肤过敏反应、低钠血症和情绪障碍。

3. 醋酸去氨加压素不可用于以下情形:①习惯性或精神性烦渴症患者 [尿量超过 40ml/(kg·24h)];②心功能不全或其他疾患需服用利尿药的患者;③中至重度肾功能不全患者(肌酐清除率低于 50ml/min);④抗利尿激素分泌异常综合征(SIADH)患者;⑤低钠血症患者;⑥对醋酸去氨加压素或药物的其他成分过敏者。

第二节　甲状腺疾病

一、先天性甲状腺功能减退症

【概述】

先天性甲状腺功能减退症(CH)是导致儿童智力发育

迟缓的最常见的病因之一。由于该症所致的智力障碍是可预防的,因此早期诊断和治疗尤为重要。我国大中城市均已开展 CH 的新生儿筛查工作,使许多患儿在新生儿期或出生 2~3 个月就能得到治疗,患儿的智力和体格发育基本达到同龄健康儿童水平。

【临床特征】

1. 新生儿期 多数患儿出生时无临床症状或症状轻微,例如母亲怀孕常感到胎动少、过期产、巨大胎儿,出生后可出现黄疸较重或者黄疸消退延迟、嗜睡、少哭、哭声低下、纳差、吸吮力差、皮肤花纹(外周血液循环差)、前后囟较大、便秘、腹胀、脐疝、心率缓慢、心音低钝等。

2. 婴幼儿及儿童期 主要表现为智力落后及体格发育落后。

(1)特殊面容,表现为塌鼻梁,眼距宽,舌厚大常伸出口外,面色苍黄,贫血貌,表情呆滞,面容水肿,皮肤粗糙、干燥,头发稀疏,眉毛脱落。

(2)智力发育迟缓,神经反射迟钝,言语落后,声音低哑,发音不清,多睡多动,视力、听力、嗅觉及味觉迟钝,有幻觉、妄想、抑郁、木僵,严重者可精神失常。

(3)生长发育落后,骨龄落后,矮身材,四肢短小,上、下部量不对称,步态异常,牙齿发育不全。

(4)可有便秘、全身黏液性水肿、心脏扩大、心包积液。

3. 特殊类型(地方性甲状腺功能减退症) 因胎儿期缺碘而不能合成足量的甲状腺激素,影响中枢神经系统发育。临床表现有 2 种,一种以神经系统症状为主,出现共济失调、痉挛性瘫痪、聋哑和智力低下,甲状腺功能减退及其他表现不明显;另一种以黏液性水肿为主,有特殊面容和体态、智力发育落后而神经系统检查正常。

【治疗原则】

尽快使血清甲状腺素水平恢复至正常范围,使甲状腺功能正常,保证患儿正常的神经、生长发育及心理发育。具体要求为在2周内使总T_4正常,4周内使TSH正常。治疗目标为血清TT_4于1~2岁维持在10~16μg/dl,>2岁在参考值的50%上限范围;血清TSH<5.0mIU/L,最佳范围为0.5~2.0mIU/L。

【推荐处方】

处方　左甲状腺素(L-T_4),初始治疗剂量为6~15μg/(kg·d),口服,1次/d,使FT_4在2周内达到正常范围。此后,L-T_4的维持剂量应个体化,根据血FT_4、TSH浓度调整,婴儿期一般为5~10μg/(kg·d),1~5岁为5~6μg/(kg·d),5~12岁为4~5μg/(kg·d),将FT_4应维持在平均值至正常上限范围之内。

【注意事项】

1. 对小婴儿,L-T_4片应压碎后在勺内加入少许水或奶服用,不宜置于奶瓶内喂药,避免与豆奶、铁剂、钙剂、考来烯胺、纤维素和硫糖铝等可能减少L-T_4吸收的食物或药物同时服用。

2. 对于FT_4和TSH测定结果正常,而总T_4降低者,一般不需治疗。多见于甲状腺结合球蛋白缺乏、早产儿或者新生儿有感染时。

3. 对于幼儿及年长儿下丘脑-垂体性甲低,L-T_4治疗需从小剂量开始。如伴有肾上腺皮质功能不足者,需同时给予生理需要量的皮质激素治疗,防止突发性肾上腺皮质功能衰竭。

4. 高TSH血症酌情给予L-T_4治疗,初始治疗剂量可根据TSH升高程度调整。继发性(垂体性)甲低,如发现有其他激素缺乏,应给予相应的替代治疗。

5. 患者需定期复查FT_4、TSH,以调整L-T_4的治疗剂量。首次治疗后2周复查,如有异常,调整L-T_4的剂量后1个月复查。在甲状腺功能正常的情况下,1岁内每2~3

个月复查 1 次,1~3 岁每 3~4 个月复查 1 次,3 岁以上每
6 个月复查 1 次。

6. 定期进行体格发育评估,在 1、3 和 6 岁时进行智能
发育评估。

7. 甲状腺发育不良、异位者需要终身治疗,其他患儿
可在正规治疗 2~3 年后减药或者停药 1 个月,复查甲状腺
功能、甲状腺 B 超或者甲状腺放射性核素扫描。如 TSH
增高或伴有 FT₄ 降低者,应当给予 L-T₄ 终身治疗;如甲状
腺功能正常者为暂时性甲状腺功能减退症,停药并定期
随访。

二、桥本甲状腺炎

【概述】

桥本甲状腺炎(HT)也称为自身免疫性甲状腺炎或
慢性淋巴细胞性甲状腺炎,其病理学特征包括甲状腺组织
弥漫性淋巴细胞浸润、滤泡萎缩及纤维化等。患者的血液
中可存在甲状腺自身抗体,包括慢性淋巴细胞性甲状腺炎
(Hashimoto 病)及萎缩性甲状腺炎,两者均表现为甲状腺
相关抗体水平升高及甲状腺功能异常,不同之处在于有无
甲状腺肿大。

【临床特征】

1. 该病起病隐匿,进展缓慢,临床表现非常个体化,甲
状腺无痛性肿大是较常见的表现。一般疾病初期大多数
患儿表现为甲状腺弥漫性肿大、触之表面光滑、坚实而无
触痛,30% 的患儿甲状腺可有小叶或存在结节。随着病程
进展可出现亚临床甲低,进而出现临床甲低。

2. 5%~10% 的青春期患者起病时可有轻度甲亢表现,
是甲状腺细胞破坏后三碘甲腺原氨酸(T₃)、甲状腺素(T₄)
外溢的结果,3~6 个月不经处理会自行缓解;大多数患者最
终仍发展为甲低。

3. 特殊类型：非甲肿型也称萎缩性甲状腺炎，无甲状腺肿大的表现，但也表现为循环中存在甲状腺自身抗体以及不同程度的甲状腺功能损伤。

4. 作为自身免疫病，桥本甲状腺炎可以与其他疾病并发，如 1 型糖尿病、唐氏综合征、Turner 综合征等疾病。

【治疗原则】

1. HT 早期多无须特殊治疗，但需要严密检测甲状腺功能及甲状腺影像变化，患儿一旦出现甲状腺功能减退，则左甲状腺素（L-T$_4$）是替代治疗的首选。

2. 亚临床甲状腺功能减退患儿若甲状腺相关抗体持续阳性，则成年后发展为临床甲状腺功能减退的概率大大增加。因此，对于血清 TSH > 10IU/ml 或 TSH > 5IU/ml，但合并甲状腺肿大的 HT 患儿，应予以 L-T$_4$ 替代治疗。

3. 有甲亢表现者需应用抗甲状腺药治疗，但剂量应偏小，积极复查，警惕患者很快进入甲低期。

【推荐处方】

1. 甲低期

处方　左甲状腺素（L-T$_4$），初始治疗剂量为 6~15μg/（kg·d），1 次/d，口服，使 FT$_4$ 在 2 周内达到正常范围。此后，L-T$_4$ 的维持剂量应个体化，根据血 FT$_4$、TSH 浓度调整。

2. 甲亢期　有甲亢表现者应首选 β 受体拮抗剂，也可小剂量短期应用抗甲状腺药。

处方　(1)普萘洛尔，1~2mg/（kg·d），口服，2~3 次/d；用至患者的心率降低到 90 次/min 以下可以酌情停药。

(2)甲硫氧嘧啶，初始剂量为 2.5~5mg，口服，2 次/d；要注意密切监测甲状腺功能，如果甲状腺功能正常即考虑减量或停药。

3. 亚临床甲减期　推荐对于血清 TSH > 10IU/ml 或 TSH > 5IU/ml，但合并甲状腺肿大的患儿，应予以 L-T$_4$ 替代治疗，剂量较甲状腺功能减退患儿要减少且需个体化。

治疗目的和方法与临床甲减一致。

处方　左甲状腺素(L-T₄)，初始治疗剂量为 5~10μg/(kg·d)，口服，1 次 /d，使 FT₄ 在 2 周内达到正常范围。此后，L-T₄ 的维持剂量应个体化，根据血 FT₄、TSH 浓度调整，婴儿期一般为 5~10μg/(kg·d)，1~5 岁为 5~6μg/(kg·d)，5~12 岁为 4~5μg/(kg·d)，将 FT₄ 应维持在平均值至正常上限范围之内。

【注意事项】

1. 桥本甲状腺炎发病与自身免疫异常及环境因素影响密切相关，病程在不断进展中的临床表现也多种多样，且可与其他免疫性疾病并存，较易误诊。

2. 处于疾病不同时期的患儿可表现出不同的症状和体征，其辅助检查结果亦不尽相同，治疗方案的选择也不同。

3. 治疗中需要监测药物副作用，监测甲状腺功能、甲状腺相关抗体及甲状腺影像等指标的变化。

三、甲状腺功能亢进症

【概述】

甲状腺功能亢进症(甲亢)是血液循环中的甲状腺激素过多，引起以神经、循环、消化等系统兴奋性增高和代谢亢进为主要表现的一组临床综合征。甲亢为自身免疫性甲状腺疾病(AITD)的一种，属器官特异性自身免疫病。格雷夫斯病(GD)是甲亢最常见的原因，发病率在儿童及青少年中约 1/10 000，大多数格雷夫斯病患儿有甲状腺自身免疫病和某些其他自身免疫性内分泌疾病家族史。

【临床特征】

1. **甲状腺大**　甲状腺轻至中度肿大、质地柔软、表面光滑，可闻及血管杂音及触及震颤。结节性肿大者可触及大小不一、质硬的单个或多个结节。

2. 基础代谢率增高 ①消化系统:食欲亢进,易饥饿;大便次数增多,多为不成形便。②循环系统:心悸、心率快、心尖部可闻及收缩期杂音,脉压增大,可有高血压、心脏扩大及心律失常等,而心力衰竭、心房颤动在儿童中少见。③神经系统:情绪不稳定、易激动、好动、兴奋、多语、脾气暴躁等;手和舌可出现细微且快速震颤。④生殖系统:性发育缓慢,女性可伴有月经紊乱、闭经及月经过少。⑤其他:身高一般正常或比同龄儿高,但伴有消瘦、多汗、怕热、低热、乏力等。

3. 眼部表现 可有轻至中度突眼;眼裂增宽,常呈凝视状;上眼睑挛缩,向下看时上眼睑不能随眼球向下转动,向上看时前额皮肤不能皱起;辐辏力弱,两眼看近物时向内侧聚合不良。

【治疗原则】

治疗目的是减少甲状腺激素产生,并使甲状腺功能恢复正常。主要是抗甲状腺药治疗、放射碘治疗、手术切除等,儿童3种方案中首选药物治疗,治疗的总疗程一般为2~3年。治疗中应避免情绪波动、注意休息,病情较重者需卧床休息。饮食应富含蛋白质、糖类及维生素。

【推荐处方】

1. β受体拮抗剂

处方 普萘洛尔,1~2mg/(kg·d),口服,2~3次/d;用至患者的心率降低到90次/min以下可以酌情停药。

2. 抗甲状腺药(ATD)治疗

处方1. 甲硫氧嘧啶(MMI)是目前治疗GD的首选药物,初始剂量为0.5~1.0mg/(kg·d),3次/d,最大剂量不超过30mg/d。在症状消失和血清甲状腺激素水平接近正常后可考虑减量,一般减少初始剂量的1/3~1/2,最终药物剂量减至维持剂量2.5~5.0mg/d。

处方2. 丙硫氧嘧啶(PTU), 5~10mg/(kg·d), 口服, 3次/d。

【注意事项】

1. 抗甲状腺药(ATD)治疗中应注意的并发症包括, ①粒细胞缺乏症:是严重的并发症,需警惕机会性感染,若发生予立即停用抗甲状腺药。②肝炎:多为变态反应性肝炎,故在抗甲状腺治疗之前及过程中需监测肝功能,一经发现应立即停药,糖皮质激素治疗有效。③皮疹:可为斑丘疹、荨麻疹等,使用抗组胺药治疗或更换另一种抗甲状腺药治疗症状可缓解。④血管炎:由 PTU 所致的血管炎发生率高于 MMI,可能与患者体内存在抗髓过氧化物酶(ANCA)有关,临床可表现为急性肾功能异常、关节炎、咳嗽、咯血、肺内阴影及血管炎性皮疹等。因此甲亢患儿用药治疗前需检测患儿 ANCA,治疗中需监测尿常规及肾功能等指标。⑤ PTU 虽然在外周组织中还可抑制甲状腺素(T_4)向三碘甲腺原氨酸(T_3)转化,但需经肝脏代谢。儿童的肝脏功能尚未发育完全,所以容易引起患儿严重的肝脏功能损害,严重者甚至需要肝移植。但特殊情况下也可限制使用。当患者放射性碘治疗或者手术治疗暂时都不能选择,并对 MMI 有毒性反应,而 ATD 又是必要的情况下可以使用 PTU。

2. 儿童和青少年甲亢患者因缓解率较低,故治疗时间较成人长。此外,放射性 I^{131} 治疗和手术治疗也是儿童甲亢患者可选择的治疗方案,但需要掌握临床适应证。

3. β 受体拮抗剂不仅能拮抗 β 受体,还能抑制 T_4 在周围组织中转变为 T_3,对减轻病情有效,尤适用于心率增快者。

4. 初次应用抗甲状腺治疗 3~4 周后需要评价甲亢患儿的主要症状是否有明显好转。甲硫氧嘧啶减药期患儿的病情容易反复,需定期复诊,严密监测血 T_4、T_3、TSH。总疗程为 2~3 年,对治疗经过不顺利和处于青春发育期的患儿疗程要适当延长。

5. 手术治疗的适应证包括:①出现肿大甲状腺压迫症状,且长期应用 ATD 治疗无效或效果不佳,疑似与甲状腺癌并存者;②由于药物不良反应,无法使用抗甲状腺药,且不接受放射性碘治疗;③存在甲状腺肿大,且经抗甲状腺药治疗无缓解;④患者服药的依从性差,甲状腺功能不稳定;⑤患者希望病情尽快缓解,重返社会。

6. 放射性碘治疗甲亢是一种非常有效的非手术治疗方法。在美国放射性碘治疗应用于儿童及青少年已经很常见,但我国认为放射性碘治疗应在药物治疗复发后使用。

7. 对于眼病,泼尼松治疗对于大多数儿童患者并不推荐,首先患儿大多数没有明显的眼病,其次延长泼尼松使用也会导致生长缓慢、体重增加及免疫抑制。但是,泼尼松可能对于那些有严重眼病并且用放射性碘治疗的儿童来说是有效的。

第三节　肾上腺疾病

一、21-羟化酶缺乏症

【概述】

先天性肾上腺皮质增生症(CAH)是一组由肾上腺皮质类固醇合成通路各阶段各类催化酶缺陷,引起以皮质类固醇合成障碍为主的常染色体隐性遗传性疾病。肾上腺皮质激素缺乏导致下丘脑促皮质素(ACTH)分泌增加,从而刺激肾上腺皮质增生。不同类型的酶缺乏导致皮质激素前体堆积及旁路代谢产物增多,从而导致机体出现皮质功能不全或性激素合成障碍。CAH 以 21-羟化酶缺乏症(21-OHD)最常见,90% 以上的 CAH 患儿为该酶缺乏所引起的。该症有发生致命性肾上腺失盐危象的风险,高雄激素血症致生长和性腺轴紊乱。但本症有确定的药物治疗。本节重点阐述 21- 羟化酶缺乏症。

【临床特征】

1. 典型性 21-OHD

（1）单纯男性化型：男性常在 2 岁后出现明显的雄激素过多的体征，如阴茎粗大、阴毛早现。女性在临床上出现不同程度的外生殖器男性化。由于雄激素增高，男、女患儿在早期即身高增长加速，超过同年龄同性别健康儿，肌肉发达，增高的雄激素转变为雌激素促使骨骺成熟并提闭合，最终导致成人期的身高明显低于正常。

（2）失盐型：该型患儿的糖皮质激素（GC）和盐皮质激素（MC）合成均受阻，临床上除出现单纯男性化型的一系列表现外，还可出现严重的失盐症状。由于新生儿的肾小管潴钠机制尚不完善，故常在出生 1~4 周（平均为 2 周）后出现失盐危象症状；又会出现不同程度的肾上腺皮质功能不足的症状，如拒食、不安、呕吐、腹泻、脱水等；可因反复发生呕吐、腹泻出现体重下降、严重脱水和低钠血症。

2. 非典型性（迟发型或轻型）21-OHD 多数在儿童期或成年期逐渐出现雄激素增高的体征。发病后身高增长快速，而其成年期的最终身高常明显低于预测身高；女性患者为高雄激素血症，除出现多毛、月经初潮延迟外，还会出现继发性月经过少或闭经。

【治疗原则】

治疗目的，其一是替代肾上腺分泌类固醇不足，补充生理需要的糖皮质激素、盐皮质激素，以维持机体的生理代谢需要；其二是抑制促肾上腺皮质激素分泌，从而减少肾上腺雄激素过度分泌，阻止骨骺成熟加速，争取正常的青春发育。

【推荐处方】

1. 典型性 21-OHD 的治疗

(1)未停止生长的个体的皮质醇替代方案

处方 1)氢化可的松,10~15mg/(m² · d),口服,3 次/d。

2)氟氢可的松,0.05~0.20mg/d,口服,1~2 次/d。

3)补充氯化钠,婴儿 1~2g/d,口服,分次于进食时服。

(2)达到成年身高后的皮质醇替代方案

处方 1. 1)氢化可的松,15~25mg/d,口服,2~3 次/d。

2)氟氢可的松,0.05~0.2mg/d,口服,1 次/d。

处方 2. 1)泼尼松,5.0~7.5mg/d,口服,2 次/d。

2)氟氢可的松,0.05~0.2mg/d,口服,1 次/d。

处方 3. 1)甲泼尼龙,4~6mg/d,口服,2 次/d。

2)氟氢可的松,0.05~0.2mg/d,口服,1 次/d。

处方 4. 1)地塞米松,0.25~0.5mg/d,口服,1 次/d。

2)氟氢可的松,0.05~0.2mg/d,口服,1 次/d。

2. 肾上腺危象的治疗

(1)合并肾上腺危象休克者的补液治疗

处方 5% 葡萄糖氯化钠注射液,450ml/m²,30~60 分钟内静脉滴注扩容;之后 3 200ml/(m² · d),静脉滴注纠正脱水,至病情稳定。

(2)失盐的治疗

处方 氢化可的松,50~10mg/(m² · d),静脉滴注,2~3 次/d;氟氢可的松,0.05~0.2mg/d,口服,2 次/d。同时补充钠盐,补充的量为氯化钠 1~2g/d 或 17~34mmol/d。

(3)病情稳定后的治疗

处方 氢化可的松,10~20mg/(m² · d),口服,2~3 次/d。

1)当氢化可的松减至维持剂量,部分失盐型仍有难以控制的高钾血症、低钠血症时使用。

处方 氟氢可的松,0.05~0.2mg/d,口服,2 次/d。同时补充钠盐,补充的量为氯化钠 1~2g/d 或 17~34mmol/d。

2)严重低血糖时加用

处方 10% 葡萄糖注射液,2~4ml/kg,静脉滴注。

3)高血钾伴心电图高尖 T 波、出现其他心律失常改变时的紧急处理。

处方 a.10% 碳酸钙注射液,0.5ml/kg。

b. 葡萄糖胰岛素联合输注(即 5~6g 葡萄糖联合 1U 胰岛素):如 5% 葡萄糖注射液 200ml+ 胰岛素 2U 静脉滴注,立即执行。

【注意事项】

1. 使用糖皮质激素应注意其不良反应,如诱发和加重感染、骨质疏松、诱发或加重消化道溃疡、类肾上腺皮质功能亢进症、医源性肾上腺皮质功能不全等。

2. 内分泌激素监测 主要监测早晨空腹,未服氢化可的松前测定的 17-OHP 和雄烯二酮,两者的监测值需综合判断。17-OHP 反映 ACTH 被抑制的状态,与各性激素关系分析显示 17-OHP 只与雄烯二酮相关,同时雄烯二酮又与雄激素的临床效应相关。两参数均宜控制在稍高于按年龄或青春期相应参照值范围的正常上限为度。

3. 临床监测 监测体格生长指标、青春发育进程和骨龄。3 月龄以内每月 1 次,其后每 3 个月 1 次至 2 岁。年龄 ≥ 2 岁的幼儿每半年随访 1 次,学龄期起每年 1 次,进入围青春期时按需每 4~6 个月 1 次,成年期可每年 1 次。2 岁起检查骨龄,每年 1 次,但如发现线性生长加速时应按需及时复查。中枢性性早熟是常见的合并症,为及时发现,6 岁起需密切注意第二性征和按需每半年检测 1 次骨龄。

4. 并发症监测 包括医源性库欣综合征、肾上腺皮质占位性病变、睾丸内及肾上腺残余瘤等并发症的监测。

5. 性分化异常的治疗 对假两性畸形患者选择社会性别时,应明确诊断是何种酶缺陷,进行染色体核型检查以决定遗传性别,同时应考虑外生殖器的生理学和解剖学特点、外生殖器将来可能的发育和功能情况,以及患者的心理、社会环境等因素,进行合理而审慎的治疗,包括选择合适的手术治疗。

二、嗜铬细胞瘤

【概述】

儿童嗜铬细胞瘤可发生在肾上腺髓质、肾上腺外的嗜铬组织中或交感神经节、旁交感神经节。因分泌过多的儿茶酚胺引发高血压和一系列以糖代谢紊乱为主的综合征,故又称儿茶酚胺增多症。儿童嗜铬细胞瘤多见于10岁左右的儿童,青春期前男孩多见,而青春期后女孩稍多。

【临床特征】

1. 高血压及其继发表现。70%~90%的患儿可表现为高血压。通常情况下高血压呈持续性且伴有阵发性加重,可伴随严重的头痛、出汗、心前区不适。严重的高血压可致眼底病变,患儿可出现视物模糊、视力减退等。

2. 内分泌代谢紊乱。肿瘤分泌 ACTH 导致库欣综合征。过多的肾上腺素可影响全身代谢过程,而使基础代谢率增加。另外,还可影响糖代谢过程而出现血糖增高、糖耐量减退及尿糖。

3. 消化系统表现。患儿可出现恶心、呕吐、腹痛、便秘及肠梗阻,甚至可因肠缺血或肿瘤发生出血性坏死而表现为急腹症。

4. 由于儿茶酚胺对心肌的毒性,致心肌损害,发生儿茶酚胺性“心肌炎”,导致心律失常,诱发心力衰竭和急性肺水肿,常是突发死亡的原因。

5. 常出现神经系统症状,如惊厥、四肢麻木、双下肢痛甚至间歇性跛行等。

6. 其他表现,如白细胞增多和不明原因发热,常被误诊为感染或败血症。

【治疗原则】

90% 以上的病例可通过切除分泌儿茶酚胺的病灶而治愈,对不能切除的或恶性嗜铬细胞瘤需进行长期的药物治疗。尽可能在手术前纠正病理状态,是手术安全的重要保证。

【推荐处方】

1. 术前降压　降压是术前准备的要点,可先单独使用 α 受体拮抗剂,如出现心率加快则联合使用 β 受体拮抗剂。

处方 1. 酚苄明,5~10mg,口服,2 次 /d,以小剂量开始,视血压进行调整。

处方 2. 如酚苄明的效果差可用 α₁ 受体拮抗剂:哌唑嗪,首剂量为 0.5mg/d,逐渐可增至 6mg/d,口服,3 次 /d。

处方 3. 如需双侧切除肾上腺者要给予糖皮质激素:泼尼松,5.0~7.5mg/d,口服,2 次 /d。

2. 术前扩容

处方　扩容量:6% 羟乙基淀粉注射液,500~1 500ml/d,静脉滴注,连续使用 3 天。

3. β 受体拮抗剂的使用

处方　(1)普萘洛尔,1~2mg/(kg·d),口服,2~3 次 /d。
(2)甲基多巴,5~10μg/(kg·d),口服,2~3 次 /d。

4. 双侧肾上腺髓质增生患儿的治疗　切除一侧后应用泼尼松。

处方　泼尼松,5.0~7.5mg/d,口服,2 次 /d,持续 2 个月。

【注意事项】

1. 儿童嗜铬细胞瘤的诊断常遇到困难,除因疾病本身的复杂性和多样性外,还因为儿童期的生理变化不稳定,患儿的主诉表达受限,故易延误诊断。但是诊断的关键是掌握线索,诊断包括两部分,即定性(茶酚胺增多)和定位(肾上腺、肾上腺外)。

2. 临床上对于嗜铬细胞瘤良、恶性的鉴别较为困难，因为无论是从病理检查还是组织学、生化学上均无明确标准。只有当肿瘤在没有胚胎残留神经节细胞的脏器如肝、肺、脾、脑、骨、淋巴结等处有生长或局部浸润时，方可诊断为恶性嗜铬细胞瘤。

3. 术前准备时间视病情严重程度而定，一般在 14 天即可，但瘦弱、严重的代谢并发症和有儿茶酚胺"心肌炎"的患儿术前准备时间要延长，个别可达 3~6 个月。血压轻度增高或无功能（症状不明显）的患儿准备时间可酌情缩短。

4. 术前扩容和术后监测：术前预先扩容（以胶体为主）和术中、术后的血流动力学维持、监测是减少使用硝普钠降压和去甲肾上腺升压的重要措施。因儿童对血流动力变化的耐受差，要使用中心静脉压、动脉压和每小时尿量来监测，调整输液量和速度。

5. 单侧肾上腺肿瘤的治疗采用经第 11 肋间切口可获满意的暴露。对年龄小、瘤体大、双侧或复发病例可采用经上腹部横切口。术后定期测定尿 VMA 和儿茶酚胺。

6. 对恶性嗜铬细胞瘤患儿可应用 α 受体拮抗剂，心率 > 90 次 /min 者加用 β 受体拮抗剂；同时应用甲基多巴，它可作用于酪氨酸羟化酶，抑制儿茶酚胺合成。

7. 约 20% 的成人嗜铬细胞瘤患者术后仍有高血压，但儿童患者的手术效果较好，术后定期随访很重要，再次发生的高血压多有儿茶酚胺依赖性，最可能的原因为多发性肿瘤手术未取净、恶性肿瘤有残余的转移灶、恶性肿瘤复发、可能是多发性内分泌腺肿瘤征 Ⅱa 型（MENⅡa）患儿。

8. 对双侧肾上腺髓质增生患儿，可先探查一侧（左侧），注意肾上腺的大小、厚度和皮 / 髓质比例，肾上腺与体重之比较成人大。切除一侧后应用泼尼松，可避免对侧切除。

第四节 糖 尿 病

一、1型糖尿病

【概述】

1型糖尿病（T1DM）指胰岛 β 细胞破坏，胰岛素分泌绝对缺乏所造成的糖、脂肪、蛋白质代谢紊乱的全身性慢性疾病，是必须使用胰岛素治疗的糖尿病。

【临床特征】

起病较急，部分患儿常因感染或饮食不当而诱发。典型表现为多饮、多尿、多食和体重减轻等"三多一少"症状。多尿常为首发症状，如夜间增多，甚至发生遗尿，较大的儿童突然出现遗尿应考虑有糖尿病的可能性。

【治疗原则】

应用基础加餐时胰岛素替代治疗，在尽可能避免低血糖的前提下使血糖达标，能够降低 T1DM 的远期并发症发生率。胰岛素治疗方案应个体化，方案的制订需兼顾胰岛功能状态、血糖控制目标、血糖波动幅度与低血糖发生风险。

【推荐处方】

1. 初始多次胰岛素注射（MDI）方案

处方 1. 短效胰岛素（RI），0.5~1.0U/（kg·d），年龄＜3 岁者用 0.25~0.5U/（kg·d），皮下注射，4 次 /d，于进餐前 20~30 分钟使用。三餐前所用的胰岛素约为一天胰岛素总量的 30%；睡前使用中长效胰岛素或长效胰岛素，剂量约占一天总量的 10%。

处方 2. 用胰岛素泵进行胰岛素持续皮下注射方案治

疗,新诊断的 T1DM 患者的处方:

胰岛素,0.8~1.0IU/(kg·h),其中基础量占 40%~60%,皮下注射;余量分次于餐前皮下注射。即平分为白天活动和夜间睡眠时段,例如 0am—6am、6am—10pm、10pm—0am,再根据血糖监测结果酌情调整基础时段及餐前剂量。例如三餐前血糖水平升高应增加基础胰岛素剂量,餐后血糖高则应增加餐前大剂量。

2. T1DM 蜜月期　由于 T1DM 患者经胰岛素规范治疗后可出现受损的胰岛功能部分缓解期,可短期停用胰岛素或减少胰岛素剂量,其血糖水平也能维持在接近正常范围内,此阶段称为 T1DM 蜜月期。在此阶段根据血糖监测情况,可 ≤ 3 次 /d 小剂量胰岛素(包括预混胰岛素)注射,但应以维持血糖达标为准。

处方　短效胰岛素(RI),0.5U/(kg·d);年龄 < 3 岁者用 0.25U/(kg·d);皮下注射,3~4 次 /d,于进餐前 20~30 分钟使用。

3. 低血糖的治疗　注射胰岛素过量或进食过少时可出现心慌、出凉汗、饥饿,重者抽搐、昏迷等低血糖的症状,可立刻口服葡萄糖水或进食,严重者静脉注射 25%~50% 葡萄糖。

处方　25% 葡萄糖,1~2ml/kg,静脉注射;续以 10% 葡萄糖注射液,5~8mg/(kg·min),持续静脉注射;严重的可给 15mg/(kg·min);严禁超过 20mg/(kg·min)或一次静脉注射 4ml/kg。

【注意事项】

1. 胰岛素的副作用包括量大可致低血糖;长期注射胰岛素,局部皮肤可能会形成结节、脂肪萎缩;因制剂不同可以会有少数过敏的可能性。

2. 应每次轮换注射部位,在脐周 3cm 或四肢外侧,以防局部脂肪变性呈橡皮状或脂肪萎缩呈凹陷状。

3. 若患者的血糖控制不理想,应考虑下列因素的可能性,包括注射方法和注射部位不正确、自我血糖监测不规范、自我管理意识和技巧、生活方式尤其是饮食和运动不规律、心理与社会心理困境等。

4. 青春期患者为维持正常的生长发育,应保证足够的能量摄入,可适当增加胰岛素的用量。进入青春期后,体内的性激素、生长激素等胰岛素拮抗激素分泌增多,需要增加胰岛素的用量;血糖水平较青春期前明显升高且波动较大,需要加强血糖监测,适时调整胰岛素治疗方案。

5. 在治疗过程中要制订饮食、运动计划,给予糖尿病患儿教育及心理治疗及做好自我监测,包括饮食、胰岛素用量、血糖、尿糖、尿酮体检查结果及参加活动等情况,有助于每次门诊复查时医师根据病情变化及早调整治疗。

6. 糖尿病病情及慢性并发症的监测包括血糖及尿糖监测、电解质、血脂、血气、血酮、糖化血红蛋白(HbA1c)、腹部 B 超等;定期到门诊随访,应由专科医师对糖尿病患儿进行门诊随访;常规定期检查眼底、尿微量白蛋白及尿 β_2-微球蛋白排泄率,每年应做 1~2 次上述检查。以早期发现、治疗糖尿病的慢性并发症。

二、糖尿病酮症酸中毒

【概述】

糖尿病酮症酸中毒(DKA)是以高血糖、高血酮、酮尿、脱水、电解质紊乱、代谢性酸中毒为特征的一组症候群。

【临床特征】

DKA 患儿大多具有多饮、多食、多尿、体重下降等糖尿病的特征表现,呼气有酮味及口唇樱红等酮症酸中毒的症状,甚至出现昏迷。但急重症,特别是暴发型 1 型糖尿病患儿以上表现可不典型。DKA 通常表现为:

1. 脱水、深大或叹气样呼吸。

2. 恶心、呕吐、腹痛,可类似于急腹症。

3. 进行性意识障碍或丧失。

4. 外周血白细胞增多或核左移，血清淀粉酶非特异性增高。

5. 合并感染时可发热。

【治疗原则】

纠正脱水、酸中毒，维持血糖接近正常，避免相关并发症，注意识别和处理突发事件。

【推荐处方】

1. 补液治疗

处方 （1）不同程度的补液量：轻度脱水可按 50ml/kg 口服补液；中度脱水按 5%~7% 计算补液量；重度脱水按 7%~10% 计算补液量。

（2）不同阶段的补液量：累积丢失量 /ml= 估计脱水百分数 /% × 体重 /kg × 1 000/ml。

维持剂量：按体重计算为维持剂量 /ml= 体重 × ml/kg（< 10kg 者 80ml/kg，10~20kg 者 70ml/kg，20~30kg 者 60ml/kg，30~50kg 者 50ml/kg，> 50kg 者 35ml/kg）；按体表面积计算为 1 200~1 500ml/（m² · d）。

（3）补液方法：48 小时均衡补液法，即每日液体总量一般不超过每日维持剂量的 1.5~2 倍。一般不考虑继续丢失，液体复苏所补入的液体量一般无须从总量中扣除。补液总量 = 累积丢失量 + 维持剂量。

总液体张力约 1/2 张。

补液速度 =（48 小时维持剂量 + 累积损失量 – 扩容液量）/48 小时。

补钾：血钾 > 5.5mmol/L 或无尿时禁用，使用时需检测，一般开始浓度为 0.3%。

2. 胰岛素治疗

处方 （1）胰岛素，最初剂量为 0.1U/（kg · h），婴幼儿为 0.05U/（kg · h），先计 5 小时，输液泵输入。血糖降低的速度以 4~5mmol/（L·h）为宜。

（2）首先输注 0.9% 氯化钠注射液补液，当血糖降至 17mmol/L 以下或血糖下降速度 > 5mmol/L 时改 0.9% 氯化钠注射液为 0.45% 氯化钠注射液和 5% 葡萄糖注射液，将血糖维持在 8~12mmol/L。

（3）如果血糖重新超过 15mmol/L，胰岛素的剂量增加 25%；血糖 < 8mmol/L 或下降过快，补液葡萄糖的浓度增加到 10%；如 pH > 7.3，血糖在 8~12mmol/L 且已开始输注含糖液体，应减少胰岛素的剂量，但不低于 0.05U/（kg·h）。

（4）向皮下注射胰岛素转换：患者能进食，血 pH > 7.3，血糖 < 16.7mmol/L，HCO_3^- > 16mmol/L 可皮下注射胰岛素。

3. 酸中毒的处理　当血 pH > 7.0~7.1mmol/L 时不必纠酸。

处方　当血 pH < 7.0 时：5% 碳酸氢钠，计算量的 1/3~1/2，静脉滴注。

碳酸氢钠计算公式（ml）=BE× 体重 ×0.5。

【注意事项】

1. 儿童糖尿病酮症酸中毒的临床症状不典型，易误诊。

2. 部分 DKA 患者合并高糖高渗状态（HHS）。HHS 严重脱水会导致轻度酮体出现，而 1 型糖尿病患儿发生重度 DKA 脱水会出现 HHS 的特征，因此应特别注意识别 DKA 和 HHS 并存。

3. 儿童偶尔可见血糖正常范围的 DKA，可能由于空腹时间长、脱水不严重、肾小球滤过率高排出大量尿糖所致。

4. 胰岛素一般在补液后的 1 小时时开始应用，特别是对有休克的患者，只有当休克恢复、盐/钾补液开始后，胰岛素才可应用。这样可以避免钾突然从血浆进入细胞内导致心律失常。并需开放第 2 条静脉通道持续输注小剂量胰岛素。

5. 注意生命体征监测。扩容开始后的 2 小时复查血气、电解质,以后至少每 4 小时查 1 次;如酸中毒不能纠正,可能是扩容不够或感染等诱因,需检查输液通路、胰岛素的剂量,考虑增加胰岛素的剂量、给予抗生素等处理。

6. 脑水肿的处理。一旦诊断明确,可静脉使用甘露醇 5ml/kg,如症状改善不明显,2 小时后重复,后每隔 4~6 小时给予。将液量减半,至脑水肿改善,累积损失补液时间由 48 小时延长至 72 小时。

第五节　低血糖症

【概述】

低血糖是由于某些病理和生理原因使血糖浓度低于同年龄小儿血糖的正常低限,严重低血糖可以引起癫痫、昏迷、永久性脑损伤及死亡。

【临床特征】

1. 轻度　仅有饥饿感,可伴一过性出汗、心悸,可自行缓解。

2. 中度　心悸、出汗、饥饿明显,有时可发生手抖、头晕,需补充含糖食物方可纠正。

3. 重度　是在中度低血糖症状的基础上出现中枢神经供能不足的表现,如嗜睡、意识障碍、胡言乱语,甚至昏迷、死亡。

【治疗原则】

一经确诊低血糖危象,应立即静脉给予葡萄糖,以尽量减少低血糖对神经系统的损害。由原发病导致的继发性低血糖在治疗低血糖后继续给予原发病的治疗。

【推荐处方】

处方 1. 25% 葡萄糖注射液(早产儿为 10% 葡萄糖注射液),1~2ml/kg,静脉注射;继以 10% 葡萄糖注射液,5~8mg/(kg·min),持续静脉滴注。

处方 2. 如输入葡萄糖不能有效维持血糖正常,可用糖皮质激素:

氢化可的松,5mg/kg,静脉注射或口服,分 3 次用;持续使用至血糖平稳再酌情减停,一般 2 周内减停。

或　泼尼松,1~2mg/kg,口服,分 3 次用;持续使用至血糖平稳再酌情减停,一般 2 周内减停。

处方 3. 如以上处理效果不明显:胰高血糖素,30μg/kg,最大剂量为 1mg,肌内注射。

【注意事项】

1. 新生儿的低血糖表现没有特异性,可表现为无症状型,鉴于可能的远期损害,应对这些婴儿给予适当观察及处理。

2. 持续时间过长或反复发作的低血糖可造成不可逆性脑损伤,甚至死亡。年龄越小,脑损伤越重,因此不管什么原因引起的低血糖均须紧急处理。

3. 糖尿病治疗是导致药源性低血糖的常见原因,要合理使用胰岛素和口服降血糖药,需根据病情及时调整药物剂量,尤其是并发肾病、肝病、心脏病、肾功能不全者。

第六节　性　早　熟

一、中枢性性早熟

【概述】

中枢性性早熟(CPP)是指由于下丘脑、垂体、性腺轴

（HPGA）功能提前启动而导致女孩 8 岁前、男孩 9 岁前出现内外生殖器官快速发育及第二性征呈现的一种常见儿科内分泌疾病。由于性发育过早，引起女孩早初潮；由于骨骼成熟较快，骨龄超过实际年龄而骨骺提前闭合，影响患儿的终身高；由于第二性征过早发育及性成熟，可能带来相应的心理问题或社会行为异常。

【临床特征】

1. 特发性中枢性性早熟

（1）第二性征提前出现：女孩 8 岁前、男孩 9 岁前出现第二性征发育，以女孩出现乳房结节、男孩的睾丸容积增大为首发表现。

（2）线性生长加速：年生长速率高于正常儿童。

（3）骨龄超前：骨龄超过实际年龄 1 岁或 1 岁以上。

（4）性腺增大：B 超下见女孩单侧卵巢容积 ≥ 1~3ml，并可见多个直径 ≥ 4mm 的卵泡，或子宫长度 > 3.4~4cm；男孩睾丸容积 ≥ 4ml，提示进入青春发育状态。

（5）HPGA 功能启动，血清促性腺激素及性激素达青春期水平。

（6）排除其他器质性及继发性疾病所致的性早熟。

2. 继发性性早熟

（1）中枢神经系统异常所致的中枢性性早熟：有中枢神经系统原发病的相应临床表现及中枢性性早熟的典型表现。

（2）其他疾病导致的性早熟：先天性肾上腺皮质增生症、McCune-Albright 综合征、家族性男性限性性早熟、原发性甲状腺功能退症等，均有相应的临床表现；部分严重而长期未经治疗者可转变为 CPP。

【治疗原则】

对于继发性性早熟，应强调同时进行病因治疗。特发性 CPP 主要是抑制性发育进程，延缓骨骼过快成熟和改善最终成人身高,避免心理行为问题。目前国内外普遍采用促性腺激素释放激素类似物(GnRHa)治疗 CPP,并取得较好的临床效果。

【推荐处方】

处方 1. 曲普瑞林,60~160μg/kg,皮下注射或深部肌内注射,1 次 /4w,疗程持续 2 年或骨龄达 12~13 岁(女孩 12 岁、男孩 13 岁)。

处方 2. 亮丙瑞林,30~180μg/kg,皮下注射,1 次 /4w,疗程持续 2 年或骨龄达 12~13 岁(女孩 12 岁、男孩 13 岁)。

【注意事项】

1. 在促性腺激素释放激素类似物(GnRHa)治疗过程中,治疗半年后特别是治疗 1 年后患儿出现生长速率下降,部分患儿甚至出现明显生长减速。生长减速的具体机制不明,目前不建议常规联用重组人生长激素(rhGH)治疗。对预测成人身高严重受损者可考虑应用 rhGH,但需密切监测。

2. 安全性监测。GnRHa 治疗过程中偶尔出现皮疹、潮红、头痛,但通常短暂、轻微,不影响治疗。10%~15% 的患儿可出现局部反应,过敏反应非常罕见。部分患儿首次应用 GnRHa 治疗 3~7 天后可出现少量阴道出血,与 GnRHa 的"点火效应"导致短暂的雌激素水平增高有关。长期治疗的安全性良好。

3. 在使用过程中应每 3 个月监测性发育情况、生长速率、身高标准差积分(HtSDS)、体重指数、激素水平等,每半年监测 1 次骨龄和性腺超声。治疗过程中可监测任意或激发后的促性腺激素和性激素水平,以评估性腺轴抑制情况。

二、外周性性早熟

【概述】

外周性性早熟又称非促性腺激素释放激素(GnRH)依

赖性性早熟,是由于各种原因引起的体内性甾体激素升高至青春期水平,导致男孩在 9 岁前、女孩在 8 岁前呈现第二性征,但不具有完整的性发育程序性过程。临床上按其副性征表现与原性别是否一致,将外周性性早熟分为同性外周性性早熟和异性外周性性早熟。

【临床特征】

1. 多种原因导致男孩在 9 岁前、女孩在 8 岁前呈现第二性征,但不具有完整的性发育程序性过程。

2. 女性异性外周性性早熟表现为阴蒂肥大、声音低沉、多毛等;男性异性外周性性早熟表现为乳房发育、着色,阴茎增大等。

3. 多数病例起病快、进展迅速,若不及时处理,可能会由于骨骺过早闭合而导致矮小,部分患儿可转为中枢性性早熟。

4. 原发病的表现,如颅内占位症状等,由肿瘤引起的外周性性早熟甚至可能危及生命。

【治疗原则】

主要是针对病因治疗。由肿瘤引起的外周性性早熟需要尽早手术治疗,先天性肾上腺皮质增生症需终身服用肾上腺皮质激素替代治疗;纤维性骨营养不良综合征针对内分泌腺自主功能亢进和骨病处理。对于外源性摄入性激素的食物或药物引起的,一般无须治疗。

【推荐处方】

1. McCune-Albright 综合征

处方 1. 他莫昔芬,10~20mg/d,口服,2 次 /d。

处方 2. 睾内酯,20mg/(kg·d),口服,4 次 /d。

处方 3. 来曲唑,2.5mg/d,口服,1 次 /d。

2. 21- 羟化酶缺乏症

处方 　氢化可的松,10~20mg/(m²·d),口服,3 次 /d

（1/2、1/4 和 1/4）。

氟氢可的松，0.05~0.15mg/d，口服，1 次 /d。

3. 家族性高睾酮血症

处方 1. 螺内酯，100mg/d，口服，2~3 次 /d。

处方 2. 环丙孕酮，50~100mg/d，口服，2~3 次 /d。

【**注意事项**】

1. 病因诊断决定下一步的治疗方案。器质性疾病所致者酌情手术治疗；外源性性激素摄入所致者需停止摄入或接触后性征会逐渐自行消退，一般无须处理。

2. 注意药物不良反应。主要不良反应是肝脏损害，其他包括胃肠道反应、可逆性氨基转移酶升高、肾上腺功能减退等。

3. 治疗中需要监测肝肾功能、血脂、血糖、肾上腺皮功能、促性腺激素及性激素水平、性腺 B 超、骨龄等指标的变化。

（徐　璇）

第十一章

遗传代谢性疾病

第一节　苯丙酮尿症

【概述】

苯丙酮尿症(PKU)是一种常染色体隐性遗传性疾病,因肝脏苯丙氨酸羟化酶缺乏或者四氢生物蝶呤合成酶、二氢生物蝶呤还原酶缺陷而导致苯丙氨酸(Phe)代谢障碍,出现高苯丙酸血症,可致严重的智能发育障碍。

【临床特征】

1. 经典型PKU　血Phe浓度 > 200mg/L,苯丙氨酸羟化酶(PAH)活性为正常人活性的0~4.4%。出生3个月后可出现智能发育迟缓和语言发育落后,随年龄增大而加重。患儿有程度不等的智能低下,60%属重度低下。约1/4的患儿有癫痫发作。患者的头发、皮肤颜色淡,尿液、汗液中散发出鼠臭味,伴有精神和行为异常。

2. 暂时型PKU　见于极少数新生儿或早产儿,可能为苯丙氨酸羟化酶成熟延迟所致。

3. 高苯丙氨酸血症　血Phe浓度介于20~200mg/L,酶活性为正常人活性的1.5%~34.5%,临床表现轻或无,对治疗反应较好,多无明显的智能低下表现。

4. 四氢生物蝶呤(BH4)缺乏症　又称非经典型PKU或恶性PKU,由PAH辅酶BH4缺乏所致。患儿除有典型PKU的表现外,神经系统表现较为突出,如四肢肌张力增高不自主运动、震颤、阵发性角弓反张、顽固性惊厥发作、婴儿痉挛症等。

【治疗原则】

给患儿提供适量的苯丙氨酸维持其正常成长;保证摄入足够的其他营养素,如长链多不饱和脂肪酸,使患儿能够保持良好的营养状态;保证患儿对治疗的最佳依从性;同时考虑到患儿的生活质量。

【推荐处方】

BH4 缺乏症患儿:

处方　(1)四氢生物蝶呤(BH4),0.5~10mg/(kg・d),口服,1 次 /d。

(2)多巴丝肼,5~15mg/(kg・d),口服,3~4 次 /d。

(3)5- 羟色胺,5~10mg/(kg・d),口服,3~4 次 /d。

【注意事项】

1. 饮食疗法　PKU 患儿应为低苯丙氨酸饮食,而非无苯丙氨酸饮食。根据不同的年龄段、体重,结合每日所需的蛋白质和热量,合理控制苯丙氨酸的摄入量,同时定期监测血苯丙氨酸浓度,将其控制在合理范围内。< 1 岁的儿童每月调整食谱,1 岁以上的患儿可每 2 个月调整食谱,学龄儿童可每 3~4 个月调整食谱。不同年龄段每日所需的苯丙氨酸量不尽相同,苯丙氨酸的理想控制浓度也有所差别。

2. 注意补充维生素　接受食疗的 PKU 患者缺乏维生素 B_{12}、维生素 B_6 的可能性较正常人大,因此 PKU 患者应在医师或营养师指导下适量补充维生素。

3. 由于 BH_4 缺乏症患儿早期无明显的神经系统异常表现,临床上难以与经典型 PKU 相鉴别,当明确诊断时患儿往往已存在一定程度的智能落后,所以对每例 HPA 患儿应常规进行尿蝶呤检查以便尽早检出 BH_4 缺乏症患者,早期给予相应治疗以改善其预后。

4. 多巴丝肼和5-羟色胺的剂量要从小剂量逐渐增加。

第二节　糖原贮积病

一、糖原贮积病Ⅰ型

【概述】

糖原贮积病Ⅰ型(GSDⅠ)包括 GSDⅠa 和 GSDⅠb 2 种亚型。Ⅰa 型约占 80%,因葡萄糖 -6- 磷酸酶(G-6-PC)先天缺陷所致;Ⅰb 型约占 20%,因 G-6-PC 转运体(G-6-PT)缺陷所致。

【临床特征】

1. 典型 GSDⅠ患者多在婴儿早期随喂养频次减低而出现症状,在短时饥饿间期可发生低血糖和乳酸性酸中毒,表现为多汗、易激惹,甚至抽搐发作。如未经正规治疗,常出现生长迟缓、丑陋面容、短小身材和由于肝大而腹部膨隆。若无明显的低血糖表现,智力发育相对正常。

2. 2 种亚型的特殊表现

(1)GSDⅠa 型:肝大、肝功能异常、高乳酸血症、高甘油三酯血症等表现;部分患儿还出现脂肪肝等表现。

(2)GSDⅠb 型:还伴有反复感染的症状,其主要是 G-6-PT 缺乏症致中性粒细胞数量减少和功能缺陷。

【治疗原则】

GSDⅠ治疗的总目标是维持血糖正常,尽可能抑制低血糖所继发的各种代谢紊乱,减少长期并发症。

【推荐处方】

饮食治疗:婴儿期可每 2~3 小时以母乳或麦芽糊精

按需喂养,6个月后逐渐改用生玉米淀粉(UCS)替代麦芽糊精。

处方 UCS,幼儿期 1.0~1.5g/kg,1次/4~6h;学龄前期 1.5~2.0g/kg,1次/4~6h;儿童期 1.5~2.0kg,1次/6h。夜间可口服 2~3次 UCS。

【注意事项】

1. 继发感染者可用抗生素治疗;痛风可服用别嘌醇以降低尿酸;血甘油三酯 > 10mmol/L 者应服用调血脂药;微量蛋白尿若持续 3个月应加用血管紧张素转换酶抑制剂,可显著改善患儿的肾功能。

2. 建议定期肝脏 B超监测肝腺瘤发生,局部腺瘤病灶不能手术者和可疑恶变者可行肝脏移植。

3. GSD I 患儿长期合理饮食和药物治疗可使近端肾小管功能保持正常,但无法逆转远端肾小管功能进行性下降。

二、糖原贮积病 II 型

【概述】

糖原贮积病 II 型(GSD II)也称为酸性 α- 葡萄糖苷酶缺乏症。由于 GAA 基因突变,溶酶体内的 GAA 活性缺乏或显著降低,糖原不能被降解而沉积在骨骼肌、心肌和平滑肌等细胞的溶酶体内,导致溶酶体肿胀、细胞破坏及脏器功能损害,并引起一系列临床表现。

【临床特征】

1. 婴儿型 GAA 活性严重缺乏。典型患者于出生后的 3个月内起病,主要累及骨骼肌和心肌,四肢松软,运动发育迟缓,喂养及吞咽困难。查体示肌张力低下、心脏扩大、肝大及舌体增大。病情进展迅速,常于 1岁左右死于心力衰竭及呼吸衰竭。

2. **晚发型**　患者于 1 岁后起病,根据起病年龄不同,又可分儿童型和成年型(20 岁后起病)。主要累及躯干肌、四肢近端肌群及呼吸肌。患者起病越早,疾病进展越快,常死于呼吸衰竭。

【治疗原则】

主要为酶替代治疗,重组人 α- 葡萄糖苷酶(rhGAA)可用于婴儿型和晚发型糖原贮积病Ⅱ型的治疗。

【推荐处方】

酶替代治疗:婴儿型及晚发型 GSD Ⅱ患者均可使用。

处方　重组人 α- 葡萄糖苷酶(myozyme),20mg/kg,缓慢静脉滴注,1 次 /2w。

【注意事项】

1. rhGAA 静脉滴注可能发生输液相关反应(如发热、皮疹、颜面水肿等)和超敏反应,应在密切的临床监护下进行酶替代治疗,当出现严重的过敏反应如过敏性休克时应立即停止输注。

2. 婴儿型在早期表现为左心室流出道梗阻,应避免使用洋地黄类及其他增加心肌收缩力的药物、利尿药及降低心脏后负荷的药物如血管紧张素转换酶抑制剂(ACEI),以免加重流出道梗阻,但在疾病后期出现左心室功能不全时可适当选用上述药物。β 受体拮抗剂在疾病早期可以使用,出现心力衰竭后不宜使用。

3. 保持呼吸道通畅,积极控制呼吸道感染,合并哮喘时可使用支气管扩张药。当出现梗阻性睡眠呼吸障碍时给予持续气道正压通气(CPAP)治疗。夜间通气功能不足时给予非侵入性双向水平气道正压通气(BiPAP)治疗。严重呼吸衰竭时给予机械通气治疗。

4. 吞咽困难、胃食管反流等常导致营养摄入不足,可采用电视透视吞咽功能检查评估吞咽功能和胃食管反流,确定是否需要鼻胃管喂养。建议高蛋白、低碳水化合物饮食，并保证足够的能量、维生素及微量元素摄入。

5. 随着骨骼肌损害逐渐加重、运动能力下降、姿势及体位改变，可导致关节活动受限、变形和骨质疏松等，应定期评估心肺功能、肌肉力量及活动能力，鼓励力所能及的运动和功能训练，加强吞咽、语言、肢体运动训练等，防止失用性萎缩。应避免高强度、对抗性运动及过度劳累。

6. 重组人 α- 葡萄糖苷酶（myozyme）的使用方法：在用药前 15 分钟，使用地塞米松 0.1mg/kg 静脉注射以预防输液反应。药物配置和静脉滴注全过程避光，单独的静脉通道给药。输液速度为 1mg/(kg·h)×30min，再以 3mg/(kg·h)×30min，后以 5mg/(kg·h)×30min，最后以 7mg/(kg·h) 静脉滴注至结束，共约 3.5~4.0 小时滴注完毕。

第三节 肝豆状核变性

【概述】

肝豆核变性（HLD）又称 Wilson 病（WD），是一种常染色体隐性遗传性铜代谢疾病，是由于基因突变所致的 ATP7B 蛋白的相应结构及功能发生改变，不能引导铜与铜蓝蛋白前体结合，导致过量的铜沉积在肝、脑、眼角膜、肾等组织中并产生自由基，引起一系列损害。

【临床特征】

1. 肝病症状 可表现为急性或慢性肝炎的过程，也有以急性重型肝炎表现发病者。常见食欲缺乏、疲乏、嗜睡、黄疸、腹痛等。体征表现为肝脾大、肝区压痛、水肿等。

2. 神经、精神症状 以较大的儿童多见，主要表现为锥体外系症状。

3. 眼部可见角膜色素环（K-F 环）。

4. 血液系统症状 早期即可有溶血性贫血，严重溶血可伴发暴发性肝衰竭。同时可伴有出血性贫血、脾功能亢进等血液系统症状。

5. **肾脏表现**　可表现为血尿、蛋白尿等。

【治疗原则】

本病的治疗原则是尽早治疗、终身治疗、定期随访,包括忌含铜饮食、驱铜药治疗、对症治疗及肝移植治疗。

【推荐处方】

处方 1.(1)青霉胺,20mg/(kg·d),总量不超过 250mg/d,口服,2~3 次/d。

(2)葡萄糖酸锌,5 岁以下 50mg/d,口服,2 次/d;5~15 岁 75mg/d,口服,3 次/d。

处方 2. 对青霉胺不能耐受患者:

(1)曲思汀,20mg/(kg·d),总量不超过 250mg/d,口服,2~3 次/d。

(2)葡萄糖酸锌,5 岁以下 50mg/d,口服,2 次/d;5~15 岁 75mg/d,口服,3 次/d。

【注意事项】

1. 青霉胺的不良反应较多,早期过敏反应有发热、皮疹、淋巴结肿大、中性粒细胞减少症、血小板减少症及蛋白尿,多发生于用药的第 1~3 周,一旦出现早期过敏反应立即停药;少数也可出现后期不良反应如蛋白尿、狼疮样综合征、肾炎综合征、骨髓抑制、皮肤衰老、天疱疮样皮损等;亦可有严重过敏反应。多用 24 小时尿铜检测青霉胺的疗效。

2. 曲思汀的不良反应少,偶见全血细胞减少,不能与铁合用,这是因为铁剂与曲思汀形成的复合物是有毒的,建议一般应在饭前 1 小时或饭后 2 小时服药。

3. 锌剂的副作用较小,主要有胃肠道刺激性、口唇及四肢麻木感、血清胆固醇紊乱等;对胎儿无致畸作用;在餐后 1 小时服药以避免食物影响,尽量少食粗纤维以及含大量植物酸的食物。

4. 需要常规监测的指标包括全血细胞计数、尿常规、氨基转移酶、INR、血清铜和铜蓝蛋白,以及常规体检和神经系统检查。建议使用青霉胺治疗的患者在初始治疗 1 个月内每周随访 1 次,其后 6 个月内每月随访 1 次,最后可以每 6 个月随访 1 次。必要时查 24 小时尿铜以监测青霉胺的疗效及患者的依从性。对患者进行随访监测的频率视情况而定,但无论如何,每年至少需要随访患者 2 次。

(徐　璇)

第十二章

风湿性疾病

第一节 风湿热

【概述】

风湿热是一种与 A 组 β 溶血性链球菌感染有关的全身性结缔组织的非化脓性疾病,多见于学龄儿童及青少年。临床表现为心肌炎、关节炎、环形红斑、皮下结节、舞蹈症。病变可呈急性或慢性反复发作,可遗留心脏瓣膜病变形成慢性风湿性心瓣膜病。

【临床特征】

1. 前驱症状 在风湿热的典型临床症状出现之前的 2~5 周常有咽喉炎或扁桃体炎等上呼吸道链球菌感染的临床表现。

2. 典型的临床表现

(1)发热:50%~70% 的患者有发热,热型不规则。

(2)关节炎:呈游走性、多发性,以膝、踝、肘、腕、肩等大关节常见。急性发作时受累关节呈红、肿、灼热、疼痛和压痛,活动受限制。急性期过后不遗留关节变形。

(3)心肌炎:有心悸、气短、心前区不适、疼痛等。瓣膜炎时可有相应瓣膜受累的杂音。

(4)环形红斑:为淡红色的环状红晕、中央苍白,多分布在躯干或肢体近端。

(5)皮下结节:见于关节伸侧的皮下组织,尤其在肘、膝、腕、枕或胸腰椎棘突处,常在心肌炎时出现。

(6)舞蹈症:发生在儿童期,多见于女孩,为一种无目的、不自主的躯干或肢体动作。

【治疗原则】

1. 休息 无心肌炎者卧床休息至少 2 周,后逐渐恢复活动,2 周后达到正常;急性期有心肌炎而无心力衰竭者卧床休息 4 周,随后于 4 周内逐渐恢复活动;若伴心力衰竭者卧床休息至少 8 周,2~3 个月内逐渐增加活动。

2. 清除链球菌感染 青霉素治疗不少于 2 周,过敏者可用红霉素。

3. 抗风湿治疗 一般病例可采用阿司匹林,总疗程为 4~8 周;有心肌炎合并心力衰竭、全心炎或严重心律失常者应用肾上腺皮质激素治疗,疗程为 8~12 周。

4. 充血性心力衰竭的治疗 在使用激素的同时给予吸氧、利尿药、血管扩张药和低盐饮食,慎用洋地黄制剂。

5. 舞蹈症的治疗 一般采用支持和对症治疗。

【推荐处方】

1. 清除链球菌感染

处方 1. 青霉素,80 万 U,肌内注射,2 次 /d,连续 2 周。**用前皮试。**

处方 2. 红霉素片,30~40mg/(kg · d),口服,3 次 /d,连续 2 周。用于对青霉素过敏者。

2. 抗风湿治疗

(1)适用于风湿性关节炎患者

处方 阿司匹林,80~100mg/(kg · d),口服,3 次 /d,最大剂量≤ 3g/d,2 周后逐渐减量,总疗程为 4~8 周。

(2)适用于风湿性心肌炎患者

处方 泼尼松,2mg/kg,口服,3 次 /d,最大剂量≤ 60mg/d,2 周后逐渐减量,疗程为 8~12 周。在停用泼尼松前 2 周加用阿司匹林口服,泼尼松停用后的 2 周停用阿司匹林。

3. 预防风湿热复发

处方 1. 苄星青霉素,120 万 U,肌内注射,每月 1 次,**用前皮试**。预防至少 5 年,持续至 25 岁以上;有风湿性心脏病者宜终身预防。

处方 2. 红霉素,30~40mg/(kg·d),口服,3 次/d,每月的第 1 周服用。用于对青霉素过敏者。用药时间同处方 1。

【注意事项】

1. 注意预防细菌性心内膜炎。风湿热或风湿性心脏病患儿当拔牙或行其他手术时,手术前后应给予青霉素静脉滴注以预防细菌感染。

2. 风湿性舞蹈症患儿可给予苯巴比妥片镇静,同时予青霉素以清除链球菌感染。合并其他风湿活跃指征者,可加用阿司匹林等抗风湿治疗。注意加强护理。

（杨作成）

第二节　幼年型类风湿关节炎

【概述】

幼年型类风湿关节炎(JRA)又名幼年特发性关节炎(JIA),是一种异质性疾病,其病因不同,起病方式、病程和转归也各不相同。该病是儿童时期常见的结缔组织病,其慢性关节炎与自身免疫功能紊乱密切相关,除关节炎症和畸形外,常有不规则发热、皮疹、肝脾大及淋巴结肿大、胸膜炎及心包炎等全身症状和内脏损害。该病可分为全身型(也称 Still 病)、少关节型、类风湿因子阴性的多关节型、类风湿因子阳性的多关节型、银屑病关节炎、与附着点炎症相关的关节炎、未分类的 JRA 等。

【临床特征】

1. 幼年型类风湿关节炎

（1）发病年龄在 16 岁以下。

（2）以慢性关节炎为主要特征,典型关节炎的表现为疼痛、肿胀、活动受限和局部温度升高。

（3）关节炎持续 6 周以上。

（4）根据最初 6 个月的表现分为全身型、多关节型、少关节型、与附着点炎症相关的关节炎、银屑病关节炎、未定类的幼年型类风湿关节炎等。

（5）除外其他幼年型关节炎。

（6）实验室检查:炎症反应指标如红细胞沉降率明显加快,急性期反应物（C 反应蛋白、IL-1、IL-6 等）增高;自身抗体如类风湿因子、抗核抗体等可阳性;80% 与附着点炎症相关的关节炎患者 HLA-B27 呈阳性。

2. 全身型幼年型类风湿关节炎

（1）发热:每月至少 2 周以上发热,呈弛张热,热退后患儿活动如常。

（2）皮疹:发热时出现,呈淡红色斑丘疹,随着体温升降而出现或消退。

（3）肝脾大、全身淋巴结肿大。

（4）浆膜炎:如胸膜炎及心包炎。

（5）除外其他疾病。

【治疗原则】

JRA 的治疗目的是控制病变的活动度,减轻或消除关节疼痛和肿胀,预防感染和关节炎症加重,预防关节功能不全和残废,恢复关节功能及生活与劳动能力,及时诊断全身型 JRA 并巨噬细胞活化综合征。JRA 的治疗强调综合管理,需要多学科合作,也需要家庭、社区、学校等社会各个方面的支持与配合。疾病初期的治疗方案须积极,待病情稳定后非甾体抗炎药（NSAID）可再使用 3~6 个月,而甲氨蝶呤则可继续使用 1 年或更长时间。

【推荐处方】

1. 非甾体抗炎药（NSAID）　适用于各类关节炎的治疗。

处方 1. 萘普生，10~15mg/(kg·d)，口服，2 次/d。

处方 2. 布洛芬，20~30mg/(kg·d)，口服，3 次/d。

处方 3. 双氯芬酸钠，1~3mg/(kg·d)，3 次/d。

2. 缓解病情抗风湿药（DMARDs）　适用于滑膜炎症的治疗。

处方 1. 甲氨蝶呤，10~15mg/m²，口服，1 次/w。

处方 2. 羟氯喹，5.0~6.5mg/(kg·d)，最大剂量不超过 0.2g/d，口服，2 次/d。

处方 3. 来氟米特，0.3mg/(kg·d)，口服，1 次/d。

3. 适用于全身型或有内脏受累的病例的治疗

处方　泼尼松，1~1.5mg/(kg·d)，口服，3 次/d。

4. 适用于难治性病例的治疗

处方 1. 英夫利西单抗（infliximab）注射液，首次 3mg/kg，加入 0.9% 氯化钠注射液 200ml 中，静脉滴注，第 2 周、第 6 周及以后每隔 8 周给予 1 次相同剂量；疗效不理想者可将剂量加至 10mg/kg。

处方 2. 依那西普注射液，400μg/(kg·w)，最大剂量为 50mg/w，分 2 次皮下注射，3 个月为 1 个疗程。

【注意事项】

1. 初始药物治疗应选择最安全、最简单和最保守的方法，如果此方法效果欠佳，则采用循序渐进的策略选择其他治疗措施。目前国际上治疗 JRA 主张下台阶疗法或联合疗法，即早期联合应用一、二和三线药物以及时控制症状，待二线药物起效（2~3 个月）后先撤三线药物，3~6 个月后撤一线药物，长期用 2 种二线药物维持 3~5 年以上。

2. JRA 以 NSAID 为首选，常用的有萘普生、布洛芬、吲哚美辛 0.5~1mg/(kg·d)、双氯芬酸钠 1~3mg/(kg·d)。NSAID 中以双氯芬酸钠的退热、止痛效果最佳,毒副作用较小。若疗效不佳,可换另一种 NSAID,勿将 2 种 NSAID 同时使用。口服 NSAID 常需服药 1~2 周后才可奏效,因而维持用药时间不可少于半年,有时甚至需数年以上。

3. 对于少关节型或多关节型 JRA,如 NSAID 治疗 3~6 个月效果不佳或用药过程中病情反复,应加用 DMARD 如羟氯喹、氯喹、甲氨蝶呤、青霉胺等。DMARD 起效慢,需 2~3 个月方能显效,且 DMARD 联合使用比单一药物更为奏效。如经 NSAID 及 DMARD 治疗无效或有严重反应者,可应用泼尼松加环磷酰胺 2~2.5mg/(kg·d),分次口服;或硫唑嘌呤 1.5~3mg/(kg·d),分 2 次口服。

4. 肾上腺皮质激素的应用指征包括用非甾体抗炎药不能控制的全身症状如高热或合并心包炎和胸膜炎者、局部使用肾上腺皮质激素治疗虹膜睫状体炎无效者。剂量为 1~2mg/(kg·d),待症状消失后逐渐减量至停药。

5. 有鉴于此病的变态反应很可能与感染性疾病有关,治疗时强调进行抗感染治疗。

（杨作成）

第三节　系统性红斑狼疮

【概述】

系统性红斑狼疮(systemic lupus erythematosus, SLE)是一种以多系统损害和血清中出现多种自身抗体为特征的自身免疫病,是儿童常见的风湿性疾病之一。

【临床特征】

1. 皮肤黏膜病变　颊部红斑、盘状红斑、光过敏、无痛性口腔溃疡。

2. 关节炎　非侵蚀性关节炎,累及 2 个或 2 个以上周围关节,以关节肿痛或渗液为特点。

3. 浆膜炎　胸膜炎、心包炎。

4. 肾脏病变　持续性蛋白尿、细胞管型。

5. 神经系统异常　非药物或代谢紊乱(如尿毒症、酮症酸中毒或电解质紊乱)所致的抽搐或精神症状。

6. 血液系统异常　溶血性贫血伴网织红细胞增多、白细胞减少、淋巴细胞减少、血小板减少(除外药物影响)。

7. 免疫学异常　抗 dsDNA 抗体阳性 / 抗 Sm 抗体阳性 / 抗磷脂抗体阳性、ANA 抗体阳性。

【治疗原则】

目前 SLE 尚无特效的治疗方法,治疗原则为积极控制狼疮活动、改善和阻止脏器损害,坚持长期、规律治疗,加强随访,尽可能减少药物副作用以改善患儿的生活质量。

【推荐处方】

1. 轻度活动性 SLE

处方 1.(1)布洛芬,30~40mg/(kg·d),口服,3~4 次 /d,最大剂量< 2 400mg/d。

(2)羟氯喹,4~6mg/(kg·d),口服,1 次 /d,最大剂量< 200mg/d。

(3)甲氨蝶呤,10~15mg/m²,口服,1 次 /w。

处方 2.(1)布洛芬,30~40mg/(kg·d),口服,3~4 次 /d,最大剂量< 2 400mg/d。

(2)羟氯喹,4~6mg/(kg·d),口服,1 次 /d,最大剂量< 200mg/d。

(3)甲氨蝶呤,10~15mg/m²,口服,1 次 /w。

(4)泼尼松,0.5~1mg/(kg·d),口服,晨起顿服。

2. 中度活动性 SLE

处方 1.(1)泼尼松,1.5~2mg/(kg·d),口服,晨起顿服,活动性指标正常后减量维持。

(2) 甲氨蝶呤, 10~15mg/m², 口服, 1 次 /w。

处方 2.(1) 泼尼松, 1.5~2mg/(kg·d), 口服, 晨起顿服, 活动性指标正常后减量维持。

(2) 硫唑嘌呤, 1~2mg/(kg·d), 口服, 2 次 /d。

处方 3.(1) 泼尼松, 1.5~2mg/(kg·d), 口服, 晨起顿服, 活动性指标正常后减量维持。

(2) 来氟米特, 1mg/(kg·d), 口服, 2~3 次 /d, 3 天后减半量维持 6~12 个月。

3. **重度活动性 SLE**

(1) **诱导缓解期**

处方 1. 1) 泼尼松, 1.5~2mg/(kg·d), 口服, 晨起顿服, 一般足量泼尼松用 2~4 个月, 最少不能 < 4 周, 以后逐渐减量。

2) 吗替麦考酚酯, 20~40mg/(kg·d), 口服, 2 次 /d。

处方 2. 1) 泼尼松, 1.5~2mg/(kg·d), 口服, 晨起顿服, 一般足量泼尼松用 2~4 个月, 最少不能 < 4 周, 以后逐渐减量。

2) 他克莫司, 0.1~0.15mg/(kg·d), 口服, 2 次 /d。

处方 3. 1) 泼尼松, 1.5~2mg/(kg·d), 口服, 晨起顿服, 一般足量泼尼松用 2~4 个月, 最少不能 < 4 周, 以后逐渐减量。

2) 环孢素, 4~6mg/(kg·d), 口服, 2 次 /d。

(2) **巩固治疗期**

处方 1. 1) 泼尼松, 5~10mg/d, 口服, 晨起顿服, 维持数年。

2) 吗替麦考酚酯, 20~40mg/(kg·d), 口服, 2 次 /d。

处方 2. 1) 泼尼松, 5~10mg/d, 口服, 晨起顿服, 维持数年。

2) 他克莫司, 0.1~0.15mg/(kg·d), 口服, 2 次 /d。

处方 3. 1) 泼尼松, 5~10mg/d, 口服, 晨起顿服, 维持数年。

2) 环孢素, 4~6mg/(kg·d), 口服, 2 次 /d。

4. 重症 SLE 或狼疮危象

处方 1. (1)5% 葡萄糖注射液
100~200ml
甲泼尼龙 15~30mg/(kg·d)

静脉滴注,连用 3 天为 1 疗程,1 疗程 /w,可连用 2~3 个疗程,后改为泼尼松口服。

(2)5% 葡萄糖注射液 250ml
环磷酰胺 8~12mg/(kg·d)

静脉滴注,连用 2 天为 1 疗程,1 疗程 /2w,6 个疗程后逐渐延长给药间隔。

处方 2. (1)甲泼尼龙,15~30mg/(kg·d),静脉滴注,连用 3 天为 1 个疗程,每周 1 个疗程,可连用 2~3 个疗程,后改为泼尼松口服。

(2)5% 葡萄糖注射液 250ml
环磷酰胺 8~12mg/(kg·d)

静脉滴注,连用 2 天为 1 疗程,1 疗程 /2w,6 个疗程后逐渐延长给药间隔。

(3)血浆置换和免疫吸附,每周 2~3 次,连续 2~3 周。

处方 3. (1)泼尼松,1.5~2mg/(kg·d),口服,晨起顿服。

(2)0.9% 氯化钠注射液
375ml/m²
利妥昔单抗 375mg/m²

静脉滴注,每周 1 次,共 4 次。
(利妥昔单抗的浓度为 1mg/ml)

【注意事项】

1. 泼尼松治疗前应充分除外各种感染特别是结核、真菌等感染;甲泼尼龙冲击治疗时应密切观察生命体征,且用药期间应注意补充维生素 D 和钙剂。

2. 环磷酰胺可引起出血性膀胱炎,治疗期间要加强水化;另外环磷酰胺对性腺有抑制作用,因此要注意监测其副作用。

3. 不同的免疫抑制剂其副作用不同,但对免疫功能均有抑制作用,导致患儿的抵抗力低下,易并发感染,因此用药期间除监测其副作用外,还应加强护理,避免感染,同时用药期间也不宜进行活疫苗接种。

4. 环孢素、他克莫司需在服药 1~2 周后检测其血药浓度。

5. 治疗过程中应动态监测患儿的病情变化,诱导缓解阶段应每月随访 1 次,维持治疗阶段每 2~3 个月随访 1 次。

(康志娟)

第四节 过敏性紫癜

【概述】

过敏性紫癜又称亨 - 舒综合征(HSP),是一种以毛细血管和小静脉炎症为主要病变的血管炎综合征,好发于学龄前及学龄儿童,男孩的发病率高于女孩,其病因尚不明了,并有一定的遗传倾向。

【临床特征】

1. 紫癜 多见于下肢及臀部,两侧对称,高出皮面,为红色斑丘疹,压之不褪色;同时可出现荨麻疹、多形红斑或血管神经性水肿等,少数有皮肤坏死。

2. 关节症状 可伴有关节痛及关节肿胀,多见于膝关节和踝关节,多于数天内消退,不遗留关节畸形。

3. 消化道症状 常为腹痛,可伴呕吐和便血;少数患儿可出现肠套叠、肠梗阻或肠穿孔等并发症。

4. 肾脏症状 可有血尿、蛋白尿、水肿和高血压等。

【治疗原则】

主要为减轻并发症、缩短病程和防止疾病复发。急性期应卧床休息,积极寻找并去除诱因,彻底清除感染灶;有荨麻疹或血管神经性水肿时可选用抗组胺药和钙剂;对于腹痛和关节痛难以缓解者可小剂量应用肾上腺皮质激素如泼尼松等;重症紫癜性肾炎患者可酌情加用免疫抑制剂如环磷酰胺、硫唑嘌呤等。

【推荐处方】

1. HSP 呈自限性，单纯皮疹通常不需要治疗干预，目前尚无证据证明糖皮质激素治疗对皮疹的消退及复发有效。

2. 适用于腹型紫癜病例的治疗

处方 1. 泼尼松，1~2mg/(kg·d)，最大剂量不超过 60mg/d，口服，3 次/d，症状缓解后减停。

处方 2. 5% 葡萄糖注射液　100~200ml
氢化可的松　5~10mg/kg

静脉滴注，根据病情每 4~8 小时可重复使用。

处方 3. 5% 葡萄糖注射液　100~200ml
甲泼尼龙注射液 5~10mg/(kg·d)

静脉滴注，3 次/d。

3. 适用于关节肿痛明显的病例的治疗

处方 1. 阿司匹林，3~5mg/(kg·d)，口服，1 次/d。

处方 2. 布洛芬，20~30mg/(kg·d)，口服，3~4 次/d。

处方 3. 泼尼松，1mg/(kg·d)，口服，3 次/d，2 周后减停。

4. 适用于紫癜性肾炎病例的治疗　详见"紫癜性肾炎"。

【注意事项】

1. HSP 呈自限性，该病导致的单纯皮疹通常无须治疗。然而，对于合并严重皮疹、急性关节痛、腹痛及肾损害等症状的 HSP 患儿应控制急性期症状，监测并改善影响其预后的因素。

2. 皮疹明显伴下肢肿痛时建议休息。目前没有证据表明食物过敏会直接导致过敏性紫癜，故仅需在出现消化道症状时注意饮食控制，如减少动物蛋白摄入等。轻微腹痛的过敏性紫癜患儿推荐食用少渣、易消化的食物；剧烈腹痛或呕吐的患儿必要时禁食,同时予以静脉营养支持,避免进食加重胃肠道症状。

3. 糖皮质激素在 HSP 中的使用指征为:①有严重的胃肠道症状或消化道病变,如消化道出血;②表现为肾病综合征者,急进性肾炎可采用甲泼尼龙冲击治疗;③ HSP 所致的关节炎、血管神经性水肿及表现为其他脏器急性血管炎的治疗。常用氢化可的松 5~7mg/(kg·d) 静脉滴注或泼尼松 1~2mg/(kg·d) 分 2~3 次口服,并逐渐减量。

4. 一般在糖皮质激素疗效不佳或重症过敏性紫癜、急进性肾炎时考虑选用免疫抑制剂,如环磷酰胺、硫唑嘌呤、环孢素、吗替麦考酚酯等,与肾上腺皮质激素合用常能提高疗效。

5. 合并感染者应予以抗感染治疗;怀疑某种药物或食物诱发时应停用或忌用;腹痛明显时可应用解痉药;伴消化道出血时应禁食,必要时输血。

6. 对符合以下条件之一的 HSP 患儿可进行血液灌流治疗:①严重腹痛和 / 或消化道出血;②紫癜性肾炎(HSPN)(肾病型或危重型 HSPN,或肾组织活检提示新月体形成 ≥ 50%,或肾功能不全);③皮疹严重伴关节肿痛或活动受限;④病情反复、频繁复发或药物治疗欠佳者。

7. 过敏性紫癜的预后主要与消化道症状及肾炎有关,近期预后与消化道症状有关,远期预后与肾炎有关。建议对尿液分析正常的患儿至少随访半年,6 个月后尿液检查仍异常者需继续随访 3~5 年。

(杨作成　杨曼琼)

第五节　川　崎　病

【概述】

川崎病又名皮肤黏膜淋巴结综合征,是以全身性血管炎为主要病理改变的急性发热出疹性疾病,是目前儿童最主要的后天获得性心脏病。

【临床特征】

1. 川崎病急性期

(1)发热 5 天以上,且抗生素治疗无效。

(2)手足症状:指、趾末端梭形肿胀,热退脱皮。

(3)皮肤:多形性皮疹;接种卡介苗的部位再现红斑硬结。

(4)黏膜改变:口腔黏膜可高度充血但罕见溃疡;双眼球结膜充血。

(5)口唇皲裂、杨梅舌。

(6)非化脓性颈部淋巴结炎。

(7)冠状动脉瘤或冠状动脉损伤是其严重并发症。

2. 丙种球蛋白(IVIG)无反应型川崎病

(1)已经明确诊断为川崎病。

(2)10 天内使用大剂量 IVIG 治疗后 48 小时仍发热(>38℃);或用药后 2 周内(一般 2~7 天)再次发热,并出现至少 1 项川崎病的主要临床表现者。

【治疗原则】

最主要的治疗是给予阿司匹林和静脉用丙种球蛋白(IVIG)来控制全身血管炎症,防止冠状动脉瘤形成。对普通病例,阿司匹林需维持 2~3 个月。如有冠状动脉扩张或冠状动脉瘤形成,则需冠状动脉恢复正常方能停用阿司匹林。如有巨大冠状动脉瘤形成,则需加用华法林等抗凝治疗。对有血栓形成者,可用尿激酶或链激酶治疗。如有严重冠状动脉狭窄,则需冠状动脉搭桥术等外科处理。

【推荐处方】

1. 川崎病急性期

处方 (1)阿司匹林,30~50mg/(kg·d),口服,3 次/d,热退 3 日后开始减量。

（2）丙种球蛋白,2g/kg,静脉滴注,12小时左右缓慢滴入。

2. IVIG无反应型川崎病

处方1.（1）阿司匹林,30~50mg/(kg·d),口服,3次/d,热退3日后开始减量。

（2）丙种球蛋白,2g/kg,静脉滴注,12小时左右缓慢滴入。

处方2.（1）阿司匹林,30~50mg/(kg·d),口服,3次/d,热退3日后开始减量。

（2）0.9%氯化钠注射液　12.5ml/kg ｜ 静脉滴注,单次
　　　英夫利西单抗　5mg/kg ｜ 应用。

处方3.（1）阿司匹林,30~50mg/(kg·d),口服,3次/d,热退3日后开始减量。

（2）5%葡萄糖注射液　20~30ml ｜ 静脉滴注,2~3
　　　甲泼尼龙　2mg/(kg·d) ｜ 次/d,连续3日。

后继以泼尼松片,1~2mg/(kg·d),口服,病情稳定后减量,总疗程为6周。

3. 川崎病亚急性期

处方　（1）阿司匹林,3~5mg/(kg·d),口服,3次/d。

（2）双嘧达莫,3~5mg/(kg·d),口服,3次/d。

4. 川崎病合并巨大冠状动脉瘤

处方1.（1）阿司匹林,3~5mg/(kg·d),口服,3次/d。

（2）华法林,0.1mg/(kg·d),口服,3次/d。

处方2.（1）阿司匹林,3~5mg/(kg·d),口服,3次/d。

（2）低分子量肝素,1~1.5mg/(kg·d),皮下注射,2次/d。

5. 川崎病合并心肌梗死发作

处方1.（1）阿司匹林,3~5mg/(kg·d),口服,3次/d。

（2）5%葡萄糖注射液　50ml ｜ 静脉滴注,10
　　　尿激酶　4 400IU/kg ｜ 分钟以上;或
　　　　　　　　　　　　　　　｜ 持续静脉滴注
　　　　　　　　　　　　　　　｜ 4 400IU/(kg·h)。

处方 2. (1)阿司匹林,3~5mg/(kg・d),口服,3 次 /d。

(2)5% 葡萄糖注射液　50~
　　100ml
　　组织型纤溶酶原激活剂
　　(rt-PA)1.25mg/kg

静脉滴注,1~2 小时内滴完;或持续静脉滴注 0.1~0.5mg/(kg・h)× 6 小时。

处方 3. (1)阿司匹林,3~5mg/(kg・d),口服,3 次 /d。

(2)5% 葡萄糖注射液　50ml
　　链激酶　1 000~4 000IU/kg

静脉滴注,30 分钟以上;或持续静脉滴注 1 000~1 500IU/(kg・h)。

【注意事项】

1. 阿司匹林的副作用有消化道反应、肝损害、凝血功能障碍,治疗过程中注意查肝功能、凝血功能。

2. 心肌梗死发作时需溶栓治疗,溶栓治疗开始后的 2~4 小时内应复查纤维蛋白原、凝血酶原时间及 FDP 定量测定。若纤维蛋白原降至 1g/L 以下有出血风险,FDP > 正常值的 3 倍提示纤维蛋白溶解活力增强。

3. 使用华法林时注意监测凝血酶原时间,以达到正常高值的 1.5~2.5 倍为宜。

4. 在 IVIG 治疗无效时可考虑短期使用肾上腺糖皮质激素,且应与阿司匹林合并使用。应用泼尼松的剂量为 2mg/(kg・d),热退后逐渐减量,用药 6 周以内。病情严重者可用甲泼尼龙冲击治疗,剂量为 15~20mg/(kg・d),静脉滴注,连用 3 日;以后改为泼尼松口服,2mg/(kg・d),当 C 反应蛋白正常后改为 1mg/(kg・d),2 周内减量至停药。

5. 治疗过程中应注意查心脏超声、心电图、血小板等。注意随访冠状动脉变化,无冠状动脉改变者也需随访 5 年。

（杨作成）

第十三章

感染性疾病

第一节　病毒感染

一、流行性感冒

【概述】

流行性感冒(简称流感)是由流感病毒引起的急性呼吸道传染病。

【临床特征】

1. 潜伏期　一般为 1~7 天,多为 2~4 天。

2. 流感样表现　发热、头痛、肌痛和全身不适起病,体温可达 39~40℃,可有畏寒、寒战,多伴全身肌肉关节酸痛、乏力、食欲减退等全身症状,常有咽喉痛、干咳,可有鼻塞、流涕、胸骨后不适等,颜面潮红,眼结膜充血。

3. 消化道症状　部分以呕吐、腹痛、腹泻为特点,常见于感染乙型流感病毒的儿童。

4. 并发症　肺炎是流感最常见的并发症,其他并发症有神经系统损伤、心脏损害、肌炎、横纹肌溶解综合征和感染性休克等。

5. 重症病例的表现　①持续高热> 3 天,伴有剧烈咳嗽、咳脓痰、血痰,或胸痛;②呼吸频率快、呼吸困难、口唇发绀;③神志改变:反应迟钝、嗜睡、躁动、惊厥等;④严重呕吐、腹泻,出现脱水表现;⑤合并肺炎;⑥原有的基础疾病明显加重。

6. 危重病例的表现 ①呼吸衰竭;②急性坏死性脑病;③感染性休克;④多脏器功能不全;⑤出现其他需进行监护治疗的严重临床情况。

【治疗原则】

对临床诊断病例和确诊病例应尽早隔离治疗;保持房间通风,充分休息,多饮水;抗病毒治疗;对症处理等。

【推荐处方】

处方 1. 奥司他韦,≥1 岁 2mg/kg,<1 岁 3mg/(kg·次),口服,2 次 /d,连用 5 天。

处方 2. 帕拉米韦氯化钠注射液,10mg/kg,静脉滴注,1 次 /d,疗程为 5 天。

【注意事项】

1. 流行性感冒的退热处理忌用阿司匹林或含阿司匹林的药物以及其他水杨酸制剂。

2. 避免盲目或不恰当地使用抗菌药,仅在流感继发细菌性肺炎、中耳炎和鼻窦炎等时才有使用抗生素的指征。

3. 流感可以预防,及时进行接种流感疫苗是预防流感的最有效的方法。

二、麻 疹

【概述】

麻疹是麻疹病毒感染引起的急性呼吸道传染病。发病前有麻疹接触史,以发热、咳嗽、流涕、结膜炎、口腔有麻疹黏膜斑(Koplik 斑)及特殊的斑丘疹为特征,可以并发肺炎、喉炎、心力衰竭、脑炎等。

【临床特征】

1. 潜伏期　典型麻疹的潜伏期为6~21天,平均10天,免疫者可延长至28天。

2. 前驱期　有发热、上呼吸道炎症和结膜炎、麻疹黏膜斑(Koplik斑),可持续3~4天。

3. 出疹期　持续3~5天,出疹顺序为耳后枕部发际—颜面、颈部—躯干—四肢—手掌、足底。皮疹为充血性斑丘疹,少数为出血性,疹间皮肤正常。出疹时全身及呼吸道症状加重,体温更高,重者伴脑及肺损害表现。

4. 恢复期　皮疹按出疹顺序消退,伴糠麸样细小脱屑并有浅褐色色素沉着。体温下降,全身及呼吸道症状好转。整个病程一般为10~14天。

【治疗原则】

无特效抗病毒药,主要为加强护理,防治并发症。

【推荐处方】

1. 高热(体温 ≥ 39℃)的处理

处方1. 布洛芬,5~10mg/kg,口服,高热时用。

处方2. 对乙酰氨基酚,10~15mg/kg,口服,高热时用。

2. 咳嗽的处理

处方1. 复方福尔可定溶液,30个月以下的婴幼儿2.5ml,30个月 ~6岁儿童5ml,6岁以上儿童10ml,3次/d。适用于咳嗽较剧、干咳痰少者。

处方2. 氨溴特罗口服液,未满8个月(4~8kg)2.5ml,8个月~1岁(8~12kg)5.0ml,2~3岁(12~16kg)7.5ml,4~5岁(16~22kg)10.0ml,6~12岁(22~35kg)15.0ml,口服,2次/d。适用于咳嗽痰多黏稠或伴有喘息者。

【注意事项】

1. 麻疹属于呼吸道疾病,容易并发肺炎,早期肺炎属于麻疹病毒感染所致,不必使用抗菌药,但后期多为细菌感染,可根据外周血白细胞变化及 CRP 水平识别,及时选择有效的抗菌药。

2. 强调综合治疗与护理,居室通风,温、湿度适宜,注意眼、鼻、口腔清洁护理:给予 4% 硼酸或 0.9% 氯化钠注射液冲洗及消炎眼膏、滴眼液等,休息,多饮水,给予富营养、易消化的饮食。

三、风　疹

【概述】

风疹是由风疹病毒感染引起的急性传染病。妊娠早期母亲感染风疹,可能通过胎盘感染胎儿,形成先天性风疹病毒感染。

【临床特征】

1. 后天性风疹　前驱期短,仅 0.5~1 天。发热第 1 天或次日出疹,始发于面部,24 小时内遍及全身,呈淡红色的散在斑丘疹或类似于猩红热样皮疹。3~5 天皮疹消退,有细小糠麸样脱屑,但无色素沉着。出疹期全身症状不加重。病初软腭黏膜可见黏膜疹,伴有淋巴结肿大,以枕部、耳后、颈后淋巴结肿大更明显。

2. 先天性风疹综合征　临床表现多种多样,轻者可呈隐性感染,严重者可出现死胎、流产、各类先天畸形如先天性心脏病、白内障、听力障碍。1/3 的病例在新生儿期有相应表现,如出生低体重、血小板减少、骨发育不良、溶血性贫血、肝脾大及脑炎等。

【治疗原则】

无特效治疗方法,主要是加强护理及对症处理。

【推荐处方】

1. 风疹伴有血小板减少症的病例的治疗

处方　利可君,10~20mg,3 次/d。

2. 伴有口腔黏膜疹的病例的治疗

处方　干扰素气雾剂,2~3 喷,口腔雾化,2~4 次/d。

【注意事项】

1. 注意风疹病毒感染的筛查,如疑似感染,及时确诊,并评估是否有器官损伤。

2. 抗病毒治疗无效。

四、水　痘

【概述】

水痘是由水痘带状疱疹病毒感染引起的一种急性传染病。

【临床特征】

1. 前驱表现　低热、不适、畏食等。

2. 皮疹　分批出现红色斑丘疹或斑疹,迅速发展成为小水疱,水疱内容物变混浊、破溃并结痂,伴有瘙痒感。皮疹呈向心性分布,同时存在丘疹、水疱及结痂。口腔黏膜、结膜等可见黏膜疹,破溃形成溃疡。

3. 重症水痘　免疫功能抑制或缺陷患者易发生,表现为持续高热不退,皮疹明显,呈离心性分布,可伴有紫癜或出血疹,甚至坏疽,可并发有肺炎等全身性感染、多器官损伤。

4. 先天性水痘　孕妇如患有水痘,可累及胎儿,尤其妊娠早期感染,可致多发性先天畸形及颅脑损伤,存活者常留有严重的神经系统后遗症。

【治疗原则】

无并发症者仅需对症处理,局部保护受损皮肤,止痒等;重症水痘可及早使用阿昔洛韦等抗病毒治疗,并及时处理并发症。

【推荐处方】

处方 1. 氯锌油,每次适量,局部涂抹皮损处。

处方 2. 阿昔洛韦,20mg/(kg·次),口服,4 次 /d,疗程为 5 天。

【注意事项】

1. 高热时禁用水杨酸制剂,避免诱发 Reye 综合征。

2. 如在使用糖皮质激素的过程中并发水痘感染,应及时停用或减量,并用阿昔洛韦或更昔洛韦静脉滴注。

五、流行性腮腺炎

【概述】

流行性腮腺炎是由腮腺炎病毒引起的一种全身性感染性疾病,多见儿童及青少年。

【临床特征】

1. 前驱表现　发热,轻至中度发热,伴肌痛、头痛等。

2. 腮腺肿大　一侧或双侧腮腺肿大,表面皮肤不红,腮腺管开口处红肿,腮腺肿大最明显时仍有发热。

3. 并发症　易并发有脑炎、胰腺炎、睾丸炎或卵巢炎等。

【治疗原则】

抗病毒治疗无效,对症处理。

【推荐处方】

处方 1. 珍黄片,研磨成粉,用水调成糊状,局部腮腺肿胀区涂抹,1~2 次 /d。

处方 2. 青黛粉,用白醋调成糊状,局部腮腺肿胀区涂抹,1~2 次 /d。

【注意事项】

1. 急性腮腺炎的预后与是否有并发症相关,如无并发症,为自限性疾病,1 周左右可自行恢复。

2. 急性腮腺炎的传染性较强,需隔离至腮腺肿胀完全消退。

六、传染性单核细胞增多症

【概述】

传染性单核细胞增多症是由 EB 病毒原发感染引起的急性感染性疾病,多数预后良好,为一种良性自限性疾病,少数可出现噬血细胞综合征等严重并发症。

【临床特征】

1. 发热　90% 以上的患儿有发热,约 1 周,重者更久,幼儿可不明显。

2. 扁桃体炎　约 50% 的患儿扁桃体有灰白色渗出物,25% 的患儿上腭有瘀点。

3. 淋巴结肿大　任何淋巴结均可受累。80%~95% 的患儿有浅表淋巴结肿大,以颈部淋巴结肿大最常见。

4. 肝脾大　35%~50% 的患儿可伴脾大,45%~70% 可肝大。

5. 其他　15%~25% 的患儿可有眼睑水肿。皮疹发生率为 15%~20%,可为红斑、斑丘疹或丘疹、荨麻疹等。

【治疗原则】

急性期应注意休息,如肝功能损害明显应卧床休息,并按病毒性肝炎给予护肝降酶等治疗。早期可酌情使用阿昔洛韦、伐昔洛韦或更昔洛韦等药物；如合并细菌感染，可使用敏感抗生素。

【推荐处方】

1. 发热（体温 ≥ 39℃）的处理

处方 1. 布洛芬，5~10mg/kg，口服，高热时用。

处方 2. 对乙酰氨基酚，10~15mg/kg，口服，高热时用。

2. 肝损害的处理

处方 1. 水飞蓟宾，5~10mg/（kg·d），口服，2~3 次 /d。

处方 2. 双环醇，0.5~1.0mg/kg，口服，2~3 次 /d。

3. 抗病毒治疗

| **处方 1.** 5% 葡萄糖注射液
　　　　50~100ml
　　更昔洛韦　5mg/kg | 缓慢静脉滴注，输注时间不能少于 1 小时，1 次 /12h，疗程为 5~7 天。 |

处方 2. 阿昔洛韦，10mg/kg，口服，1 次 /8h，疗程为 5~7 天。

处方 3. 伐昔洛韦，15~20mg/（kg·d），口服，2 次 /d。

【注意事项】

1. 抗病毒治疗可以降低病毒复制水平和咽部排泌病毒时间，但并不能减轻病情严重程度、缩短病程和降低并发症发生率。注意监测血常规与肝功能。水飞蓟宾的最大剂量不超过成人最低量。

2. 忌用氨苄西林和阿莫西林，以免引起超敏反应，加重病情。应尽量少用阿司匹林退热，因其可能诱发脾破裂及血小板减少。

3. 糖皮质激素仅使用于扁桃体严重病变或水肿、神经系统病变、心肌炎、溶血性贫血、血小板减少性紫癜等并发症的重症患者，短疗程应用糖皮质激素可明显减轻症状。

七、手足口病

【概述】

手足口病是由肠道病毒感染引起的一种儿童常见传染病,以柯萨奇病毒 A16 型(Cox A16)和肠道病毒 71 型(EV 71)最常见,5 岁以下的儿童多发。

【临床特征】

1. 潜伏期　多为 2~10 天,平均为 3~5 天。

2. 出疹期　主要表现为发热,手、足、口、臀等部位出疹,典型皮疹表现为斑丘疹、丘疹、疱疹。

3. 神经系统受累期　少数病例发生中枢神经系统损害,多发生在病程 1~5 天内,表现有精神差、嗜睡、吸吮无力、易惊、头痛、呕吐、烦躁、肢体抖动、肌无力、颈项强直等。

4. 心肺功能衰竭前期　多发生在 3 岁以下的儿童,在病程 5 天内,表现为心率和呼吸增快、出冷汗、四肢末梢发凉、皮肤发花、血压升高。

5. 心肺功能衰竭期　临床表现为心动过速或心动过缓、呼吸急促、口唇发绀、咳粉红色泡沫痰或血性液体、血压降低或休克。亦有病例以严重的脑功能衰竭为主要表现,临床可见抽搐、严重的意识障碍等。

【治疗原则】

注意隔离,避免交叉感染;清淡饮食;做好口腔和皮肤护理及对症处理。对不同病程时期的手足口病进行针对性处理。

【推荐处方】

1. 普通型手足口病
(1)抗病毒治疗

处方 1. 利巴韦林气雾剂,2~3 喷,喷咽喉部,1 次 /1~2h。

处方 2. 重组干扰素 α-2b 气雾剂,2~3 喷,喷咽喉部,4~6 次 /d。

(2)控制高热

处方 1. 布洛芬,5~10mg/kg,口服,高热时用。

处方 2. 对乙酰氨基酚,10~15mg/kg,口服,高热时用。

2. 神经系统受累期

处方 1. (1)20% 甘露醇,0.5~1.0g/kg,20~30 分钟内快速静脉注射,1 次 /4~8h;严重颅内高压或脑疝时,可增加频次至 1 次 /2~4h。

(2)

5% 葡萄糖注射液　50~100ml	静脉滴注,1 次 /d,
甲泼尼龙　1~2mg/(kg·d)	疗程为 3~5 天。

(3)丙种球蛋白,剂量为 1.0g/(kg·d),静脉滴注,1 次 /d,连用 2 天。

处方 2. (1)20% 甘露醇,0.5~1.0g/kg,20~30 分钟内快速静脉注射,1 次 /4~8h;严重颅内高压或脑疝时,可增加频次至 1 次 /2~4h。

(2)

5% 葡萄糖注射液　50~100ml	静脉滴注,1 次 /d,
氢化可的松　3~5mg/(kg·d)	疗程为 3~5 天。

(3)丙种球蛋白,剂量为 1.0g/(kg·d),静脉滴注,1 次 /d,连用 2 天。

3. 心肺功能衰竭前期

处方 1. (1)

5% 葡萄糖注射液　10ml	静脉注射,
负荷剂量:米力农　50~75μg/kg	15 分钟滴完。

5% 葡萄糖注射液　50ml	静脉滴注,从 0.25μg/(kg·min)起始,15~30 分钟后,根据血压情况逐步调整至目标剂量;最大可达 1μg/(kg·min),一般不超过 72 小时。
维持剂量:米力农　10mg	

(2)20% 甘露醇,0.5~1.0g/kg,20~30 分钟内快速静脉注

射,1 次 /4~8h;严重颅内高压或脑疝时,可增加频次至 1 次 /2~4h。

(3)丙种球蛋白,剂量为 1.0g/(kg · d),静脉滴注,1 次 /d,连用 2 天。

(4)5% 葡萄糖注射液　50~100ml　　静脉滴注,1 次 /d,
　　甲泼尼龙　　1~2mg/(kg · d)　　疗程为 3~5 天。

处方 2.(1)5% 葡萄糖注射液　　静脉滴注,初始剂量
　　　　50ml　　　　　　　　　为 1μg/(kg · min),15~
　　　　酚妥拉明　　10mg　　　30 分钟后,根据血压
　　　　　　　　　　　　　　　逐步调整至适合剂
　　　　　　　　　　　　　　　量,最大可达 20μg/
　　　　　　　　　　　　　　　(kg · min)。

(2)20% 甘露醇,0.5~1.0g/kg,20~30 分钟内快速静脉注射,1 次 /4~8h;严重颅内高压或脑疝时,可增加频次至 1 次 /2~4h。

(3)5% 葡萄糖注射液　50~100ml　　静脉滴注,1 次 /d,
　　氢化可的松　　3~5mg/(kg · d)　　疗程为 3~5 天。

(4)丙种球蛋白,1.0g/(kg · d),静脉滴注,1 次 /d,连用 2 天。

处方 3.(1)5% 葡萄糖注射液　　静脉滴注,初始剂量
　　　　50ml　　　　　　　　　0.5μg/(kg · min),15~30
　　　　硝普钠　　10mg　　　　分钟后,根据血压逐步
　　　　　　　　　　　　　　　调整至适合剂量,最大
　　　　　　　　　　　　　　　可达 5μg/(kg · min)。

(2)20% 甘露醇,0.5~1.0g/kg,20~30 分钟内快速静脉注射,1 次 /4~8h;严重颅内高压或脑疝时,可增加频次至 1 次 /2~4h。

(3)丙种球蛋白,1.0g/(kg · d),静脉滴注,1 次 /d,连用 2 天。

(4)5% 葡萄糖注射液　50~100ml　　静脉滴注,1 次 /d,
　　甲泼尼龙　　1~2mg/(kg · d)　　疗程为 3~5 天。

4. 心肺功能衰竭期

处方 1.(1)0.9% 氯化钠注射液,5~10ml/kg,15~30 分

钟内静脉注射,2 小时后重新评估,必要时可再重复 1 次。

(2)5% 葡萄糖注射液　50ml
去甲肾上腺素　1.0mg

静脉滴注,初始剂量为0.05μg/(kg·min),15~30分钟后,根据血压逐步调整至适合剂量,最大剂量为2μg/(kg·min)。

(3)20% 甘露醇,0.5~1.0g/kg,20~30 分钟内快速静脉注射,1 次/4~8h;严重颅内高压或脑疝时,可增加频次至1 次/2~4h。

(4)呋塞米,1~2mg/kg,静脉注射。适用于伴有心功能障碍者。

(5)5% 葡萄糖注射液　50~
100ml
甲泼尼龙　1~2mg/(kg·d)

静脉滴注,1 次/d,疗程为 3~5 天。

(6)丙种球蛋白,1.0g/(kg·d),静脉滴注,1 次/d,连用2 天。

处方 2. (1)0.9% 氯化钠注射液,5~10ml/kg,15~30 分钟内静脉注射,2 小时后重新评估,必要时可再重复 1 次。

(2)5% 葡萄糖注射液　50ml
多巴胺　20mg

静脉滴注,初始剂量为5μg/(kg·min),15~30分钟后,根据血压逐步调整至适合剂量,最大剂量为 20μg/(kg·min)。

(3)20% 甘露醇,0.5~1.0g/kg,20~30 分钟内快速静脉注射,1 次/4~8h;严重颅内高压或脑疝时,可增加频次至1 次/2~4h。

(4)呋塞米,1~2mg/kg,静脉注射。适用于伴有心功能障碍者。

(5)5% 葡萄糖注射液　50~
100ml
甲泼尼龙　1~2mg/(kg·d)

静脉滴注,1 次/d,疗程为 3~5 天。

(6)丙种球蛋白,1.0g/(kg·d),静脉滴注,1次/d,连用2天。

【注意事项】

1. 普通型手足口病以对症处理为主,主要观察是否有重症的征象,如持续高热、精神差、呕吐、惊跳、抖动等。

2. 糖皮质激素与丙种球蛋白对神经系统受累期一般不需常规使用,但对进展快、持续高热、惊跳频繁者需酌情使用。大剂量丙种球蛋白的日剂量需匀速静脉滴注,速度不宜过快,以免增加心肺负荷。

3. 及时进行呼吸支持治疗是治疗心肺衰竭前期与心肺衰竭期的关键措施。

4. 对心肺衰竭前期,血管活性药首选米力农。心肺衰竭期如血压下降,则首选多巴胺;如血压下降明显,血压测量不到,则首选去甲肾上腺素。治疗目标是维持理想血压。

5. 甘露醇的使用要注意心肺功能及血压,如出现明显的心肺功能障碍,可先使用利尿药,甘露醇的剂量偏小。如循环不好,先行扩容治疗。

八、病毒性肝炎

【概述】

病毒性肝炎是由多种肝炎病毒引起的,以肝脏损害为主的一组全身性传染病。按病原分类有甲型肝炎、乙型肝炎、丙型肝炎、丁型肝炎和戊型肝炎。甲型和戊型经粪 - 口途径传播,主要表现为急性肝炎;乙型、丙型和丁型主要经血液、体液等胃肠外途径传播,大部分患者呈慢性感染,少数病例可发展为肝硬化和肝细胞癌。

【临床特征】

1. 急性肝炎　起病急,常伴畏寒、发热、乏力、食欲差、恶心、呕吐等症状;皮肤、巩膜黄染,肝大、质偏软;谷丙转氨酶(GPT)显著升高,血清总胆红素升高。甲型和戊型肝炎病毒所致者的黄疸发生率较高,不转化为慢性;乙型、丙型、丁型肝炎病毒所致者的黄疸发生率较低,可转化为慢性。

2. 慢性肝炎　病毒性肝炎病程超过 6 个月仍有症状、肝功能损害者,诊断为慢性病毒性肝炎。GPT 反复或持续升高,重者可有明显的消化道症状,可反复出现黄疸。体检可有肝病面容、肝掌、蜘蛛痣、黄疸、肝大伴压痛、肝区扣痛,部分患者可有轻度脾大等。可有肝外器官损害的表现等。

3. 重型肝炎　主要表现有极度疲乏;消化道症状如频繁呕吐、呃逆;黄疸迅速加深,出现胆酶分离现象;肝脏进行性缩小;出血倾向;肝性脑病、肝肾综合征、腹水等严重并发症。急性黄疸型肝炎病情迅速恶化,2 周内出现Ⅱ度以上肝性脑病或其他重型肝炎表现者为急性重型肝炎;15~24 天出现上述表现者为亚急性重型肝炎;在慢性肝炎或肝硬化的基础上出现的重型肝炎为慢性重型肝炎。

4. 淤胆型肝炎　起病类似于急性黄疸型肝炎,黄疸持续时间长,大便呈灰白色,可有皮肤瘙痒,消化道症状轻,血清酶学与肝生化检查支持肝内梗阻性黄疸。

5. 肝炎后肝硬化　多有慢性肝病病史,有乏力、腹胀、尿少、肝掌、蜘蛛痣、脾大、腹水、脚肿、胃底 - 食管下段静脉曲张、白蛋白下降、A/G 倒置等肝功能受损和门静脉高压的表现。

【治疗原则】

适当休息,合理饮食和支持治疗;适当使用护肝降酶与利胆等药物;重症肝炎及肝衰竭及早按急性肝衰竭处理。针对慢性乙型肝炎或丙型肝炎,符合抗病毒指征者及时选择抗病毒药治疗。

【推荐处方】

1. 抗乙肝病毒治疗

处方 1. 普通 IFN-α,3~6MU/(m^2 · 次),最大剂量为

10MU/(m² · 次),可根据耐受情况调整剂量,皮下注射或肌内注射,隔日1次。适用于1岁以上的儿童。

处方2. 聚乙二醇化干扰素,100μg/(m² · 次),皮下注射或肌内注射,1次/w。适用于4岁以上的儿童。

处方3. 恩替卡韦,0.015mg/(kg · d),1次/d。适用于2岁以上的儿童。

2. 抗丙肝病毒治疗

(1)适用于1~3岁儿童

处方 1)普通IFN-α,3~6MU/(m² · 次),最大剂量为10MU/(m² · 次),可根据患者的耐受情况调整剂量,皮下注射或肌内注射,隔日1次。

2)利巴韦林,15mg/(kg · d),口服,3次/d。

(2)适用于4岁以上的儿童

处方 1)聚乙二醇化干扰素,100μg/(m² · 次),皮下注射或肌内注射,1次/w。

2)利巴韦林,15mg/(kg · d),口服,3次/d。

3. 护肝降酶与利胆治疗

处方1. 水飞蓟宾,5~10mg/(kg · d),最大剂量不超过成人最低量,口服,2~3次/d。

处方2. 双环醇,0.5~1.0mg/kg,口服,2~3次/d。

处方3. 熊去氧胆酸,10~20mg/(kg · d),口服,2~3次/d。

【注意事项】

1. 抗病毒治疗是治疗慢性乙肝与丙肝的有效措施。干扰素为儿童乙肝治疗的一线药物,对HBeAg阳性慢性乙肝患者的疗程为24~48周,HBeAg阴性慢性乙肝患者的疗程至少48周,治疗时间达24个月以上者的应答率会更好。应注意剂量及疗程个体化。如治疗6个月无应答者,可改用其他抗病毒药。

2. 治疗过程中注意干扰素的不良反应,尤其是首次注射,易出现发热、肌痛、头痛等流感样表现,可口服布络芬对症处理。夜间注射可减轻其副作用。如反应严重,可适当减少剂量。

3. 丙肝的治疗疗程根据其基因型确定,1、4 型患儿联合治疗 48 周,2、3 型联合治疗 24 周。治疗期间监测血常规、肝肾功能、HCV-RNA 水平及观察药物不良反应。

九、流行性乙型脑炎

【概述】

流行性乙型脑炎是由流行性乙型脑炎病毒感染引起的急性动物疫源性传染病,病死率较高,后遗症多。

【临床特征】

1. 有明显的发病季节,南方为 6~8 月,北方为 7~9 月。

2. 初期　急性发热、寒战高热、神志改变、头痛、呕吐,出现脑膜刺激征;也有以惊厥、昏迷为首发表现者。

3. 极期　体温持续高热、意识障碍加重、浅昏迷甚至深昏迷;反复抽搐,甚至呈惊厥持续状态;中枢性呼吸衰竭,甚至突发脑疝而致呼吸与心搏骤停。

4. 恢复期　病程在 10~15 天时病情不再进展,而转入恢复期,体温渐恢复,抽搐减少直至停止,意识恢复。可能出现不同程度的后遗症。

【治疗原则】

无特效药物,以对症及防治并发症为主。

【推荐处方】

1. 高热的治疗

处方 1. 布洛芬,5~10mg/kg,口服,高热时用。

处方 2. 对乙酰氨基酚,10~15mg/kg,口服,高热时用。

处方 3. 安宫牛黄丸,0.5~1 粒,口服,1~2 次 /d。

2. 抗惊厥治疗

处方 1. 地西泮,0.3~0.5mg/kg,最大剂量 ≤ 10mg,静脉

注射,速度为 1~2mg/min。

处方 2. 苯巴比妥钠,5~10mg/kg,肌内注射。

处方 3. 咪达唑仑,0.3mg/kg,最大剂量 ≤ 10mg,肌内注射。

3. 颅内高压的治疗

处方 1. 20% 甘露醇,0.5~1.0g/kg,静脉注射,1 次 /4~6h。

处方 2. 5% 葡萄糖注射液　50~100ml　｜静脉滴注,1
甲泼尼龙　　1~2mg/(kg·d)　｜次 /d,疗程为
　　　　　　　　　　　　　　　　　　　｜3~5 天。

【注意事项】

1. 对于流行性乙型脑炎极期的主要治疗措施是控制高热、抽搐及防治脑水肿,可以减轻中枢性呼吸衰竭,同时保持呼吸道通畅,必要时给予人工呼吸支持。

2. 恢复期治疗是减少神经系统后遗症,及早进行康复治疗。

十、巨细胞病毒感染性疾病

【概述】

巨细胞病毒感染性疾病是由人巨细胞病毒所致的一种感染性疾病,按感染发生的时间分为先天性感染、围产期感染及出生后感染。大多数感染者无症状或呈亚临床型,少数先天性感染和免疫抑制个体可引起严重疾病。

【临床特征】

1. 先天性巨细胞病毒感染　出生后的 2 周内实验室检查证实有人巨细胞病毒感染的证据即可确诊。有 10%~15% 的患儿出现临床表现,主要有黄疸、肝脾大,还有低出生体重儿、血小板减少症、头小畸形、脑室扩大伴周边钙化、视网膜脉络膜炎、感音神经性耳聋和神经肌肉功能障碍如肌张力低下和瘫痪等,有时伴有先天发育脏器官

畸形等。

2. 围产期和出生后感染　出生后的 3~12 周发生感染者为围产期感染；出生 12 周后才发生的感染为出生后感染。绝大多数为隐性感染，少数可表现为巨细胞病毒性肝炎、传染性单核细胞增多综合征样表现或支气管炎、肺炎等。但如果发生在免疫抑制的个体，可出生严重的全身性感染性疾病，造成多器官损伤等。

【治疗原则】

对于无症状感染者或轻症疾病者不必使用抗病毒治疗。对于先天性巨细胞感染并听力损伤或较严重的疾病或免疫功能抑制者发现有活动性巨细胞病毒感染，及时使用抗病毒治疗。针对巨细胞病毒性肝炎给予退黄、护肝、降酶治疗。对于合并听力损伤者给予鼠神经生长因子等促进神经修复的治疗等。

【推荐处方】

处方　5% 葡萄糖注射液 50ml 更昔洛韦　5mg/kg	静脉滴注（> 1 小时）；诱导期治疗阶段 1 次 /12h，疗程 2~3 周。
5% 葡萄糖注射液　50ml 更昔洛韦　5mg/kg	静脉滴注（> 1 小时）；维持治疗阶段 1 次 /d，共 1~2 周。总疗程为 3~4 周。

对更昔洛韦耐药者：

处方　膦甲酸钠，60mg/kg，静脉滴注（> 1 小时），1 次 /8h，连续 2~3 周。维持治疗 90mg/kg，1 次 /d，共 1~2 周。总疗程为 3~4 周。

免疫缺陷患者需长期维持治疗者：

处方　缬更昔洛韦，16mg/（kg·d），口服，1 次 /d，连用 3~6 个月。

【注意事项】

1. 诊断巨细胞病毒感染后,需要进行器官损伤评价与免疫功能评价。

2. 巨细胞病毒性疾病的抗病毒治疗需要有明确的指征,包括巨细胞病毒激活感染的证据、器官损伤的证据和 / 或免疫功能低下或缺陷者。

3. 注意药物不良反应,如骨髓抑制、肝肾功能损伤等。

十一、狂 犬 病

【概述】

狂犬病是由狂犬病毒感染引起的急性中枢神经系统传染病,为人畜共患的自然疫源性疾病。

【临床特征】

1. 动物(狗、猫或其他野生动物)咬伤、抓伤皮肤黏膜病史。

2. 前驱期　1~4 天。低热、头痛、乏力、咽痛、腹痛及烦躁不安等。

3. 兴奋期　1~3 天。对水、风、光、声音及咽部刺激引起反射性咽喉肌痉挛(恐水、恐风症)。呼吸肌痉挛引起呼吸困难;继之出现进行性瘫痪,全身肌张力高,颈项强直,伴躁狂与昏睡交替。伴有高热及交感神经亢进,如大汗、心率增快、血压升高、瞳孔扩大及唾液分泌增加等表现。

4. 麻痹期　6~18 小时。痉挛减少或停止,患儿安静,转为全身弛缓性瘫痪,最终出现呼吸与循环衰竭。

【治疗原则】

避免不必要的刺激,保持呼吸道通畅;维持机体内环境平衡;对症处理及维护心血管及呼吸功能。

【推荐处方】

β 受体拮抗剂:适用于有交感神经兴奋表现,如高血压、心律失常、心动过速者。

处方	5% 葡萄糖注射液 20~50ml	静脉滴注,30
	普萘洛尔 0.1mg/kg	分钟滴完。

【注意事项】

1. 本病的预后极差,病死率几近 100%。重在预防,标准疫苗接种方案为 0、3、7、14、30 及 90 天各肌内注射 1 针。

2. 动物咬伤后及时处理伤口。以 20% 肥皂水彻底清洗伤口,再用 70% 乙醇或碘酊局部涂抹几次。

3. 及时注射免疫血清。人狂犬病免疫球蛋白20IU/kg,伤口周围多点浸润注射,余量大腿部肌内注射。使用前皮试。

4. 如出现兴奋期的狂躁不安可应用镇静药,必要时应用全身麻醉药。如出现频繁抽搐、意识障碍或脑水肿的表现,应降颅内压治疗。如处于麻痹期,可使用呼吸与循环兴奋剂,给氧及气管切开、人工通气辅助呼吸。

十二、艾滋病

【概述】

艾滋病是由人类免疫缺陷病毒感染引起的严重传染病,儿童 90% 以上经母婴传播所致。

【临床特征】

1. 急性感染期　常发生在初次感染 HIV 后的 2~4 周。表现无特异性,如发热、咽痛、皮疹、关节痛、消化道表现或神经系统表现;检查可见淋巴结肿大、肝脾大等。持续 1~4 周后病情缓解。

2. 无症状期　可从急性期或直接进入本期。持续时间不定,平均为 6~8 年。

3. 艾滋病期

(1) HIV 相关表现:为非特异性表现,包括生长发育迟缓、肝脾大和淋巴结肿大、获得性头小畸形、慢性腹泻、间隙性发热及慢性皮肤病等。

(2) 机会性感染:常为各种胞内病原体感染,包括病毒如人巨细胞病毒、EB 病毒与单纯疱疹病毒等;细菌如结核分枝杆菌、非典型分枝杆菌及沙门菌;真菌如耶氏肺孢子菌、组织胞浆菌、球孢子菌及隐球菌等。

(3) 肿瘤:包括非霍奇金淋巴瘤、卡波西肉瘤、肝母细胞瘤、B 淋巴细胞白血病等。

【治疗原则】

及早、联合、终身进行抗病毒治疗。

【推荐处方】

1. 适用于 3 岁以下的儿童的治疗方案

首选方案:

处方 1. (1) 阿巴卡韦(ABC),8mg/kg,口服,2 次 /d。

(2) 拉米夫定(3TC),3mg/kg,口服,2 次 /d。

(3) 洛匹那韦利托那韦(LPV/r),LPV 12mg/kg,RTV 3mg/kg,口服,2 次 /d。

处方 2. (1) 齐多夫定(AZT),2mg/kg,口服,4 次 /d。

(2) 拉米夫定(3TC),3mg/kg,口服,2 次 /d。

(3) 洛匹那韦利托那韦(LPV/r),LPV 12mg/kg,RTV 3mg/kg,口服,2 次 /d。

替代方案:

处方 1. (1) 阿巴卡韦(ABC),8mg/kg,口服,2 次 /d。

(2) 拉米夫定(3TC),3mg/kg,口服,2 次 /d。

(3) 奈韦拉平(NVP),5mg/kg,1 次 /d;14 天后无严重不良反应,改为 2 次 /d。

处方 2. (1) 齐多夫定(AZT),2mg/kg,口服,4 次 /d。

（2）拉米夫定（3TC），3mg/kg，口服，2 次 /d。

（3）奈韦拉平（NVP），5mg/kg，1 次 /d；14 天后无严重不良反应，改为 2 次 /d。

2. 适用于 3~10 岁儿童及体重＜ 35kg 的青少年的治疗方案

首选方案：

处方 （1）阿巴卡韦（ABC），8mg/kg，口服，2 次 /d。

（2）拉米夫定（3TC），3mg/kg，口服，2 次 /d。

（3）依非韦伦（EFV），300mg，1 次 /d。

替代方案：

处方 1.（1）阿巴卡韦（ABC），8mg/kg，口服，2 次 /d。

（2）拉米夫定（3TC），3mg/kg，口服，2 次 /d。

（3）奈韦拉平（NVP），5mg/kg，1 次 /d；14 天后无严重不良反应，改为 2 次 /d。

处方 2.（1）齐多夫定（AZT），2mg/kg，口服，4 次 /d。

（2）拉米夫定（3TC），3mg/kg，口服，2 次 /d。

（3）依非韦伦（EFV），300mg，1 次 /d。

3. 适用于 10~19 岁及体重＞ 35kg 的青少年的治疗方案

首选方案：

处方 1.（1）替诺福韦（TDF），300mg，1 次 /d，可与食物同服。

（2）拉米夫定（3TC），150mg，口服，2 次 /d；或 300mg，口服，1 次 /d。

（3）依非韦伦（EFV），600mg，口服，1 次 /d。

处方 2.（1）替诺福韦（TDF），300mg，1 次 /d，可与食物同服。

（2）恩曲他滨（FTC），0.2g，口服，1 次 /d。

（3）依非韦伦（EFV），600mg，口服，1 次 /d。

替代方案：

处方 1.（1）齐多夫定（AZT），300mg，3 次 /d。

（2）拉米夫定（3TC），150mg，口服，2 次 /d；或 300mg，

口服,1 次 /d。

(3)依非韦伦(EFV),600mg,口服,1 次 /d。

处方 2.(1)齐多夫定(AZT),300mg,3 次 /d。

(2)拉米夫定(3TC),150mg,口服,2 次 /d;或 300mg,口服,1 次 /d。

(3)奈韦拉平(NVP),200mg,1 次 /d,2 次 /d。

【注意事项】

1. HIV 的诊断以实验室检查为依据,结合临床表现及流行病学资料。

2. 抗病毒疗效评价。定期检测 HIV 病毒载量及 CD4$^+$ T 淋巴细胞计数进行评价。每隔 3 个月连续 2 次 HIV 病毒载量均高于 1 000copy/ml,考虑病毒学失败;5 岁以下 CD4$^+$ T 淋巴细胞持续低于 200×10^6/L,5 岁以上 CD4$^+$ T 淋巴细胞持续低于 100×10^6/L,提示免疫学失败。

3. 进行抗病毒治疗同时应注意药物的毒副作用。

第二节 细菌感染

一、细菌性痢疾

【概述】

细菌性痢疾简称菌痢,是由志贺菌属引起的急性肠道传染病。多见于 3 岁以上的儿童。全年均可发生,夏、秋季多发。

【临床特征】

1. 急性细菌性痢疾

(1)普通型(典型):起病急,高热畏寒、恶心、呕吐、左下腹痛、腹泻。大便初为稀便,以后转为黏液脓血便,每天排便 10~30 次或更多次,量少,有里急后重。

(2)轻型(非典型):全身中毒症状轻,低热或无明显发热。轻微腹泻,稀便或黏液便,无典型的黏胨或脓血便。里急后重不明显,类似于一般肠炎而易被误诊。

(3)中毒型菌痢:多见于2~7岁体质较好的儿童,起病急骤,全身中毒症状严重,高热或超高热,精神萎靡,迅速出现反复惊厥、昏迷及呼吸、循环衰竭。消化道症状早期常不明显,甚至无腹痛及腹泻表现,需用直肠拭子或0.9%氯化钠注射液灌肠采集大便后才能发现大量脓细胞及红细胞。

1)脑型(呼吸衰竭型):可有脑水肿及颅内压增高,严重者可发生脑疝。患儿反复惊厥、嗜睡继而昏迷。若抢救不及时,严重者可因脑疝及中枢性呼吸衰竭而死亡。

2)休克型(周围循环衰竭型):以感染性休克为主要表现。

3)混合型:具有以上两型的表现,为最凶险的类型。

2. 慢性细菌性痢疾　病程迁延达2个月以上称为慢性菌痢。表现为腹泻迁延不愈,为黏胨软便或成形便带黏胨或少量脓血,时有腹痛、腹胀等症状。部分慢性患儿有时症状突然加重,呈急性发作表现,但全身中毒症状不明显。

【治疗原则】

肠道隔离至临床症状消失,粪便连续培养2次阴性。中毒症状严重者应卧床休息,继续原来的饮食,忌生冷、油腻及刺激性食物。呕吐严重者可短时禁食给予静脉输液。轻型菌痢可不用抗菌药;抗生素的选用应根据当地的流行菌株药敏试验结果或患者大便培养药敏试验结果选择敏感抗生素。维持水、电解质与酸碱平衡,及时处理严重并发症如休克、脑水肿及呼吸与循环衰竭等。

【推荐处方】

1. 抗菌治疗

处方1. 头孢地尼,10~20mg/(kg·d),口服,3次/d。

| **处方 2.** 0.9% 氯化钠注射液 20~50ml 头孢曲松钠 100~150mg/(kg·d) | 静脉滴注,1 次/12h。用前皮试。 |
| **处方 3.** 0.9% 氯化钠注射液 20~50ml 头孢噻肟钠 75~150mg/(kg·d) | 静脉滴注,1 次/8~12h,2~3 次/d。用前皮试。 |

2. 对症处理

(1)镇静止痉

处方 氯丙嗪,1~2mg/kg,肌内注射。

异丙嗪,1~2mg/kg,肌内注射。

(2)抗休克治疗:在充分的容量复苏的基础上,给予改善微循环的措施。

处方 1. 山莨菪碱,轻症 0.5~1mg/kg,重症 1~2mg/kg,静脉注射,1 次/10~15min。

| **处方 2.** 5% 葡萄糖注射液 50ml 多巴胺 10mg | 静脉滴注,5~20μg/(kg·min);从最低剂量开始,逐步增加,最大剂量不超过 20μg/(kg·min)。 |

(3)脑水肿的治疗

处方 1. 20% 甘露醇,0.5~1.0g/kg,静脉注射,1 次/4~6h。

处方 2. 地塞米松,0.5~1.0mg/kg,静脉注射,1~2 次/d。

【注意事项】

1. 中毒性菌痢的病情经过极为凶险,如治疗不及时,可很快发生呼吸和/或循环衰竭而死亡。早期识别,及时采取综合治疗措施。重点是纠正休克,改善微循环,维护重要器官功能等。

2. 山莨菪碱能有效改善微循环,宜及早使用。初始剂量宜偏大,有效的标志是面色变红润、呼吸与循环好转,然后延长到每 0.5~1 小时静脉注射 1 次,如病情稳定则可停药观察。

二、伤寒和副伤寒

【概述】

伤寒是由伤寒杆菌经消化道传播引起的急性传染病。副伤寒包括副伤寒甲、乙、丙 3 种,分别由甲、乙、丙型副伤寒沙门菌所引起。副伤寒的病理改变、临床疾病过程及诊断、治疗与伤寒基本类同。

【临床特征】

1. 流行病学史　有不洁饮食史、伤寒或副伤寒患者接触史。

2. 潜伏期　伤寒的潜伏期常见的为 7~14 天,副伤寒的潜伏期为 5~10 天。

3. 发热　起病大多缓慢,也有急性起病,体温呈阶梯形上升,1 周后进入极期。主要表现为稽留热,高达 39~40℃,少数为弛张热或不规则热,热程 10~14 天后转入恢复期。

4. 非特异性表现　头痛、乏力、全身不适、食欲减退、腹部不适、腹胀、腹泻或便秘等消化道症状;部分还可出现精神恍惚、表情淡漠、反应迟钝等神经系统中毒症状。

5. 体征　玫瑰疹及相对缓脉、肝脾大。

6. 并发症　肺炎、中毒性心肌炎、肠穿孔或出血等。

【治疗原则】

按肠道传染病隔离。发热期间需卧床休息,饮食应以流质或无渣半流质为主,避免诱发肠出血或肠穿孔,热退后 2 周可轻微活动及恢复正常饮食。烦躁不安时可予地西泮、水合氯醛等镇静药。中毒症状严重的患儿可在使用有效抗生素的基础上酌用肾上腺皮质激素治疗,疗程为 1~3 天。抗感染治疗选择第三代头孢菌素。

【推荐处方】

处方 1. 0.9% 氯化钠注射液　20~50ml

头孢曲松钠　100~150mg/（kg·d）

静脉滴注,1 次 /12h,2 次 /d。用前皮试。

处方 2. 0.9% 氯化钠注射液　20~50ml

头孢噻肟钠　75~150mg/（kg·d）

静脉滴注,1 次 /8~12h,2~3 次 /d。用前皮试。

【注意事项】

1. 高热时可积极物理降温,不宜使用大剂量解热药。腹胀严重时给予肛管排气,禁用新斯的明。

2. 恢复期易发生肠出血或肠穿孔,饮食应以流质或无渣半流质为主,避免诱发肠出血或肠穿孔。

三、鼠伤寒沙门菌感染

【概述】

鼠伤寒沙门菌是一种人畜共患病原菌,其感染发病率居沙门菌感染的首位,多见于婴幼儿。临床表现复杂,病情轻重不等,年龄越小,病情越重,并发症越多,病死率越高,可导致医院感染和暴发性食物中毒。轻症仅表现为腹泻;重症可发生败血症,甚至休克和 DIC。由于多重耐药菌株的出现,治疗比较困难。带菌者和患者是主要传染源,带菌的家禽、家畜及鼠类亦为重要传染源。全年均可发生,夏、秋季的发病率较高。

【临床特征】

1. 流行病学史　与鼠伤寒患者接触史或进食可疑污染食物史。

2. 潜伏期　8~48 小时。

3. 分型　临床可分为胃肠炎型、败血症型及类伤寒型。

（1）胃肠炎型：起病急，以发热、呕吐、腹痛、腹泻为主要症状。早期多为稀水样或黄绿色黏液便，继而脓血便或血水样便，有腥臭味。重症可有脱水、电解质紊乱和全身衰竭。

（2）败血症型：起病急骤、高热、弛张热型、全身中毒症状重、精神萎靡、嗜睡、惊厥、昏迷、肝脾大、可见充血或出血性皮疹。易并发其他器官化脓性感染，如脑膜炎、肺脓肿等。

（3）类伤寒型：临床表现与轻型伤寒相似，婴幼儿可有高热、惊厥、呕吐及腹泻等，皮疹较多见。

【治疗原则】

轻症病例只需对症治疗，如退热、给予肠黏膜保护剂等；重症病例包括有败血症或严重局灶感染者，可给予第三代头孢菌素或知情同意后予喹诺酮类药物治疗，同时加强支持治疗，有骨髓炎或局灶感染者需手术治疗。

【推荐处方】

1. 抗菌治疗

处方 1. 0.9% 氯化钠注射液　20~50ml

　　头孢曲松钠　100~150mg/（kg·d）

静脉滴注，1 次 /12h，2 次 /d。用前皮试。

处方 2. 0.9% 氯化钠注射液　20~50ml

　　头孢噻肟钠　75~150mg/（kg·d）

静脉滴注，1 次 /8~12h，2~3 次 /d。用前皮试。

2. 对症治疗

处方 1. 蒙脱石散，1.5~3g，3 次 /d。

处方 2. 双歧杆菌三联活菌，1 粒，2 次 /d。

【注意事项】

1. 胃肠炎型一般不需要抗生素治疗,应用抗生素后反而使鼠伤寒沙门菌的排菌期延长。但重症需及时使用抗菌药。

2. 鼠伤寒沙门菌感染可致慢性化,抗菌治疗时间相对较长,疗程为 2~3 周。

四、细菌性食物中毒

【概述】

细菌性食物中毒指因进食被细菌或细菌毒素污染的食物导致的一种急性感染性中毒性疾病,临床分为肉毒中毒和胃肠炎型食物中毒。肉毒中毒以眼肌和咽肌瘫痪为主,而胃肠炎型食物中毒则以急性胃肠炎表现为主。

【肉毒中毒的临床特征】

1. 有特殊饮食史,如食用过可疑食物、同餐者有相同表现。

2. 特殊的神经系统表现　①眼肌麻痹表现:视物模糊、复视、斜视、眼睑下垂等;②咽肌麻痹表现:吞咽、咀嚼困难、口干、口齿不清等;③呼吸机麻痹:膈肌、呼吸肌麻痹,出现呼吸困难,甚至呼吸停止;④少数四肢肌肉呈弛缓性瘫痪,出现四肢无力、深腱反射减弱甚至消失,但无病理反射,感觉正常。

【肉毒中毒的治疗原则】

卧床休息,如烦躁不安者给予镇静药;尽早洗胃;如无肠麻痹,可给泻药和灌肠;保持呼吸道通畅,呼吸困难者给予吸氧、及时人工呼吸支持;吞咽困难者宜鼻饲及静脉输液补充水、电解质及营养支持。早期使用特效多价抗毒素血清(A、B、E 型),当明确毒素型别时采用单价抗毒素血清。还可用青霉素清除肠内的肉毒杆菌。

【肉毒中毒的推荐处方】

1. 抗毒素治疗

处方 1. 多价抗肉毒毒素血清(A、B、E 型),5 万~10 万 U,肌内注射或静脉注射,使用前做皮试,如阳性则先行脱敏治疗,6 小时后重复给药。

处方 2. 采用单价抗毒素血清(明确毒素型别),1 万~2 万 U,肌内注射或静脉注射。

2. 清除肉毒杆菌

| 处方 | 0.9% 氯化钠注射液 50ml
青霉素 5万~10万U/(kg·d) | 静脉滴注,1 次 /6h。
用前皮试。 |

【注意事项】

1. 不宜使用含镁制剂导泻,因镁可加重肉毒杆菌毒素引起的神经肌肉阻滞作用。

2. 抗血清治疗宜早期使用,疑似肉毒中毒时选择多价抗毒素血清,明确毒素型别时选择单价抗毒素血清。使用疗程直至病情缓解,不宜停药过早。

3. 青霉素也可肌内注射给药。

4. 胃肠炎型食物中毒只需预防与纠正脱水、对症处理。病情严重者的全身中毒症状明显,可根据病原菌不同,及时选择适合的抗菌药物。

五、猩 红 热

【概述】

猩红热为 A 组 β 型溶血性链球菌感染引起的急性呼吸道传染病。

【临床特征】

1. 流行病学史　1 周内接触过猩红热或咽峡炎患者,或该地区有猩红热流行。

2. 前驱期 多骤起畏寒、发热,持续发热,伴头痛、咽痛、食欲减退、全身不适、恶心、呕吐等一般中毒症状。婴儿可有谵妄和惊厥。体检可见咽红肿、扁桃体上可见点状或片状分泌物。

3. 出疹期 一般于发病后的 24 小时内出现,此时体温最高,全身中毒症状明显。皮疹从耳后、颈底及上胸部开始,1 天内即蔓延及胸、背、上肢,最后及于下肢。典型的皮疹为在全身皮肤充血的基础上有猩红色弥漫细小斑丘疹,压之褪色,去压后经数秒复现。中毒重者可有出血疹、瘙痒感,可见"帕氏线""口周苍白圈"及"杨梅舌"。

4. 恢复期 1 周末至第 2 周开始脱皮,脱皮部位的先后顺序与出疹顺序一致,躯干常呈糠样脱屑。严重者四肢、手掌、足底可见片状脱皮,甲端鞍裂样脱皮是典型表现。不留色素沉着。

【治疗原则】

隔离至咽拭子培养阴性,急性期应卧床休息,高热不退者应积极物理或药物降温。抗生素首选青霉素,对青霉素过敏者可用红霉素、新大环内酯类或第一和第二代头孢菌素。如有组织坏死及脓肿形成,积极给予外科切除或切开引流。

【推荐处方】

处方 1. 0.9% 氯化钠注射液 50ml　｜ 静脉滴注,1 次 /6h,
　　　　青霉素 5万~10万 U/(kg·d)　｜ 疗程为 7~10 天。
　　　　　　　　　　　　　　　　　　｜ 用前皮试。

处方 2. 阿奇霉素,5~10mg/(kg·d),口服,1 次 /d,总量为 30mg/kg,3~5 天为 1 个疗程。

【注意事项】

1. 早发现、早治疗常能很快痊愈。体弱患儿可因病菌在体内扩散引起败血症、脑膜炎等。部分患者可发生晚期并发症,如风湿热、急性肾小球肾炎等。

2. 治疗需要坚持完成疗程,彻底清除隐匿病灶。

六、百 日 咳

【概述】

百日咳是由百日咳杆菌所致的急性呼吸道传染病。其临床特征为阵发性痉挛性咳嗽及阵咳终末出现鸡鸣样吸气声,外周血液中的淋巴细胞增多。如未经治疗,病程可迁延 2~3 个月。

【临床特征】

1. 流行病学史 3 周内接触过百日咳患者,或该地区有百日咳流行。

2. 痉咳前期或称卡他期 自起病至出现痉挛性咳嗽,共 7~10 天。最初有咳嗽、卡他症状或中度发热,3~4 天后症状消失,但咳嗽日渐加重、昼轻夜重。

3. 痉咳期 出现明显的阵发性、痉挛性咳嗽,一般持续 2~6 周,亦可达 2 个月以上。咳嗽特点是成串的、频繁不间断的痉挛性咳嗽,伴高音调的鸡鸣样回声,昼轻夜重。婴幼儿和新生儿百日咳症状无典型痉咳,可发生呼吸暂停,因缺氧而出现发绀,甚至抽搐,亦可因窒息而死亡。

4. 恢复期 痉咳次数逐渐减少至消失,精神食欲恢复正常,此期持续 2~3 周。若并发肺炎、肺不张等病症,常可迁延不愈,持续数月。

【治疗原则】

按呼吸道传染病隔离,保持呼吸道通畅。发病早期即应用抗生素治疗,效果较好;进入痉咳期后,抗生素使用不能缩短病程,但可以缩短排菌时间和预防继发感染。重症患儿可以使用泼尼松,能减轻症状和缩短病程。

【推荐处方】

1. 抗菌药

处方 1. 红霉素,30~50mg/(kg·d),口服,3 次/d,7~10 天为 1 个疗程。

或 5% 葡萄糖注射液　100~200ml 红霉素　30~50mg/(kg·d)	静脉滴注,3 次/d。 浓度不宜超过 1mg/ml。

处方 2. 阿奇霉素,5~10mg/(kg·d),口服,1 次/d,总量为 30mg/kg,3~5 天为 1 个疗程。

处方 3. 复方磺胺甲噁唑,50mg/(kg·d),口服,2 次/d,疗程为 3~5 天。适用于大环内酯类药物治疗失败者。

2. 对症处理

处方 1. 泼尼松,1~2mg/(kg·d),口服,3 次/d,疗程为 3~5 天。适用于重症病例。

处方 2. 百日咳免疫球蛋白,一般用 1.25~2.5ml(400μg/ml),肌内注射,1 次/d,连用 3~5 天。适用于重症患儿,能减少痉咳次数和缩短痉咳期。

【注意事项】

1. 百日咳需呼吸道隔离至有效抗生素治疗 5 天;若没有进行抗生素治疗,隔离至起病后 21 天。

2. 对于百日咳痉咳期频繁剧烈的咳嗽,目前还没有特别有效的干预措施。对症治疗药物可酌情使用糖皮质激素、支气管扩张药、抗组胺药和白三烯受体拮抗剂等,由于缺乏严谨的临床研究论证,故目前没有公认的推荐意见。

七、流行性脑脊髓膜炎

【概述】

流行性脑脊髓膜炎是由脑膜炎奈瑟菌感染所致的急性化脓性脑膜炎。多发于冬末春初季节,以 6 个月~2 岁儿童的发病率最高。

【临床特征】

1. 普通型

(1)前驱期:呈现上呼吸道感染的表现,如发热、鼻塞、咽痛等。

(2)败血症期:高热、寒战、头痛、全身不适、精神萎靡等,伴有皮肤黏膜出现皮疹,呈瘀点、瘀斑、紫癜等。

(3)脑膜炎期:除持续高热、全身中毒症状更明显外,出现明显头痛、喷射性呕吐等,查体示脑膜刺激征阳性。

(4)恢复期:经治疗体温下降至正常,症状缓解,脑膜刺激征恢复正常。

2. 暴发型

(1)休克型:急性起病,严重感染中毒表现,高热、寒战或体温不升;头痛、呕吐,进展的皮肤瘀点、瘀斑及融合呈片的紫癜。严重循环衰竭表现,如面色苍白或发绀、皮肤花纹、四肢厥冷、脉搏细速、血压下降、尿量减少或无尿、昏迷等。

(2)脑膜脑炎型:除严重的全身性感染中毒表现外,主要为脑炎或脑膜脑炎表现,出现进展迅速的意识障碍、脑膜刺激及颅内高压表现,甚至中枢性呼吸衰竭及脑疝等。

(3)混合型:可先后或同时出现休克与脑膜脑炎表现。

【治疗原则】

强调早期诊断、就地住院隔离治疗;维持机体内环境平衡,保证营养供给;尽早、足量应用敏感并能透过血脑屏障的抗菌药;积极治疗并发症,如休克、脑水肿、DIC、呼吸衰竭等;及时处理高热、惊厥等。

【推荐处方】

1. 病原治疗

处方 1. 0.9% 氯化钠注射液 50ml ｜ 静脉滴注,1 次 /6h。
　　　　青霉素　5万~10万 U/(kg·d) ｜ 用前皮试。

处方 2. 0.9% 氯化钠注射液 50~100ml　静脉滴注,1 次/d。
　　　头孢曲松　100mg/kg　　　　用前皮试。
处方 3. 0.9% 氯化钠注射液 50~100ml　静脉滴注,1 次/6h。
　　　头孢噻肟钠　50mg/kg　　　　用前皮试。

2. 休克型的治疗

处方 1.(1)0.9% 氯化钠注射液,20ml/kg,快速静脉滴注,1 小时完成。

(2)山莨菪碱(654-2),0.5~1.0mg/kg,静脉注射,1 次/15~30min。

(3)地塞米松,0.5mg/(kg·d),静脉注射,2 次/d。

处方 2.(1)0.9% 氯化钠注射液,20ml/kg,快速静脉滴注,1 小时完成。

(2)5% 葡萄糖注射液　100ml　　静脉滴注,5~10μg/
　　多巴胺　20mg　　　　　　　(kg·min)。

(3)地塞米松,0.5mg/(kg·d),静脉注射,2 次/d。

3. 脑膜脑炎型的治疗

处方　(1)20% 甘露醇,1g/kg,快速静脉注射,1 次/4~6h。

(2)呋塞米,0.5~1.0mg/kg,静脉注射,2 次/d。

(3)地塞米松,0.5mg/(kg·d),静脉注射,2 次/d。

【注意事项】

1. 及早诊断、就地治疗与分型治疗。

2. 暴发型的发病机制是强烈的免疫反应及微循环障碍,因此灵活使用改善微循环的药物,强调个体化治疗。

3. < 1 岁、暴发型,尤其是混合型者的预后差,并发症与后遗症多。

八、猫 抓 病

【概述】

猫抓病(CSD)是由汉赛巴通体通过猫抓咬后侵入人体所引起的感染性疾病。临床表现多变,以局部皮

损及引流区域淋巴结肿大为主要特征。临床经过呈自
限性。

【临床特征】

1. 局部淋巴结病

(1) 皮肤损伤:从被抓到出现皮肤损伤的潜伏期为
7~12 天。皮肤接种部位出现红斑和丘疹,无明显疼痛,少
数丘疹可转变为水疱或脓疱,偶可破溃形成小溃疡。

(2) 局部淋巴结肿大:从皮损到淋巴结病的潜伏期为
5~50 天。累及皮肤接种部位相邻的淋巴结,主要是腋窝淋
巴结,可出现红、肿、热、痛,质地较硬,大多数于 4~6 周内
自行消退,约 25% 的患者淋巴结可化脓,偶可溃破形成窦
道或瘘管。

(3) 全身症状:约 1/3 的患者有发热,体温在 38~41℃,
为不规则热。

2. 眼病型猫抓病

(1) 帕里诺眼 - 腺综合征:为单侧眼结膜炎伴同侧颌面
部(尤其是耳前区)淋巴结肿大,结膜和淋巴结内均可查到
病原体。

(2) 视神经网膜炎:单眼无痛性视觉损伤、视神经炎、黄
斑水肿及脂质分泌物。

【治疗原则】

被抓挠后,用消毒液清洗受损皮肤处。疼痛明显的化
脓性淋巴结可穿刺抽脓以减轻症状。全身症状明显的急
性和重症病例,尤其有肝脾累及者以及所有免疫抑制个体
可应用抗生素治疗。

【推荐处方】

处方 1. 阿奇霉素,10mg/kg,口服,1 次 /d。

处方 2. 利福平,10~20mg/(kg·d),最大剂量为 600~
900mg/d,口服,1~2 次 /d。

处方 3. 0.9% 氯化钠注射液　50ml｜静脉滴注,2 次/d。
头孢西丁 50~100mg/(kg·d)｜用前皮试。

【注意事项】

1. 免疫缺陷者或重症病例如脑炎等建议采用抗菌药联合治疗,疗程一般为 2~4 周;心内膜炎至少需 6 周。

2. 预后良好,除并发严重脑炎者外,一般病死率很低。淋巴结明显肿大者的病程可持续 1~2 年。

九、布鲁氏菌病

【概述】

布鲁氏菌病原称布氏杆菌病,也称波状热,是由布鲁氏菌引起的一种人畜共患病,属自然疫源性疾病。该病为法定乙类传染病。

【临床特征】

1. 潜伏期　为 1 周至数月,个别达 1 年以上,平均为 2 周。可急性或隐匿起病。

2. 急性期

(1)发热:以弛张热型多见;典型者呈波状热,可持续数天至数周,间歇期为数天至 2 周,反复发作。

(2)多汗:常于夜间或凌晨热退时大汗淋漓。

(3)肌肉和关节疼痛:为全身性肌肉与多发性和游走性大关节疼痛,部分患者关节红肿,偶有化脓。

(4)乏力:有明显乏力,几乎见于所有病例。

(5)肝脾大及淋巴结肿大。

(6)其他表现:睾丸炎是本病的重要特征,多呈单侧性,伴明显疼痛。女性患者可有卵巢炎、输卵管炎和子宫内膜炎。

3. 亚急性期　发病在 3~6 个月,凡有低热和其他症状、慢性炎症体征,并出现血清学阳性反应者。

4. 慢性期　发病 6 个月以上,体温正常,有相关症状、体征,并出现血清学阳性反应者。

【治疗原则】

急性期卧床休息以减轻关节和肌肉疼痛,适当给予解热镇痛药;维持水、电解质平衡;补充维生素等。抗菌治疗应早期、联合、足量和足疗程,必要时延长疗程,以防止复发及转为慢性。

【推荐处方】

处方 1.(1) 多西环素,2~4mg/(kg·d),最大剂量为 200mg/d,口服,2 次/d。疗程至少 6 周。

(2) 利福平,10~20mg/(kg·d),最大剂量为 600~900mg/d,口服,1~2 次/d。疗程为 6 周。

处方 2.(1) 多西环素,2~4mg/(kg·d),最大剂量为 200mg/d,口服,2 次/d。疗程至少 6 周。

(2) 复方磺胺甲噁唑(SMZ-TMP),50mg/(kg·d),口服,2 次/d。疗程至少 4~6 周。

处方 3.8 岁以下者适用:

(1) 复方磺胺甲噁唑(SMZ-TMP),50mg/(kg·d),口服,2 次/d。疗程至少 4~6 周。

(2) 利福平,10~20mg/(kg·d),最大剂量为 600~900mg/d,口服,1~2 次/d。疗程为 6 周。

【注意事项】

1. 单药治疗的复发率较高,建议采用联合用药。

2. 8 岁以下的儿童应避免使用多西环素;使用复方磺胺甲噁唑应注意碱化尿液,定期(每 1~2 周)监测尿常规。

第三节 螺旋体病

一、钩端螺旋体病

【概述】

钩端螺旋体病是由致病性钩端螺旋体所引起的一种急性动物源性传染病。鼠类与猪是主要传染源,经皮肤与黏膜接触被钩端螺旋体污染的疫水而感染。

【临床特征】

1. 早期(钩端螺旋体病败血症期) 主要表现为全身性感染中毒表现,急性发热,伴寒战、高热、头痛、腰背部疼痛、肌痛;面部潮红、眼睑充血、咽部充血;淋巴结肿大,以腹股沟及腋下淋巴结肿大最为突出;肝脾大等。

2. 中期(器官损伤期) 相继出现肺出血、肝肾功能损伤甚至肝衰竭与肾衰竭,以及其他部位出血及脑膜脑炎等多器官损伤。

3. 后期(恢复期或后发症期) 少数患者在热退后于恢复期再次出现发热、眼部并发症、反应性脑膜炎及闭塞性脑动脉炎等。

【治疗原则】

卧床休息、维持水、电解质平衡等;强调早期应用有效的抗菌药,如青霉素、第三代头孢菌素等;针对不同器官损伤采用有效的对症治疗措施。

【推荐处方】

1. 病原治疗

处方 1. 青霉素,首剂 5 万 U,4 小时后 10 万 U,逐渐过渡到 40 万 U,肌内注射,1 次 /6~8h。用前皮试。

处方 2. 0.9%氯化钠注射液　20~50ml ｜ 静脉滴注,1 次 /8h。
　　　　头孢他啶　50~100mg/(kg・d) ｜ 用前皮试。

或　头孢他啶,50~100mg/(kg・d),肌内注射,1 次 /8h。用前皮试。

2. 对症治疗

(1)针对肺出血的治疗

处方　5% 葡萄糖注射液　50~ ｜ 静脉滴注,1 次 /d,
　　　　100ml ｜ 连用 3~5 天或肺
　　　　氢化可的松　5~10mg/kg ｜ 出血停止即停用。

(2)针对黄疸出血型的治疗

处方 1. 熊去氧胆酸,15~20mg/(kg・d),口服,2~3 次 /d。

处方 2. 5%葡萄糖注射液　20~50ml ｜ 静脉滴注,1~2 次 /d。
　　　　复方甘草酸苷　20~40mg/kg ｜

处方 3. 维生素 K_1,5~10mg,肌内注射,1 次 /d,连用 3 天。

(3)针对葡萄膜炎的治疗

处方 1. 1% 阿托品,滴眼,1 次 /4~6h。

处方 2. 10% 去氧肾上腺素,滴眼,1 次 /4~6h。

处方 3. 泼尼松,0.5~1.0mg/(kg・d),口服,1 次 /d。病情控制后减量,总疗程为 1~3 个月。

(4)闭塞性脑动脉炎的治疗

处方 1. 5% 葡萄糖注射液　50~ ｜ 静脉滴注,1 次 /d,
　　　　100ml ｜ 连用 5~7 天。
　　　　氢化可的松　5~10mg/kg ｜

处方 2. 5% 葡萄糖注射液　50~ ｜ 静脉滴注,1 次 /d,
　　　　100ml ｜ 连用 5~7 天。
　　　　甲泼尼龙　1~2mg/kg ｜

【注意事项】

1. 首剂青霉素治疗需注意观察赫氏反应,采用首剂极低剂量,逐渐增加至有效治疗剂量进行预防。一旦发生赫氏反应,立即使用镇静药及氢化可的松静脉注射或静脉滴注。

2. 肺出血的早期识别与治疗。钩端螺旋体病肺出血的早期表现为突然出现的呼吸急促、心跳加快、面色苍白、烦躁不安、肺部啰音增多、咳嗽出伴有血丝的痰。应及时给予氧疗、镇静药、大剂量氢化可的松治疗，常可逆转病情。

二、先天性梅毒

【概述】

先天性梅毒是由母体内的梅毒螺旋体(苍白螺旋体)由血液通过胎盘传入胎儿血液中，导致胎儿感染。多发生在妊娠 4 个月后。发病年龄＜ 2 岁者称为早期先天性梅毒，＞ 2 岁者称为晚期先天性梅毒。

【临床特征】

1. 早期先天性梅毒　发育不良；皮损常为水疱 - 大疱、红斑、丘疹、扁平湿疣；口周及肛周形成皲裂，愈后遗留放射状瘢痕；梅毒性鼻炎及喉炎；骨髓炎、骨软骨炎及骨膜炎；可有全身淋巴结肿大、肝脾大、贫血等。

2. 晚期先天性梅毒　出现间质性角膜炎、神经性耳聋等炎症性损害，或前额圆凸、马鞍鼻、佩刀胫等标志性损害。

3. 潜伏梅毒　先天性梅毒未经治疗，无临床表现，仅血清反应阳性，脑脊液检查正常。

【治疗原则】

强调早期诊断、早期治疗，疗程规则、剂量足够。

【推荐处方】

处方 1. 0.9% 氯化钠注射液　　20~50ml　　｜静脉滴注，
　　　　青霉素　　10 万 ~20 万 U/(kg・d)　　｜1 次 /6h。
　　　　　　　　　　　　　　　　　　　　　　　｜用前皮试。

处方 2. 普鲁卡因青霉素，5 万 U/(kg・d)，肌内注射，

1 次 /6h。用前皮试。

处方 3. 苄星青霉素,5 万 U/kg,肌内注射,1 次 /w,连用 3 周。用前皮试。

【注意事项】

1. 青霉素治疗之初注意赫氏反应的发生,首剂宜从小剂量开始预防。

2. 青霉素 1 个疗程为 10~14 天,晚期梅毒可用 1~2 个疗程。

3. 对青霉素过敏者可选择大环内酯类药物,如红霉素,20~30mg/(kg·d),分 4 次口服,连续 30 天。

第四节　真菌性疾病

一、隐球菌病

【概述】

隐球菌病是由隐球菌感染引起的一种全身性深部侵袭性真菌病。主要致病菌是新型隐球菌。最常见的感染部位是中枢神经系统,但亦可播散至肺部、皮肤黏膜、骨关节及内脏各器官。呈急性或慢性病程,各年龄均可发病,已成为一种常见的机会性感染性疾病。

【临床特征】

1. 隐球菌性脑膜炎

(1)多呈慢性发病,在诊断前已有症状可长达数月,常见亚急性或慢性脑膜脑炎的症状和体征。

(2)临床主要表现包括低热和中等度发热、渐进性头痛、精神错乱、易激动、定向力障碍、行为改变、嗜睡等;颅内压增高往往比较明显,头痛、恶心、呕吐较剧烈;有脑膜刺激征。

（3）病情进展可能累及脑神经，出现脑神经麻痹和视盘水肿，脑实质受累可出现运动和感觉障碍、脑功能障碍、癫痫发作和痴呆等临床表现。

（4）可同时伴发肺部或其他部位播散性感染。

2. 肺隐球菌病

（1）无免疫抑制的肺隐球菌病患者常无临床症状或症状较轻，最常见的症状是咳嗽、咳痰、胸闷及发热等非特异性表现。

（2）免疫抑制的肺隐球菌病患者症状较多，病变广泛，容易引起全身播散。部分患者临床上表现为高热、气促和低氧血症，导致急性呼吸衰竭，病死率高。

3. 皮肤黏膜隐球菌病

（1）极少单独发生，常作为全身性播散性隐球菌病的局部表现。

（2）主要表现为痤疮样皮疹、丘疹、硬结或肉芽肿等，中央可见坏死、形成溃疡或瘘管等。

（3）黏膜损害见于口腔、鼻咽部，表现为结节、溃疡或肉芽肿样，表面有黏性渗出性假膜。

【 治疗原则 】

对于无症状患者可用氟康唑治疗，疗程为 6 个月；对轻至中度症状患者推荐氟康唑，疗程为 6~12 个月；对于重度患者建议采用与播散性隐球菌病相同的治疗原则，分为诱导期治疗、巩固期治疗和维持期治疗。

【 推荐处方 】

1. 隐球菌性脑膜炎

（1）诱导期治疗：疗程为 4 周。

处方 1. 1）5% 葡萄糖注射液
1~2ml/（kg·d）
两性霉素 B　0.1mg/
（kg·d）

缓慢静脉滴注，每剂不少于 6 小时滴完。首先从小剂量开始，浓度为 0.05~0.1mg/ml。

如无反应,可逐渐加量至:

5% 葡萄糖注射液 15~30ml/（kg·d） 两性霉素 B 1.0~1.5mg/（kg·d）	缓慢静脉滴注,每剂不少于 6 小时滴完。浓度为 0.05~0.1mg/ml。

2）氟胞嘧啶,50~100mg/（kg·d）,口服,4 次 /d。

处方 2. 1）两性霉素 B:见处方 1。

2）氟康唑,3~12mg/（kg·d）,口服,1 次 /d;或氟康唑,3~12mg/（kg·d）,静脉滴注,1 次 /d。

处方 3. 1）伏立康唑,第 1 天负荷剂量为 6mg/kg,第 2 天始 4mg/kg,静脉滴注,1 次 /12h。

2）氟胞嘧啶,50~100mg/（kg·d）,口服,4 次 /d。

（2）巩固期治疗:疗程为 6 周。

处方 1. 氟康唑:见诱导期处方 2。

氟胞嘧啶:见诱导期处方 1。

处方 2. 两性霉素 B+ 氟胞嘧啶:见诱导期处方 1。

处方 3. 伏立康唑片,4mg/kg,口服,1 次 /12h。

氟胞嘧啶:见诱导期处方 3。

（3）维持期治疗:适用于免疫抑制或低下者,疗程为 1 年以上。

处方 1. 氟康唑,3~12mg/（kg·d）,口服,1 次 /d。

处方 2. 伊曲康唑,5~8mg/（kg·d）,口服,2 次 /d。

2. 难治性与复发性隐球菌脑膜炎

（1）诱导期治疗:疗程为 4~10 周。

处方 1. 两性霉素 B+ 氟胞嘧啶:见诱导期处方 1。

处方 2. 注射用水 3~5ml 两性霉素 B 0.01mg	鞘内注射,在静脉给药同时应用。 浓度不超过 0.25mg/ml。

也可用腰椎穿刺时引流出的脑脊液 3~5ml 与两性霉素 B 混合,缓慢鞘内注射。

以后 1 次 /d,两性霉素 B 剂量渐增,1 周内增至 0.1mg;以后每隔 1~3 日增加 0.1mg,直至 0.5mg。疗程一般为 30 次。

（2）巩固期治疗：疗程为 10~12 周。

处方 伊曲康唑，3~4mg/(kg·d)，口服，1 次 /12h，2 次 /d。

氟胞嘧啶，50~100mg/(kg·d)，口服，4 次 /d。

3. 颅内高压的处理 降颅内压。

处方 1. 甘露醇，0.5~1g/kg，静脉注射，1 次 /6~8h。

处方 2. 甘露醇，0.5~1g/kg，静脉注射，1 次 /6~8h。

地塞米松，0.3~0.5mg/kg，静脉注射，1 次 /d，连用 3~5 日。

4. 肺隐球菌病

（1）轻至中度症状，无播散者

处方 氟康唑，3~12mg/(kg·d)，口服，1 次 /d，疗程为 6~12 周。

（2）重症者

1）诱导治疗：疗程为 4 周。

处方 两性霉素 B+ 氟胞嘧啶：方法与剂量同诱导期处方。

2）巩固治疗：疗程为 8 周。

处方 氟康唑，5~12mg/(kg·d)，口服，1 次 /d。

3）维持治疗：疗程为 6~12 个月。

处方 氟康唑，3~5mg/(kg·d)，口服，1 次 /d。

【注意事项】

1. 两性霉素 B 静脉滴注，首先从小剂量开始，0.1mg/(kg·d) 加入 5% 葡萄糖注射液稀释，浓度为 0.05~0.1mg/ml，每剂不少于 6 小时滴完；如无反应，逐渐增至 1.0~1.5mg/(kg·d)。稀释浓度不宜过高，易引起静脉炎，滴速过快可发生抽搐、心律失常、血压骤降，甚至心脏停搏。

2. 两性霉素 B 对肝、肾、造血系统有一定毒性，可出现恶心、呕吐、腹痛、发热、寒战、头痛、头晕、贫血、血小板减少等。可于治疗前半小时及治疗后 3 小时给予布洛芬，严重者可给予地塞米松等，可减少其副作用。用药期间注意监测血、尿常规与肝、肾功能。血肌酐 > 221μmol/L 时宜减量。尿素氮 > 14.28mmol/L 时应停药,2~5 周恢复正常后,再从小剂量开始给药。

3. 脱水药联合反复腰椎穿刺放液仍是国内目前治疗隐球菌性脑膜脑炎颅内压增高的常用方法。如短期内频繁腰椎穿刺不能控制脑脊液压力者,可采用外引流术持续引流脑脊液,能在短时间内减轻患者的脑膜刺激症状,降低脑疝形成风险,在一定程度上加强引流减少患者蛛网膜粘连,降低脑积水的发生率,明显改善预后。

4. 肺隐球菌病常规药物治疗症状或体征持续无缓解,影像学检查提示肺部病灶持续存在的患者,可考虑外科手术切除治疗。

二、曲　霉　病

【概述】

曲霉病是由致病曲霉菌所致的疾病。曲霉菌感染是一种免疫相关性疾病,包括 4 种主要形式,即侵袭性曲霉病、过敏性曲霉病、播散性曲霉病和局灶性曲霉病,儿童以前两者多见。

【临床特征】

1. 侵袭性曲霉病,常发生于肺部,可为急性或慢性进展性损害。

(1)急性起病者高热或不规则热,咳嗽、气促,咳绿色脓痰。

(2)慢性者可在支气管扩张、肺结核等慢性肺部疾病的基础上发生,有反复咳嗽、咯血等症状。

(3)肺部体征不明显或有粗湿啰音。

(4)胸部影像学检查示弥漫性斑片状模糊阴影或球形空洞、新月体透亮区。

2. 过敏性曲霉病

(1)急性起病,流涕、咳嗽、喘息、发热,3~4 天可缓解,可反复发作。

（2）肺部可闻及喘鸣音。

（3）痰液检查有大量嗜酸性粒细胞及菌丝；外周血常规示嗜酸性粒细胞明显增多，血清 IgE 水平明显升高。

（4）胸部 X 线检查示斑片状云雾状阴影。

3. 播散性曲霉病

（1）多见于原发性或继发性免疫缺陷者。

（2）发热、全身中毒症状、栓塞等。

（3）全身多脏器损伤：心脏表现有心肌炎、心包炎、心内膜炎；肺部可表现为肺炎、胸膜炎；中枢神经系统受累表现为脑炎、脑膜炎等，消化系统以肝受损多见。

【治疗原则】

对侵袭性曲霉病主要是抗曲霉菌治疗，以伏立康唑为首选药物，两性霉素 B 及其脂质体制剂、伊曲康唑、艾沙康唑作为一线替代药物；对过敏性曲霉病，首选糖皮质激素吸入疗法，有慢性肺部疾患者口服伊曲康唑。

【推荐处方】

1. 侵袭性曲霉病

处方 1. 伏立康唑，第 1 天负荷剂量为 6mg/kg，第 2 天始 4mg/kg，静脉滴注，1 次 /12h。

处方 2. 5% 葡萄糖注射液　1~2ml/（kg·d）
两性霉素 B　0.1mg/（kg·d）
｜缓慢静脉滴注，每剂不少于 6 小时滴完。浓度为 0.05~0.1mg/ml。

如无反应，两性霉素 B 渐增至 1.0~1.5mg/（kg·d）。

处方 3. 伊曲康唑，5~8mg/（kg·d），口服，2 次 /d。

2. 过敏性曲霉病

处方 1. 泼尼松，1mg/（kg·d），口服，每日早晨 1 次，疗程为 5~7 天。

处方 2. 0.9% 氯化钠注射液　1ml
布地奈德混悬液　1mg
｜雾化吸入，根据病情，1 次 /8~12h。

伊曲康唑,5~8mg/(kg·d),口服,2 次 /d。

【注意事项】

1. 对于长期并发中性粒细胞减少和在使用广谱抗生素的情况下仍出现持续发热的患者,经验性抗真菌治疗能减少侵袭性真菌感染的发生。

2. 预防性治疗的适应人群为中性粒细胞功能障碍的血液系统疾病、急性白血病伴反复或长期中性粒细胞减少,首选药物为泊沙康唑、伏立康唑。

三、念珠菌病

【概述】

念珠菌病是由念珠菌属感染引起的真菌感染性疾病。该菌属于机会致病性真菌,主要感染表皮黏膜,也可引起内脏侵袭性甚至播散性感染。

【临床特征】

1. 高危因素 小婴儿尤其早产儿、低出生体重儿;患慢性疾病、免疫缺陷病;应用抗肿瘤药、长期广谱抗菌药、糖皮质激素与免疫抑制;侵入性操作或植入者等。

2. 肺部表现 发热、咳嗽、咳黏稠胶冻样痰、有时痰中带血,可伴有喘息。病程较长,可持续数月。

3. 消化系统表现 多系鹅口疮下行感染,以食管炎及肠炎最常见;经血行播散者可见肝脾大。

4. 血行播散性感染 长期发热及相应器官受累的表现。

【治疗原则】

对于局部或皮肤念珠菌病,可局部使用抗念珠菌的软膏或霜剂等(见“皮肤疾病”一章)。对于局部用药无效的皮肤念珠菌病和部分黏膜、系统性念珠菌病,可使用口服或静脉滴注等抗念珠菌药物。

【推荐处方】

处方 1. 首次 5% 葡萄糖注射液 ⎤ 静脉滴注。
　　　100~200ml ⎟
　　氟康唑　10mg/kg ⎦
　　以后 5% 葡萄糖注射液　100~ ⎤ 静脉滴注,1 次 /d。
　　　200ml ⎟
　　　氟康唑　5mg/kg ⎦

处方 2. 伏立康唑,第 1 天负荷剂量为 6mg/kg,第 2 天始 4mg/kg,静脉滴注,1 次 /12h。

对氟康唑耐药：

处方　棘白菌素,负荷剂量为 70mg/m²,维持剂量为 50mg/m²,静脉滴注,1 次 /d。

念珠菌所致的肾盂肾炎、血行播散性感染等：

处方　5% 葡萄糖注射液　1~ ⎤ 缓慢静脉滴注,每
　　　2ml/(kg·d) ⎟ 剂不少于 6 小时滴
　　　两性霉素 B　0.1mg/(kg·d) ⎦ 完。浓度为 0.05~
　　　　　　　　　　　　　　　　0.1mg/ml。

如无反应,两性霉素 B 渐增至 1.0~1.5mg/(kg·d)。

【注意事项】

1. 念珠菌病的诊断强调基础疾病与高危因素,病变组织中发现有念珠菌菌丝有确诊价值。

2. 在抗真菌药治疗的同时,注意基础疾病及相关高危因素的处理。

四、毛霉病

【概述】

毛霉病是由毛霉感染所致的一种急性进展的疾病,易造成全身播散,可引起鼻脑型、肺型、胃肠型、皮肤型、混合型及播散性毛霉病。

【临床特征】

1. **鼻脑型**　高热,面部与眼眶红肿、痛,鼻及鼻窦部位表面黑色焦痂。如侵犯脑神经及中枢神经系统,会出现相应的临床表现。

2. **肺型**　为非特异性肺炎表现,持续高热、咳嗽、咯血、呼吸困难及胸痛,肺部湿啰音及哮鸣音。

3. **皮肤型**　多有皮肤损伤史,皮肤表面硬结或斑块、化脓或坏死,形成焦痂,脱落后出现溃疡。

4. **胃肠型**　恶心、呕吐、腹痛、腹胀、腹泻、血便等,可伴有发热,严重者可出现坏死性肠炎、肠溃疡等。

5. **播散性**　多见于中性粒细胞缺乏患者,由局部感染引起全身播散,导致多器官受损。

【治疗原则】

治疗基础疾病、清除坏死组织、早期抗真菌治疗及维持机体内环境与营养等综合措施。

【推荐处方】

处方 1. 5% 葡萄糖注射液　1~ 2ml/(kg·d)　缓慢静脉滴注,每剂不少于 6 小时滴完。

两性霉素 B 0.1mg/(kg·d)　浓度为 0.05~0.1mg/ml。

如无反应,两性霉素 B 渐增至 1.0~1.5mg/(kg·d),连用至少 6~8 周。

处方 2. 伊曲康唑,5~8mg/(kg·d),口服,2 次/d,连用至少 6~8 周。

【注意事项】

1. 内脏浸润型及播散性的预后较差,积极局部清除病灶也是治疗成败的关键。

2. 注意抗真菌药的毒副作用。

五、组织胞浆菌病

【概述】

组织胞浆菌病是由荚膜组织胞浆菌引起的一种传染性真菌病,主要侵犯肺部或单核吞噬细胞系统,可累及全身各器官。

【临床特征】

1. **急性肺组织胞浆菌病**　急性起病,发热、咳嗽、胸痛、呼吸困难、肺部湿啰音,伴有肝脾大。胸部 X 线检查发现有弥漫性与多个浸润影。愈后复查,可见多个大小分布一致的钙化病灶。

2. **慢性肺组织胞浆菌病**　任何年龄均可发病,但 2 岁以下者少见,病程长,肺部呈进行性及退行性病变。主要表现有发热、咳嗽、盗汗、乏力、体重下降。胸部 X 线检查可见有肺实变,以上肺部多见,部分形成空洞。

3. **播散性组织胞浆菌病**　多发生于免疫功能低下者,起病急缓不一,全身症状突出,有多系统受累的表现。发热、寒战、咳嗽、胸痛、头痛、腹痛、腹泻、便血、肝脾大及淋巴结肿大、黄疸等;全血细胞减少。

4. **局灶性组织胞浆菌病**　可发生在皮肤、口腔、耳、咽喉等部位。开始时局部红肿、结节,继而组织溃疡,可有疣状样增生,引流区淋巴结肿大,沿淋巴管走向出现结节。

【治疗原则】

急性感染,症状轻者无须抗真菌治疗,病情较重者给予抗真菌治疗。经药物治疗无效的巨大坏死性包块影响相应部位功能者,需手术治疗。

【推荐处方】

处方 1. 伊曲康唑,5~8mg/(kg·d),口服,1 次 /d,连用

6~12 周。

处方 2. 5% 葡萄糖注射液   5~
　　　8ml/（kg·d）
　　　两性霉素 B 脂质体 3.0~
　　　4.0mg/（kg·d）

静脉滴注，1mg/
（kg·h）。
使用前试验注射。

两性霉素 B 脂质体先用注射用水溶解，稀释浓度为 0.6mg/ml。

1~2 周后病情好转，可改伊曲康唑。

处方 3. 5% 葡萄糖注射液
　　　100ml
　　　甲泼尼松龙   0.5~
　　　1.0mg/（kg·d）

静脉滴注，1 次 /d，疗程为 3~5 天。

【注意事项】

1. 以下情况需要抗真菌治疗：①肺部病变，症状持续 4 周以上；②病情严重者；③肉芽肿性病灶，侵犯其他重要器官；④出现急性组织胞浆菌病表现的免疫低下者。

2. 不同临床表型的组织胞浆菌病其疗程不同，一般为 6~12 周，慢性或播散性者至少 1 年。

（李双杰）

第十四章

结 核 病

第一节　原发性肺结核

【概述】

原发性肺结核包括原发综合征与支气管淋巴结结核，是小儿原发性结核病中最常见的，为结核分枝杆菌初次侵入肺部后发生的原发感染，是小儿肺结核的主要类型，占儿童各型肺结核总数的 85.3%。

【临床特征】

1. 有活动性结核接触史。

2. 症状轻重不一，轻者可无症状，一般起病缓慢，有 2 周以上的低热、咳嗽、食欲缺乏、疲乏、盗汗、消瘦或喘息等，生长发育迟缓或停滞。

3. 结核菌素试验显示红肿硬结的直径 > 10mm 或由阴性转为阳性，少数可有水疱。结核特异性干扰素 γ 阳性。

4. X 线检查显示少许表现为典型的原发综合征，如肺部原发病灶、淋巴管炎及局部淋巴结炎；多表现为肺门及纵隔淋巴结结核。

5. 纤维支气管镜检查显示可有蔓延至支气管内造成的结核病变。

6. 抗酸染色(痰液、胃液、浆膜腔液或支气管肺泡灌洗液)阳性或细菌培养找到结核菌。

7. 肺病变组织病理活检符合肺结核。

8. 应用分子生物学方法从痰、清晨空腹胃液、浆膜腔液或支气管肺泡灌洗液中鉴定出结核菌 DNA，Xpert MTB/RIF 通过全自动化的定时定量 PCR 方法检测 DNA。

具有上述 1~4 项，伴或不伴 5 项，可临床诊断为原发性肺结核；同时具备 6~8 项之一可确定病原学诊断。

【治疗原则】

应用全程督导短程治疗（DOTS），原则为：①早期；②适量；③联合；④规律；⑤全程；⑥分段治疗。有以下情况之一者为初治：①尚未开始抗结核治疗的患者；②正进行标准化疗方案用药而未满疗程者；③不规则化疗未满 1 个月的患者。有下列情况之一者为复治：①初治失败的患者；②规则用药满疗程后痰菌又复阳的患者；③不规律化疗超过 1 个月的患者；④慢性排菌患者。

【推荐处方】

1. 初治肺结核的治疗方案　强化期 2 个月 / 巩固期 4 个月。初治强化期第 2 个月末痰涂片仍阳性，强化方案可延长 1 个月，总疗程为 7 个月；若第 5 个月痰涂片仍阳性，第 6 个月阴性，巩固期延长 2 个月，总疗程为 8 个月。

处方 1. 2HRZ/4HR。

处方 2. 2HRZE/4HR。

处方 3. $2H_3R_3Z_3/4H_3R_3$。

2. 复治肺结核的治疗方案　强化期 2~3 个月 / 巩固期 6~9 个月。

处方 1. 2~3HRZE/6~9HRE。

处方 2. 2~3HRZSE/6~9HRZE。

处方 3. $2\sim3H_3R_3Z_3S_3E_3/6\sim9H_3R_3Z_3E_3$。

3. 具体药物的用法　前面的数字为建议剂量，括弧内为剂量允许范围。

处方 1. 异烟肼（H），10（10~15）mg/（kg·d），最大剂量为 300mg/d，空腹口服，清晨 1 次 /d。

处方 2. 利福平（R），15（10~20）mg/（kg·d），最大剂量为 600mg/d，空腹口服，清晨 1 次 /d。

处方 3. 吡嗪酰胺（Z），35（30~40）mg/（kg·d），最大剂量不超过 1 500mg/d，口服，1~3 次 /d。

处方 4. 乙胺丁醇（E），20（15~25）mg/（kg·d），最大剂量为 750mg/d，空腹口服，清晨 1 次 /d。

处方 5. 链霉素（S），15~25mg/kg，最大剂量为 750mg/d，肌内注射，1 次 /d。

【注意事项】

1. 如无禁忌，全程使用异烟肼与利福平。

2. 异烟肼的总量 ≤ 300mg/d，大量应用可致神经兴奋、多发性神经炎和肝损害，须同时补充维生素 B_6。有癫痫或高热惊厥史的儿童不宜用异烟肼。

3. 儿童结核病的治疗中尽可能不用氨基糖苷类药物，以免影响听力与肾功能，如需使用建议监测听力及肾功能。

4. 利福平的总量 ≤ 450mg/d，有时可致可逆性肝损害，与异烟肼合用时两者的剂量最好各不超过 10mg/kg。

5. 吡嗪酰胺易在酸性的细胞内环境中发挥作用，杀死细胞内的结核菌，对预防结核复发有特殊作用，应注意选用。总量 ≤ 0.75g/d，副作用为肝损害、关节痛。

6. 无正确表达能力的患儿慎用乙胺丁醇，总量 ≤ 0.75g/d，副作用为球后视神经炎。

第二节　急性血行播散型肺结核

【概述】

急性血行播散型肺结核是结核分枝杆菌进入血流后广泛散布到肺或各器官引起的结核病，是一种严重的全身性结核病。一般起病急，并发症多。急性血行播散型肺结核多见于小儿,常发生在原发感染后的 6 个月以内,尤其是初始感染后的 3 个月内。由原发灶或淋巴结干酪坏死组织发生破溃,短时间内大量结核菌侵入血液循环而形成。若细菌由肺动脉播散,只在肺部形成粟粒性肺结核;若由肺静脉扩散,则引起全身粟粒性结核病,脑、肝、脾、骨及肺部等各器官内形成播散性病变。

【临床特征】

1. 有活动性肺结核接触史。

2. 临床表现为多数急性发病,有高热和严重中毒症状、肝脾大。可有咳嗽、气急、发绀等,肺部听诊可有啰音。可伴有嗜睡、抽搐、呕吐等脑膜炎症状。

3. 结核菌素试验阳性,但重症结核病因机体免疫反应低下,结核菌素试验可为阴性。结核特异性干扰素 γ 阳性。

4. 影像学检查显示起病初胸片可无异常或仅呈弥漫性网状改变,典型表现为两肺大小、密度、分布一致的粟粒阴影,有时仅表现为磨玻璃样影,婴幼儿粟粒病灶周围渗出明显,边缘模糊,易于融合。

5. 急性粟粒性肺结核患者的痰菌检查 70%~90% 为阴性,1/3~1/2 的患者结核菌素试验为阴性,80% 以上的患者红细胞沉降率加快。

6. 血液结核分枝杆菌 PCR 检测的阳性率为 80% 左右,特异性可达 90% 以上。

【治疗原则】

急性血行播散型肺结核的化疗方案以异烟肼(H)、利福平(R)、吡嗪酰胺(Z)三者为主要药物,辅助链霉素(S)或盐酸乙胺丁醇(E),疗程为 1 年,强化期为 2~3 个月。巩固期为至少包括异烟肼、利福平的 6~9 个月的方案。如链霉素不能应用,可用乙胺丁醇代替;如患者的年龄较大、胃肠道反应较重,可用利福喷丁代替。如机体免疫功能低下,可给予免疫治疗,如胸腺肽、注射用母牛分枝杆菌(微卡)、干扰素、转移因子等。肝脏受累,肝功能可异常,但并不影响抗结核药的应用,需密切观察,若 1~2 周后肝功能进一步恶化,则需停用利福平和吡嗪酰胺,可加用链霉素、乙胺丁醇。肾上腺皮质激素可促进渗出性病变吸收,增进食欲,减轻中毒症状,应用泼尼松 1~2mg/(kg·d),总量 < 30mg/d,足量 4 周,以后开始逐减量,总疗程为 8 周。

【推荐处方】

1. 治疗方案

处方 1. 2~3HRZS(E)/6~9HR(E)。

处方 2. 2~3HRftZS(E)/6~9HRftS(E)。

处方 3. 2~3HRZ(E)/6~9HR(E)。

2. 具体药物的用法 除利福喷丁之外的药物见"原发性肺结核"一节。

利福喷丁(Rft),10~15mg/(kg·d),最大剂量为 600mg/d,空腹口服,2 次 /w。

【注意事项】

1. 儿童血行播散型肺结核时最好选用能杀死生长繁殖迅速的细菌的药物,如异烟肼、利福平、链霉素。

2. 急性血行播散型肺结核时肝脏也可受累,但并不影响抗结核药的应用,需密切观察;若用药 1 周后肝功能恶化,则需停用吡嗪酰胺,同时给予保肝治疗,继续观察肝功能变化;若 1 周后肝功能继续恶化,再停用利福平,酌情停用异烟肼,待肝功能好转后依次加用利福平、吡嗪酰胺和异烟肼。

3. 无正确表达能力的患儿慎用乙胺丁醇,副作用为球后视神经炎。使用链霉素或乙胺丁醇需知情同意,注意听力和视力监测。

第三节　结核性胸膜炎

【概述】

结核性胸膜炎是结核分枝杆菌及其代谢产物进入高敏状态的胸腔引起的胸膜炎症反应,是胸膜感染性疾病中最为常见的病因,在各种不同病因的胸腔渗液中占30%~60%,在肺外结核中其发病率仅次于淋巴结核。

【临床特征】

1. 患者起病较急,常有不同程度的发热、气短及与呼吸、咳嗽有关的锐性胸痛等。

2. 结核性胸膜炎分为干性胸膜炎和渗出性胸膜炎。干性胸膜炎为胸膜的早期炎症反应,通常无明显的影像学表现;渗出性胸膜炎主要表现为胸腔积液,且胸腔积液可表现为少量或中至大量的游离积液,或存在于胸腔任何部位的局限积液,吸收缓慢者常合并胸膜增厚粘连,也可演变为胸膜结核瘤及脓胸等。X 线胸片、B 超和 / 或肺部 CT 扫描显示不同程度的胸腔积液,典型的结核性胸膜炎为少至中等量的单侧胸腔积液,积液多发生在病程的 1~2 周内。以及肺内或其他部位有与结核病相符的病灶。

3. PPD 皮肤试验可呈中度阳性或强阳性;血及胸腔积液结核特异性干扰素 γ 可呈阳性。

4. 胸腔积液为渗出性,以淋巴细胞增多为主,胸腔积液腺苷脱氨酶(ADA)> 45U/L 和 / 或结核抗体阳性。

5. 胸腔积液沉渣涂片或培养结核分枝杆菌阳性和 / 或 TB-DNA 阳性;胸腔积液 Xpert MTB/RIF 阳性。

6. 胸膜活检或胸腔镜检查提示结核性胸膜炎改变。

7. 抗结核治疗及积极抽液后结核中毒症状迅速改善,胸腔积液明显减少或吸收。

【治疗原则】

结核性胸膜炎的治疗原则同肺结核,化疗是最主要的治疗,应规范而充分,并贯彻早期、联合、规律、适量、全程原则。一般采用强化期2~3个月(4~5种药品),继续期9~10个月(2~3种药品)。因无法确定结核性胸膜炎的原因是胸膜下的结核病灶还是变态反应造成的胸腔积液,因此疗程以1年为宜。血行播散型肺结核伴胸腔积液、双侧结核性胸膜炎或多发性浆膜炎的治疗应按血行播散型肺结核处理,疗程以1年以上为宜。耐药性结核性胸膜炎按照耐药结核病的处理原则。胸穿抽液可以排出胸腔积液中的细菌及其代谢产物、炎性渗出物和致热原,可尽快清除胸腔积液,防止纤维蛋白沉积,减少胸膜粘连。早期渗出性胸膜炎伴有明显的结核中毒症状、大量胸腔积液、双侧胸腔积液或多发性浆膜炎、血行播散型肺结核伴有胸腔积液患者,可用肾上腺皮质激素减轻机体的变态反应和炎症反应,使毒性症状很快减退,胸腔积液迅速吸收。

【推荐处方】

1. 治疗方案

处方 1. 2~3HRZ(E)/9~10HR(E)。

处方 2. 2~3HRZS(E)/9~10HR(E)。

处方 3. $2\sim3S_3H_3R_3Z_3E_3/9\sim10H_3R_3Z_3E_3$。

2. 具体药物的用法　见"原发性肺结核"一节。

【注意事项】

1. 在开始化疗期间有时也会出现类似于成人肺结核治疗中出现的矛盾反应,出现胸腔积液增多。

2. 及时、有效和充分的抗结核治疗有利于缩短病程和提高治愈率、减少胸膜增厚和功能异常的后遗症。

3. 激素可促进胸腔积液吸收、减轻结核中毒症状、缩短病程,故应早期应用,但其远期疗效存在争议。泼尼松

1mg/(kg·d),儿童的最大剂量为 45mg/d,足量 2~4 周后减量,总疗程为 6~8 周。注意不宜过早停药,否则会出现反跳现象。对于已有胸膜肥厚或慢性结核性胸膜炎者则不再使用激素。

4. 儿童即使是大量胸腔积液每次抽液也不应该超过500ml。抽液中一旦患儿出现烦躁、面色苍白、出汗、血压降低等不适反应,应立即停止抽液,平卧休息,并严密监测生命体征。

5. 使用乙胺丁醇、链霉素需知情同意,注意药物副作用。

第四节　结核性心包炎

【概述】

结核性心包炎是结核分枝杆菌通过不同的途径感染侵入心包所致,属重症结核病范畴。分为渗出性和缩窄性,常继发于身体其他部位的结核病灶。

【临床特征】

1. 临床表现　发热、胸痛、咳嗽和呼吸困难。由于心脏压塞或缩窄性心包炎导致体静脉压升高而出现右上腹痛、双足踝部水肿、腹水等。体征常见心脏扩大、心音遥远、心包摩擦音、心动过速、奇脉和肝大。缩窄性心包炎时可见 Kussmaul 征、心包叩击音。

2. 超声心动图　能发现 40ml 的少量积液。大量或中量心包积液常见于前侧和后侧。当出现缩窄性心包炎时,可同时发现心包增厚和渗出。

3. 心电图　渗出性心包炎的 ST 段普遍抬高、T 波改变、QRS 波群低电压和 T 波低平,心律失常,常出现窦性心动过速;缩窄性心包炎的 QRS 波低电压、T 波低平或倒置。

4. 胸部 X 线片　除心影向两侧普遍增大外,需注意

50%~72% 的患者合并有肺结核及胸腔积液的征象。

5. 胸部 CT 可显示心包积液、增厚的心包及并发的肺内、纵隔内的结核病灶,CT 对心包钙化有诊断价值。

6. 磁共振成像(MRI) 结核性心包炎在增强后的 MRI 中有特征性改变。T1 加权图像显示增厚的心包与心肌的图像信号相同,T2 加权图像显示增厚的心包内层损伤面为低信号。心包腔内可见长线形低信号。增强后,增厚的心包壁层与脏层呈双轨样均匀增强。

7. 心包积液 为渗出液,多为草黄色,部分血性,积液中的蛋白含量高,以淋巴细胞和单核细胞为主,发病早期多形核白细胞可占多数。腺苷脱氨酶测定明显高于血清水平,部分心包积液分枝杆菌快培养有分枝杆菌生长,胸腔积液 Xpert MTB/RIF 阳性,胸腔积液 TB-DNA 阳性。

【治疗原则】

遵循抗结核治疗的基本原则,即早期、联合、规律、全程、适量。总疗程为 1.5~2 年。在怀疑有结核性心包炎时,不要等待细菌学结果,因为结核分枝杆菌的阳性检出率较低,在有支持结核依据或不能排除结核性心包炎的同时,应给予诊断性抗结核治疗,根据患者的全身情况及肝肾功能和血尿常规合理用药。对特殊体质的患者最好采取个体化治疗。诊断性抗结核治疗的时间至少 2~4 周,要进行治疗前后的效果评估。缩窄性心包炎积极抗结核治疗后应施行手术治疗,术后继续抗结核治疗 1 年。无激素慎用和禁用的情况下,可根据病情短期使用激素。早期应卧床安静休养,进易消化的饮食,少食多餐,保证出入量平衡等,对症支持治疗不可忽略。

【推荐处方】

1. 用药方案

处方 1. 2~3HRZE/15~18HRE。

处方 2. 2~3HRZSE/15~18HRE。

处方 3. $2{\sim}3S_3H_3R_3Z_3E_3/15{\sim}18H_3R_3Z_3E_3$。

2. 具体药物的用法 见"原发性肺结核"一节。

【注意事项】

1. 在诊断性抗结核治疗的同时,为防止误诊、误治,应积极继续排查引起心包疾病的其他疾患,继续寻找结核病的证据以尽快协助诊断,而不能单纯等待抗结核治疗效果的出现。否则将延误其他疾病的诊治时间。

2. 诊断性抗结核治疗期间密切观察患者的病情变化,注意抗结核药的不良反应。

3. 第 1 次抽取心包积液时不宜快,量宜少。在心包积液中至大量时,可在超声定位下选择心包积液量最多的部位穿刺抽液进行多项检查和 / 或同时采取必要的引流或注药治疗等措施。

4. 在心包积液和胸腔积液均存在时,根据积液多少,先抽哪个部位的积液要权衡利弊,原则上先抽胸腔积液,再抽心包积液。

第五节　腹腔结核

【概述】

腹腔结核是结核分枝杆菌侵犯腹腔引起的慢性特异性感染。临床常见的腹腔结核以肠结核、结核性腹膜炎、结核性肠系膜淋巴结炎多见,三者之间有密切联系,多同时存在,但临床上亦可表现为以某一脏器为主,成为单独的病型。

【临床特征】

1. 慢性腹痛、腹泻、腹胀以及腹泻与便秘交替、脐周或右下腹疼痛、可触及包块、索状物又伴有结核病中毒症状者。

2. 肺结核患者出现腹胀、隐痛、腹泻或腹泻与便秘交替等肠道症状。

3. 不完全性肠梗阻或肠梗阻、肠穿孔及类似于阑尾炎的急腹症患者。

4. X线检查早期发现肠蠕动亢进、钡剂通过加速;回盲部病变处钡剂不停留,而病变的两端则有钡剂停留 - 盲肠钡影残缺;小肠结核,当钡剂通过病变部位时可出现肠段激惹性增强、肠管痉挛,出现狭窄征象;单纯的盲肠充盈。

5. 大便、腹水结核菌培养阳性;大便、腹水病变组织活检支持结核。

【 治疗原则 】

腹腔结核的治疗同肺结核一样,强调 3~4 种药物联合应用,总疗程为 9~12 个月。若患者曾接受抗结核药治疗,疗效欠佳,可能对一线药物产生耐药性,应以痰或分泌物结核分枝杆菌培养的药敏试验结果为依据选择敏感药物治疗;当无法获得药敏试验结果时,应根据既往用药史和患者的耐受情况选择用药或加用二线药物,如环丝氨酸、卡那霉素、阿米卡星、卷曲霉素、对氨基水杨酸、乙硫异烟胺、利福喷丁、氧氟沙星、左氧氟沙星等,延长疗程至 2 年。渗出型、粘连型结核性腹膜炎可加用激素促进渗出物吸收和减轻浆膜纤维化。渗出型结核性腹膜炎可行腹腔穿刺抽液和腹腔内注药治疗。腹痛可加用阿托品和其他抗胆碱能药。必要时可行外科手术治疗。注意充分休息、合理营养、补充维生素等支持治疗。

【 推荐处方 】

1. 用药方案
处方 1. 3HRZS(E)/6~9HR(E)。
处方 2. 3HRZ(E)/6~9HR(E)。
处方 3. 12HRE。
2. 具体药物的用法 见"原发性肺结核"一节。

【注意事项】

1. 腹腔结核病患儿应予营养价值高、维生素充足及少渣的饮食,其中应多含蛋白质、维生素、钙及铁质,应禁忌食入易使胃肠道胀气的食物。

2. 肠狭窄及肠梗阻时应禁食,必要时行胃肠减压和肠外营养,注意水及电解质平衡。

3. 对于渗出性腹膜炎,加用糖皮质激素治疗可促进腹水吸收及减少粘连发生,效果良好。但合并肠结核时是禁忌证,粘连型和干酪型慎用,因为糖皮质激素不能促进粘连增殖性病变的吸收,一旦并发肠结核也可造成肠穿孔,导致急性化脓性腹膜炎的发生。同时糖皮质激素能促进干酪性病变的液化和溶解,但又能掩盖肠穿孔的症状和体征。

4. 使用异烟肼、利福平、吡嗪酰胺易致肝功能损伤,需监测肝功能。链霉素或乙胺丁醇需知情同意,注意听力和视力监测。

第六节 肾 结 核

【概述】

肾结核是全身性结核病的一部分,也可以作为一个主要的临床病型存在,是原发性肺结核最晚发生的一种肺外结核,从初始感染至临床肾结核的间隔可达 3~20 年,平均为 8 年,主要见于学龄儿童和少年。

【临床特征】

1. 可有尿频、尿急、尿痛等典型的膀胱刺激症状;可有血尿、脓尿;可有发热、盗汗;可有腰部钝痛或绞痛,有时可触及腰部肿物等。多合并肺结核。

2. 尿结核菌培养阳性。

3. 病理检查证实有结核病变。

4. 膀胱镜和 / 或 X 线尿路造影有结核病的典型表现，并结合临床表现和实验室各种检查结果作出诊断。

【治疗原则】

遵循抗结核治疗的基本原则，即早期、联合、规律、全程、适量。总疗程为 12~18 个月。对初治病例，一线药物异烟肼、利福平、吡嗪酰胺、和链霉素（乙胺丁醇）为首选。为了延缓或防止耐药性产生，目前强调 3~4 种药联合应用。治疗方案为 3HRZS（E）/9~15HRE。如果有可能，进行 24 小时尿沉渣结核分枝杆菌培养和药敏试验，选择敏感药物的疗效更理想。若为耐药性肾结核，疗程不少于 24 个月。必要时可行外科手术治疗。

【推荐处方】

1. 用药方案

处方 1. 3HRZS（E）/9~15HR（E）。

处方 2. 3HRZE/9~15HRE。

处方 3. $3H_3R_3Z_3E_3/9~15H_3R_3E_3$。

2. 具体药物的用法　见"原发性肺结核"一节。

【注意事项】

1. 小儿早期肾结核的表现多不典型，同时出现尿频、尿急、尿痛、腰痛及血尿等典型表现的不多见，而且症状可以很轻微或间断发作。实验室检查是临床诊断肾结核的重要手段，应综合分析各项结果，尿常规往往是提示诊断的第一信号。

2. 使用链霉素或乙胺丁醇需知情同意，注意听力和视力监测。

3. 对疑似肾结核的患者，还需要进行放射影像学检查，若条件允许，优选对比增强 CT；其他放射影像学检查工具包括高分辨率超声和静脉肾盂造影。一般而言，若同时存在上尿路和下尿路受累的放射影像学证据,则强烈提示结核病。60%~84% 的病例中可观察到狭窄遍布泌尿集合系统(从肾盂至输尿管膀胱连接部)。

(王曼知　陈　芳)

第十五章
寄生虫病

第一节　钩　虫　病

【概述】

钩虫病是由十二指肠钩虫和/或美洲钩虫寄生于人体肠道所引起的疾病。

【临床特征】

1. 幼虫引起的临床症状　①钩蚴性皮炎:多发生在手指、足趾间,足背和脚踝部位,局部皮肤红色小丘疹,初皮肤烧灼感和针刺感,继而出现出血点、丘疹,奇痒,后变成小水疱;②呼吸系统症状:喉痒、咳嗽、声音嘶哑、剧烈干咳和哮喘发作、痰中带血等症状。

2. 成虫引起的临床症状　①消化系统:上腹部不适或疼痛、食欲减退、腹泻、乏力、消瘦;②贫血,严重者可引起贫血性心脏病。

【治疗原则】

驱虫治疗,需要反复多次治疗才能根治。伴有贫血者补充铁剂,严重贫血者需输血治疗。

【推荐处方】

1. 钩蚴性皮炎

处方 1. 左旋咪唑涂剂,搽患处,3 次 /d,连续 2 日。

处方2. 15%噻苯达唑软膏,搽患处,3次/d,连续2日。

2. 病原治疗

处方1. 阿苯达唑,400mg,顿服,10日后再服1次。1~2岁儿童的剂量减半。

处方2. 甲苯咪唑,100mg,口服,2次/d,连用3日。

处方3. 双羟萘酸噻嘧啶,11mg/(kg·d),最大剂量为1.0g,口服,1次/d,连用3日。

处方4. 三苯双脒,5~8mg/kg,顿服1次。

【注意事项】

1. 阿苯达唑宜睡前空腹服用,以提高其吸收利用率。主要不良反应有头晕、恶心、头痛、疲乏等,停药后自行消失。甲苯咪唑的不良反应与阿苯达唑类似,症状轻微。

2. 单独用药均不能使虫卵转阴者、混合感染者需要联合治疗。

3. 切实做好粪便管理、个人防护、查治患者方可预防钩虫病的发生。

第二节 蛲虫病

【概述】

蛲虫病是由于蛲虫寄生于小肠末端、盲肠、结肠所引起的寄生虫病。

【临床特征】

1. 夜间肛门、会阴部瘙痒。

2. 消化道症状有恶心、呕吐、腹痛、腹泻、食欲减退。

3. 精神症状有失眠、夜惊、咬手指、异嗜癖。

4. 异位寄生症状有尿道炎、阴道炎、子宫内膜炎、阑尾炎、腹膜炎。

【治疗原则】

养成良好的卫生习惯,药物驱虫治疗。

【推荐处方】

1. 驱虫治疗

处方 1. 甲苯达唑,100mg,顿服 1 次。

处方 2. 阿苯达唑,200mg,顿服 1 次。

处方 3. 2 岁以上儿童:复方阿苯达唑(阿苯达唑 67mg,噻嘧啶 250mg),1 片,顿服 1 次。

处方 4. 三苯双脒,200mg,口服,1 次 /d,连服 2 日。

2. 局部治疗

处方　10% 氧化锌软膏,适量,睡前涂肛周。

【注意事项】

1. 蛲虫病易互相传播,反复感染,做好预防工作十分关键,要养成良好的卫生习惯。

2. 对感染者需进行彻底治疗,服药 2~4 周后需重复服药 1 次。

3. 对感染者治疗的同时,其家庭成员和集体机构成员也应治疗,治疗期间应充分清理环境卫生。

第三节　蛔　虫　病

【概述】

蛔虫寄生于人体小肠,儿童由于摄入感染期的蛔虫卵而被感染。虫卵在十二指肠孵化,产出的幼虫钻入小肠壁,然后经血液循环移行至心和肺,由肺沿支气管上行至口咽部被吞下回到小肠,在小肠发育为成虫。

【临床特征】

1. **蛔蚴移行症**   蛔蚴在寄生宿主体内移行时引起发热、全身不适、荨麻疹等。抵达肺后引起咳嗽、哮喘、痰中带血丝等症状,重者可有胸痛、呼吸困难和发绀。肺部 X 线检查可见迁徙性浸润性阴影,临床上称为肺蛔虫症或肺嗜酸性粒细胞浸润症。末梢血液嗜酸性粒细胞明显增多,有时患者痰中可查到蛔蚴。

2. **肠蛔虫症**   表现为食欲缺乏、畏食、偏食、腹泻、便秘、荨麻疹、流涎、磨牙、烦躁不安等。儿童多有脐周一过性疼痛,反复发作,喜按压,无压痛和肌紧张。重者出现贫血、营养不良,甚至生长发育迟缓。蛔虫量多时可在肠腔内扭结成团,阻塞肠腔而形成蛔虫性肠梗阻。蛔虫也可穿过肠壁,引起肠穿孔及腹膜炎。

3. **异位蛔虫症**   蛔虫有钻孔的习性,肠道寄生环境改变时可离开肠道进入其他带孔的脏器,引起异位蛔虫症。常见以下几种:①胆道蛔虫症,表现为右上腹剧烈阵发性绞痛,钻凿样感,患者辗转不安、出冷汗、面色苍白、恶心、呕吐,可吐出胆汁或蛔虫。发作间期无疼痛或仅感轻微疼痛。若蛔虫钻入肝脏可引起蛔虫性肝脓肿。②胰管蛔虫症,多并发于胆道蛔虫症,临床征象似急性胰腺炎。③阑尾蛔虫症,多见于幼儿,因小儿阑尾根部的口径较宽,易为蛔虫钻入。

4. **蛔虫性脑病**   蛔虫分泌的毒素可作用于神经系统,产生一系列脑部症状,表现为头痛、失眠、智力发育障碍,甚至出现惊厥、脑膜刺激征、昏迷等。

【治疗原则】

以驱虫治疗为主,镇静、解痉、止痛等对症处理以及防治感染。

【推荐处方】

1. 驱虫治疗

处方 1. 阿苯达唑,400mg,睡前顿服。2 岁以内慎用。

处方 2. 甲苯咪唑,200mg,顿服 1 次;或 100mg,2 次 /d,连用 3 日。

处方 3. 噻嘧啶,5~10mg/kg,睡前顿服,连服 2 日。

处方 4. 枸橼酸哌嗪,75mg/kg,最大剂量 ≤ 1.5g,2 次 /d,连用 2 日。

处方 5. 年龄 ≥ 4 岁者可用三苯双脒,200mg,顿服。

2. 胆道蛔虫的治疗

处方 (1)乌梅丸,4.5~9g,3 次 /d。

(2)维生素 K_3,4~8mg,肌内注射,3 次 /d。

(3)食醋,100~200g,顿服。

(4)10% 硫酸镁,5~10ml,口服,3 次 /d。

(5)哌替啶,1~2mg/kg,肌内注射。

(6)阿托品,0.01mg/kg,肌内注射。

【注意事项】

1. 如果同时存在其他肠道蠕虫感染,则应先驱蛔虫以防成虫异位移行。

2. 先缓解腹痛后驱虫治疗;内科治疗无效,可做手术或内镜处理。蛔虫性阑尾炎或腹膜炎一旦确诊,应及早手术。

3. 控制传染源,对蛔虫感染者进行驱虫治疗。加强粪便管理,养成良好的卫生习惯。

第四节 鞭 虫 病

【概述】

鞭虫病是由蓝氏贾第鞭毛虫引起的肠道寄生虫病,主要表现为腹泻与吸收不良,偶可侵犯胆道系统造成炎症性病变。

【临床特征】

急性期表现为恶心、畏食、上腹部不适,随后出现腹泻、便血、里急后重等,严重者消瘦、贫血与营养不良。如寄生于胆囊,则引起胆绞痛和黄疸。

【治疗原则】

清除鞭虫,对症治疗。

【推荐处方】

处方 1. 替硝唑,50~75mg/kg,口服,1 次 /d,连用 5 日。
处方 2. 甲硝唑,5~7.5mg/kg,口服,3 次 /d,连用 5 日。
处方 3. 阿苯达唑,400mg,睡前顿服。2 岁以内慎用。
处方 4. 甲苯咪唑,100mg,口服,2 次 /d,连用 3 日。

【注意事项】

加强粪便管理,注意个人卫生及饮食卫生。

第五节　丝虫病

【概述】

丝虫病是指丝虫寄生于淋巴组织、皮下组织或浆膜腔所致的寄生虫病。在我国有 2 种:马来丝虫和班式丝虫。

【临床特征】

1. 急性丝虫病

(1)急性皮肤 - 淋巴管 - 淋巴结炎:表现为发热、局部淋巴结肿痛,随之出现特征性的逆行性淋巴管炎。当炎症波及皮肤浅表微细淋巴管时,局部皮肤出现弥漫性红肿、表面光亮、有压痛及灼热感,为丹毒样皮炎。

(2)精索炎、附睾炎或睾丸炎:班氏丝虫寄生于阴囊内淋巴管中,引起精索炎、附睾炎或睾丸炎。

(3)丝虫热:表现为周期性寒战、高热,持续 2 天~1 周消退。部分患者仅低热无寒战,在屡次发作后局部症状才渐渐显露。

2. 慢性丝虫病　慢性期由于阻塞部位不同,临床表现也因之而异。包括淋巴水肿和象皮肿、睾丸鞘膜积液、乳糜尿等。

3. 隐性丝虫病　临床表现为夜间发作性哮喘或咳嗽,伴疲乏和低热。

【治疗原则】

杀灭微丝蚴,对症处理。

【推荐处方】

1. 马来丝虫

处方 1. 乙胺嗪,1~2mg/kg,餐后口服,3 次 /d,连用 6~12 日。

处方 2. 伊维菌素,100μg/kg,顿服 1 次。

处方 3. 呋喃嘧酮,5mg/kg,口服,3 次 /d,连用 6 日。

2. 班氏丝虫

处方 1. 乙胺嗪,2mg/kg,餐后口服,3 次 /d,连用 12 日。

处方 2. 伊维菌素,100μg/kg,顿服 1 次。

处方 3. 呋喃嘧酮,5mg/kg,口服,3 次 /d,连用 7 日。

【注意事项】

1. 对疫区实施普查普治,疫区人群可服用乙胺嗪药盐防止传染。

2. 对慢性丝虫病除杀虫治疗外,还需结合中医和外科手术治疗。

第六节　绦 虫 病

一、带绦虫病与囊尾蚴病

【概述】

带绦虫病是指由感染带绦虫所引起的疾病。带绦虫共3种，即牛带绦虫、猪带绦虫和亚洲绦虫。囊尾蚴病是由猪带绦虫的幼虫引起的，俗称囊虫病。

【临床特征】

1. 带绦虫病　无明显的临床症状，可引起腹部隐隐作痛、腹胀不适、消化不良、恶心、呕吐、腹泻、肛门瘙痒等症状，常在内裤、被褥或粪便中发现白色节片。偶有猪带绦虫寄生于体内的其他组织。

2. 囊尾蚴病　急性期表现为发热，为持续热或弛张热，可持续1个月左右。根据寄生部位不同有不同表现，如寄生于皮下肌肉组织可有全身肌肉酸痛、乏力、发胀、麻木；寄生于脑部可引起颅内压增高、癫痫、精神症状等；寄生于眼部可引起视力障碍、视网膜炎、脉络膜炎或化脓性全眼球炎，甚至失明等。

【治疗原则】

成虫引起的疾病需驱虫治疗，囊尾蚴病可手术摘除。特殊部位的仅能对症治疗。

【推荐处方】

处方1. 甲苯咪唑，100mg，口服，2次/d，连用3日。

处方2. 阿苯达唑，400mg，口服，1次/d，连服3日。2岁以内慎用。

处方3. 吡喹酮，5~10mg/kg，顿服1次。

处方 4. 氯硝柳胺,体重 ≥ 10kg 者 1g,体重 < 10kg 者 0.5g,口服,间隔 1 小时,再服 1 次,共 2 次。

【注意事项】

1. 避免食用未煮熟的猪肉、野猪肉和牛肉;勿用新鲜的人粪施肥,加强猪、牛管理,防止牲畜受绦虫感染;注意个人卫生。

2. 治疗猪肉绦虫病时应先服止吐药,以免虫卵反流入胃进入小肠,孵化成为六钩蚴,进入肠壁血管,随血液分布至全身,发育为囊虫,形成皮下和肌肉囊虫病、脑囊虫病、眼囊虫病等。

3. 驱虫后均应留取 24 小时全部粪便,淘洗检查头节以确定疗效。查得头节表明治疗成功;未查得头节并不表示驱虫失败,因头节不一定在治疗的当天排出,也可能驱虫药使虫节破坏或变形而难于辨认。

4. 治疗后观察 3 个月,对又排节片或虫卵者则应复治。

二、棘球蚴病

【概述】

细粒棘球绦虫的成虫寄生于犬科食肉动物,幼虫寄生于人和多种食草类家畜及其他动物,细粒棘球绦虫所引起的一种严重的人畜共患病称棘球蚴病或包虫病。

【临床特征】

1. 局部压迫和刺激症状　受累部位有轻微疼痛和坠胀感。如累及肝脏可引起肝区疼痛,压迫胆道可引起阻塞性黄疸、胆囊炎等;在肺部可引起气促、咳嗽、胸痛;在颅内可引起头痛、呕吐、抽搐等神经系统症状。

2. 毒性和超敏反应　胃肠道紊乱症状和荨麻疹、哮喘、嗜酸性粒细胞增多症等。

3. 并发症　棘球蚴囊破裂可造成继发性棘球蚴感染。

【治疗原则】

首选外科手术,对早期小棘球蚴给予杀虫治疗。

【推荐处方】

处方 1. 阿苯达唑,400mg, 口服,1 次 /d,连用 3 日。2 岁以内慎用。

处方 2. 甲苯咪唑,100mg,口服,3 次 /d,连用 3 日。

处方 3. 吡喹酮,5~10mg/kg,顿服。

【注意事项】

1. 在生产和生活中加强个人防护,避免感染。

2. 定期为家犬驱虫,以减少传染源。

三、曼氏迭宫绦虫病

【概述】

曼氏迭宫绦虫病是指由曼氏迭宫绦虫的成虫或幼虫寄生于人体所引起的疾病。

【临床特征】

1. 成虫寄生于人体仅引起轻微腹痛、恶心、呕吐等消化道症状。

2. 裂头蚴寄生于人体可导致眼、皮下、口腔、脑和内脏裂头蚴病,其主要是在寄生部位形成嗜酸性肉芽肿囊包,致使局部肿胀,甚至发生脓肿,并产生相应表现。

【治疗原则】

手术或封闭治疗。

【推荐处方】

处方 1. 吡喹酮,25mg/kg,3 次 /d,连用 2 日。

处方 2. 40% 乙醇 +2% 普鲁卡因, 2~4ml, 局部注射, 1 次 /5~10d, 共 4 次。

【注意事项】

1. 不饮生水, 不食用未煮熟的蛙肉、蛇肉或猪肉, 不用蛙肉、蛇肉贴敷治病。

2. 手术切除时需要检查其头节是否完整。

第七节 血吸虫病

【概述】

血吸虫病是由裂体吸虫寄生于人体的静脉血管内而引起的一种寄生虫病。

【临床特征】

1. **急性血吸虫病** ①发热; ②胃肠道症状: 表现为腹痛、腹泻、黏液血便; ③面色苍白、乏力、肌肉酸痛、荨麻疹及肝脾大; ④肺部症状: 咳嗽, 可有胸痛、血痰等症状。

2. **慢性血吸虫病** ①无症状者: 主要表现为隐匿性间质性肝炎, 仅有轻度的肝或脾大, 肝功能正常; ②有症状者: 主要为慢性血吸虫肉芽肿性肝炎和结肠炎, 有间歇性腹痛、腹泻和以黏液血便为主, 有肝大、脾轻度肿大、贫血、嗜酸性粒细胞增高。

3. **晚期血吸虫病** 极度消瘦, 肝脾明显增大, 腹水, 门静脉高压以及食管、腹壁、胃底静脉曲张; 严重者可并发上消化道出血、肝性脑病及结肠息肉癌变。

4. **异位血吸虫病** ①肺型血吸虫病: 表现为咳嗽, 吐白色泡沫痰, 偶有血丝。肺部 X 线呈片状、绒毛斑点状和粟粒型病变。②脑型血吸虫病: 表现为头痛、嗜睡、意识障碍、痉挛、偏瘫及视物模糊等, 脑脊液细胞计数可增高。

【治疗原则】

杀灭吸虫,对症支持治疗。

【推荐处方】

1. 急性血吸虫病

处方1. 吡喹酮,35mg/(kg·d),口服,3 次 /d,连用 2 日;后以吡喹酮,17.5mg/(kg·d),口服,3 次 /d,连用 4 日。6 日总剂量为 140mg/kg。

处方2. 吡喹酮,10mg/kg,口服,3 次 /d,连服 4 日。

2. 慢性血吸虫病

处方1. 吡喹酮,体重 ≥ 30kg 者 15mg/kg,体重 < 30kg 者 17.5mg/kg,口服,2 次 /d,连用 2 日。

处方2. 吡喹酮,10mg/kg,口服,3 次 /d,连用 2 日。

处方3. 感染严重者:吡喹酮,15mg/kg,口服,3 次 /d,连用 2 日。

3. 晚期血吸虫病

处方1. 吡喹酮,10~15mg/kg,口服,2 次 /d,连用 2 日。

处方2. 吡喹酮,7~10mg/kg,口服,3 次 /d,连用 2 日。

处方3. 感染严重者:吡喹酮,7.5mg/kg,口服,2 次 /d,连用 6 日。

【注意事项】

1. 避免接触疫水;如接触疫水,要及时进行必要的检查和早期治疗。

2. 因生产、生活不可避免地接触疫水者,可在接触疫水前涂抹防护油膏,预防血吸虫感染。

3. 对持续高热患者,可用肾上腺糖皮质激素或解热镇痛药降温。

4. 对慢性和晚期患者需给营养支持、外科手术治疗。

(伍志翔)

第八节　肺吸虫病

【概述】

肺吸虫病(又称并殖吸虫病、并殖病)是一种人畜共患的自然疫源性寄生虫病。在我国主要有2种类型:以卫氏并殖吸虫为代表的人畜共患型和以斯氏狸殖吸虫为代表的兽主人次型。

【临床特征】

临床上按器官损害主要分为6种类型,各型的主要临床特征如下:

1. 胸肺型　咳嗽、胸痛、咳出果酱样或铁锈色血痰等。
2. 腹型　腹痛、腹泻、大便带血等。
3. 皮下包块型　以游走性皮下包块为主要表现。
4. 脑脊髓型　常表现为阵发性剧烈头痛、癫症发作、癫痫、瘫痪,也可表现为颅内占位性病变、脑膜炎、视神经受损、蛛网膜下腔出血等症状。
5. 亚临床型　没有明显的器官损害,但皮试及血清免疫学检测阳性。
6. 其他型　几乎人体的所有器官都有可能受损,除以上5型外的其他类型归为其他型,表现多种多样。

【治疗原则】

驱虫治疗;不生食或半生食溪蟹、蝲蛄及其制品,不生饮疫区水。

【推荐处方】

处方 1. 吡喹酮,75mg/(kg·d),口服,3 次/d,连续服用 2~3 天。总剂量 150~225mg/kg。

处方 2. 硫氯酚,50~60mg/(kg·d),口服,3 次/d,连续

服用 10~15 天或者隔日服用 20~30 天。

【注意事项】

对于脑脊髓型或者较重型肺吸虫病,可能需要 2 个或者更多个疗程。

第九节　姜片虫病

【概述】

姜片虫病是由布氏姜片虫寄生于人体小肠内所引起的肠道寄生虫病。

【临床特征】

主要表现为上腹部或右季肋下隐痛,间常有消化不良性腹泻,上腹部肠鸣音亢进,精神萎靡,倦怠无力,颜面水肿、苍白等症状。同时可有不同程度的发育障碍、智力减退等。

【治疗原则】

驱虫治疗;不生吃未经刷洗过或沸水烫过的菱角、荸荠等水生植物,不饮用河塘内的生水。

【推荐处方】

处方 1. 吡喹酮片,5mg/(kg·d),口服,顿服。

处方 2. 硫氯酚,50mg/(kg·d),口服,晚间顿服。

处方 3. 呋喃丙胺,50mg/(kg·d),口服,3 次 /d,连续服用 2 天。

【注意事项】

对于重症患者应先积极进行支持治疗,待营养状态好转后再行驱虫治疗。

第十节　疟　疾

【概述】

疟疾是由疟原虫寄生于人体、经按蚊传播的寄生虫病。包括间日疟、恶性疟、三日疟和卵形疟4种，在我国主要是间日疟和恶性疟。

【临床特征】

典型的临床表现分为潜伏期、前驱期、发作期和间歇期4期。

1. 潜伏期　无症状。

2. 前驱期　有疲乏、头疼、畏食、畏寒、低热等症状。

3. 发作期　为周期性寒战、发热和出汗3个连续的阶段。

4. 间歇期　为前后2次发作的间隔期，可无症状。

【治疗原则】

抗疟药治疗；蚊媒防治；预防服药和疫苗预防。

【推荐处方】

1. 间日疟和卵形疟的治疗

处方1.(1)磷酸氯喹：首日 10mg/(kg·d)，最大不超过 600mg，口服，1 次 /d；第 2~3 日 5mg/(kg·d)，口服，1 次 /d。

(2)磷酸伯氨喹：0.375mg/(kg·d)，口服，1 次 /d，连服 8 日。

处方2.(1)磷酸哌喹：首日 10mg/(kg·d)，最大不超过 600mg，顿服或分 2 次口服；第 2~3 日 5mg/(kg·d)，口服，1 次 /d。

(2)磷酸伯氨喹：0.375mg/(kg·d)，口服，1 次 /d，连服 8 日。

2. 三日疟的治疗

处方 1. 磷酸氯喹：首日 10mg/(kg·d)，最大不超过 600mg，顿服或分 2 次口服；第 2~3 日 5mg/(kg·d)，口服，1 次/d。

处方 2. 磷酸哌喹：首日 10mg/(kg·d)，最大不超过 600mg，顿服或分 2 次口服；第 2~3 日 5mg/(kg·d)，口服，1 次/d。

3. 恶性疟的治疗

处方 1. 双氢青蒿素磷酸哌喹（40mg:320mg）：1~6 岁酌减，7~10 岁 360mg，11~15 岁 540mg，口服，分别于 0、8、24 和 32 小时服用。

处方 2. 青蒿琥酯阿莫地喹（100mg:270mg）：2~11 月 92.5mg，1~5 岁 185mg，6~13 岁 370mg，口服，1 次/日，连服 3 日。

4. 重症疟疾的治疗

处方 1. 0.9% 氯化钠注射液　8ml ｜ 缓慢静脉推注
　　　　青蒿琥酯　1.5mg/kg

分别于 0、12、24h 分别静脉推注 1 次，其后每日静脉推注一次，连续 7 日。

处方 2. 蒿甲醚注射液：首剂 3.2mg/kg，其后 1.6mg/kg，肌肉注射，1 次/d，连续 7 日。

处方 3. 5% 葡萄糖注射液　500ml ｜ 静脉滴注，1 次/d，
　　　　咯萘啶　3.2mg/kg ｜ 连续 3 日。

【注意事项】

1. 氯喹、伯氨喹及咯萘啶的剂量均以基质计。

2. 使用注射用青蒿琥酯进行静脉注射时，需将 5% 碳酸氢钠 1ml 注入青蒿琥酯粉针中，反复振摇 2~3 分钟，待溶解澄清后，再注入 5ml 等渗葡萄糖注射液或 0.9% 氯化钠注射液，混匀后缓慢静脉注射使用。

3. 1 岁以下婴儿、有溶血史或家族史者禁用伯氨喹。

第十一节　弓形虫病

【概述】

弓形虫可寄生于人体内除外红细胞的所有有核细胞中，从而引起弓形虫病，尤其在宿主免疫功能低下时，可致严重后果，是一种重要的机会致病性原虫。

【临床特征】

1. 先天性弓形虫病　典型表现为脑积水、大脑钙化灶、视网络脉络膜炎、精神和运动障碍。

2. 获得性弓形虫病　常累及脑、眼和淋巴结，分别表现为脑炎、脑膜脑炎、癫痫和精神异常；视网膜脉络膜炎；淋巴结肿大等。

【治疗原则】

先天性弓形虫病必须治疗，获得性弓形虫病患儿凡有症状者必须治疗。最好联合用药，病情需要时可加用免疫增强剂。治疗眼弓形虫病应同时加用肾上腺皮质激素。

【推荐处方】

处方 1.（1）磺胺嘧啶，50~75mg/（kg·d），口服，4 次 /d，连用 1 个月。

（2）碳酸氢钠，50~75mg/（kg·d），口服，3 次 /d，连用 1 个月。

（3）乙胺嘧啶，1mg/（kg·d），口服，2 次 /d，连用 1 个月。

处方 2.复方磺胺甲噁唑，2岁以下 0.25 片，2~5 岁 0.5 片，6~12 岁 1 片，12 岁以上 2 片，口服，2 次 /d，疗程为 1 个月。

处方 3.螺旋霉素，50~100mg/（kg·d），口服，4 次 /d，疗程为 1 个月。

【注意事项】

免疫功能正常的急性感染患者的疗程为 1 个月,免疫功能减损者的疗程适当延长,伴艾滋病的患者应给予维持剂量长期服用。

第十二节　阿米巴病

一、急性阿米巴痢疾

【概述】

急性阿米巴痢疾是由溶组织内阿米巴所致的急性肠道传染病。

【临床特征】

临床主要表现为发热、腹痛、腹泻、果酱样黏液血便、右下腹压痛,全身症状不重。根据病情轻重,可分为以下两型:

1. 普通型　起病缓慢,间歇性腹痛,右下腹可有压痛,腹泻,黏液血便,典型呈果酱样。

2. 重型　起病急,高热伴明显的中毒症状,剧烈腹痛、腹泻,大便每日数十次,呈水样或血水样便,奇臭,可有脱水、电解质紊乱、休克表现。

【治疗原则】

治愈肠内外的侵入性病变,清除肠腔内的包囊。

【推荐处方】

处方 1. 甲硝唑,30~35mg/(kg·d),口服,3 次/d,连用 7 日。

处方 2. 替硝唑,50mg/(kg·d),饭后口服,1 次/d,连

用 3 日。

处 方 3. 二 氯 尼 特,1 个 月 ~12 岁 6.6mg/(kg·d),12~18 岁 500mg,口服,3 次 /d,连用 10 日。

【注意事项】

1. 甲硝唑是治疗急性阿米巴痢疾的首选用药。

2. 对于重度阿米巴痢疾,二氯尼特常与其他药物如甲硝唑联合用药。对于并发细菌感染者,尤其是重型患者除抗阿米巴治疗外,应同时使用抗生素。

二、慢性阿米巴痢疾

【概述】

慢性阿米巴痢疾是急性阿米巴痢疾的持续,病程超过2 个月,症状持续存在或反复发作。

【临床特征】

长期间歇性腹泻、腹痛、胃肠胀气和体重下降。

【治疗原则】

治愈肠内外的侵入性病变,清除肠腔内的包囊。

【推荐处方】

处 方 1. 甲硝唑:

肠阿米巴病:30~35mg/(kg·d),口服,3 次 /d,连用 7 日。

肠外阿米巴病:40~45mg/(kg·d),口服,3 次 /d,连用10 日。

处 方 2. 双碘喹啉,5~10mg,口服,3 次 /d,连用 14~21 日。

处 方 3. 二 氯 尼 特,2~12 岁 6.6mg/(kg·d),12~18 岁500mg,口服,3 次 /d,连用 10 日。

【注意事项】

1. 甲硝唑是治疗慢性阿米巴痢疾的首选用药。

2. 卤化喹啉类药物主要用于治疗慢性阿米巴痢疾及无症状的排包囊者,但与甲硝唑合用亦可治疗急性阿米巴痢疾。

第十三节　滴　虫　病

【概述】

滴虫病是由阴道毛滴虫、人毛滴虫及口腔毛滴虫分别寄生于人体泌尿生殖道、肠道及口腔内引起的疾病的总称。

【临床特征】

1. 阴道毛滴虫病　婴儿主要表现为呼吸道及眼结膜的炎症性病变;女童可表现为阴道白带增多、外阴瘙痒或烧灼感,多数病例可累及尿路,表现为尿频、尿急、尿痛等症状;男童常无明显的临床表现。

2. 人毛滴虫病　可能导致腹泻。

3. 口腔毛滴虫病　可能导致牙周炎、牙龈炎、龋齿等口腔疾患。

【治疗原则】

杀虫治疗。

【推荐处方】

处方 1. 甲硝唑,20~25mg/(kg·d),口服,3 次 /d,连用 10 日。

处方 2. 1∶5 000 高锰酸钾溶液,500ml,外用局部冲洗,2 次 /d,连用 1 周。

【注意事项】

滴虫病可以通过间接方式获得感染,故在治疗的同时应注意个人及家人卫生。

（陈　佳）

第十六章

皮肤疾病

第一节　婴儿湿疹

【概述】

婴儿湿疹是发生在婴儿的一种瘙痒性、复发性伴有渗出倾向的皮肤病。目前认为婴儿湿疹就是婴儿特应性皮炎。

【临床特征】

1. 皮疹呈多形性，可有红斑、丘疹、丘疱疹、水疱、斑块、糜烂及渗出。

2. 往往首发于面部，逐渐发展至颈部、躯干和四肢，多对称分布。

3. 自觉剧烈瘙痒。

4. 易复发。

5. 严重的婴儿湿疹可合并食物过敏和/或细菌感染。

【治疗原则】

采用分级综合治疗，急性期控制症状，长期维持治疗。轻至中度婴儿湿疹仅需要局部外用药物治疗，中至重度患者联用外用药物和全身治疗。

急性期无水疱、糜烂及渗出时可外用乳膏或洗剂；大量渗出时应选择冷湿敷，如3%硼酸溶液；有糜烂但渗出不多时可用糊剂。亚急性期皮损可外用糊剂、乳膏。为防止和控制继发感染,可外用抗生素。慢性期皮损外用软膏或乳膏等。糖皮质激素是外用治疗湿疹的一线药物,可连续使用 6 周,先采用中、强效激素外用以控制皮疹和症状,病情改善后可减少用药次数或换用弱效激素外用。

【推荐处方】

1. 婴儿湿疹

处方 1.(1)丁酸氢化可的松乳膏,适量,外用于皮疹处,2 次 /d。

(2)维儿康洗液,适量,1∶100 外洗皮疹处,1 次 /d。

(3)多磺酸黏多糖乳膏,适量,外用于皮疹处,2 次 /d。

处方 2.(1)地奈德乳膏,适量,外用于其他皮疹处,2 次 /d。

(2)丁苯羟酸乳膏,适量,外用于皮疹处,2 次 /d。

处方 3. 糠酸莫米松乳膏,适量,外用于皮疹处,1 次 /d。

2. 重度婴儿湿疹

处方 1.(1)西替利嗪口服液,年龄 ≥ 6 个月者 2.5ml,口服,2 次 /d。

(2)维儿康洗液,适量,1∶100 外洗皮疹处,1 次 /d。

(3)莫匹罗星软膏,适量,外用于糜烂处,2 次 /d。

(4)糠酸莫米松乳膏,适量,外用于皮疹处,1 次 /d。

处方 2.(1)氯雷他定糖浆,1~2 岁 2.5ml,2~12 岁体重＜30kg 者 5ml、体重 ≥ 30kg 者 10ml,12 岁以上者 10ml,口服,1 次 /d。

(2)3% 硼酸溶液,冷湿敷渗出性皮疹,2 次 /d。

(3)氧化锌糊剂,适量,外用于糜烂和少量渗出性皮疹,2 次 /d。

(4)地奈德乳膏,适量,外用于其他皮疹处,2 次 /d。

【注意事项】

1. 糖皮质激素局部长期使用可引起多毛症、痤疮样皮疹、口周炎、继发感染以及皮肤萎缩等。

2. 婴儿湿疹患者存在皮肤屏障功能损伤,以保湿润肤为基础治疗,坚持每天外用保湿润肤剂 2 次以上。

3. 中至重度婴儿湿疹患者多存在食物过敏,应注意排查。明确有食物过敏时应避免过敏食物。

4. 许多因素影响婴儿湿疹,应注意皮肤护理和环境因素。如衣物应略薄、纯棉质地、宽松柔软,居室环境应凉爽、通风和清洁,勤换衣物和床单,洗浴水温以 32~38℃为宜。

第二节　脂溢性皮炎

【概述】

脂溢性皮炎系发生于头面及胸背等皮脂溢出部位的一种慢性炎症性皮肤病,若出现湿疹样改变又称脂溢性湿疹。

【临床特征】

1. 典型皮损为暗红色或黄红色斑,表面有油腻鳞屑或痂,初起为毛囊性丘疹,可出现渗出、结痂和糜烂而呈现湿疹样改变,可伴瘙痒。

2. 头皮损害有鳞屑型和结痂型两型。前者为红斑或毛囊性丘疹伴糠秕状脱屑,后者头皮厚积片状、黏着性油腻黄色或棕色痂,痂下炎症明显。

3. 好发于皮脂溢出部位,如头面部、胸背部。

【治疗原则】

主要是外用药物治疗,治疗原则为去脂、消炎、杀菌和止痒。内服药物主要是补充 B 族维生素和锌剂。

【推荐处方】

处方 1.(1)曲安奈德益康唑软膏,适量,外用于皮疹处,2 次 /d。

(2)酮康唑洗剂,适量,外洗皮疹处,2 次 /w。

处方 2.(1)丙酸氟替卡松乳膏,适量,外用于皮疹处,2 次 /d。

(2)酮康唑洗剂,适量,外洗皮疹处,2 次 /w。

(3)硫酸锌糖浆,1~10 岁 20ml/d,10 岁以上 30ml/d,分 2 次口服。

处方 3.(1)丁酸氢化可的松乳膏,适量,外用于皮疹处,2 次 /d。

(2)硫软膏,适量,外用于皮疹处,2 次 /d。

(3)肤疾洗剂,适量,1∶150 外洗皮疹处,1 次 /d。

【注意事项】

1. 如果结痂明显,可先用油剂外用几次后清洗,然后外用上述药物。

2. 发生于婴儿的脂溢性皮炎其预后较好,治疗后不易复发。

3. 酮康唑洗剂和二硫化硒洗剂不宜用于幼儿,可选用肤疾洗剂。

第三节　单纯疱疹和带状疱疹

【概述】

单纯疱疹和带状疱疹都是疱疹病毒引起的水疱性皮肤疾病,单纯疱疹由单纯疱疹病毒引起,带状疱疹由水痘带状疱疹病毒引起。水痘带状疱疹病毒原发感染表现为水痘,而带状疱疹是由长期潜伏在脊髓后根神经节或脑神经节内的水痘带状疱疹病毒经再激活引起的感染性皮肤病。

【临床特征】

1. 单纯疱疹

(1)群集的水疱,基底红斑。

(2)好发于皮肤黏膜交界处,如唇部、生殖器。

(3)儿童复发性单纯疱疹常发生于面部,反复出现,愈合后可留下瘢痕。

(4)新生儿单纯疱疹的水疱弥漫分布,可泛发全身,常有发热等全身症状。

2. 带状疱疹

(1)簇状分布的疼痛性水疱,基底红斑。

(2)沿感觉神经节段呈带状分布;好发部位为肋间神经、颈神经、三叉神经及腰骶部神经支配的皮肤区域。

(3)剧烈神经痛,往往疼痛早于皮疹,可伴瘙痒、麻木、触痛和感觉过敏。

(4)儿童带状疱疹少见,多见于免疫功能低下者。

【治疗原则】

单纯疱疹的治疗原则为抗病毒、消炎;带状疱疹的治疗原则为抗病毒、止痛、消炎、防止并发症。

【推荐处方】

1. 单纯疱疹

处方 1.(1)喷昔洛韦软膏,适量,外用于皮疹处,2 次/d。

(2)炉甘石洗剂,适量,外用于皮疹处,2 次/d。

(3)莫匹罗星软膏,适量,外用于疱疹破裂处,2 次/d。

处方 2.(1)阿昔洛韦软膏,适量,外用于皮疹处,2 次/d。

(2)炉甘石洗剂,适量,外用于皮疹处,2 次/d。

(3)夫西地酸软膏,适量,外用于疱疹破裂处,2 次/d。

处方 3.(1)干扰素 α 喷剂,适量,外用于皮疹处,4 次/d。

(2)炉甘石洗剂,适量,外用于皮疹处,2 次/d。

(3)莫匹罗星软膏,适量,外用于疱疹破裂处,2 次/d。

2. 带状疱疹

处方 1.(1)阿昔洛韦,20mg/(kg·d),口服,4 次/d。

(2)喷昔洛韦软膏,适量,外用于皮疹处。

(3)莫匹罗星软膏,适量,外用于疱疹破裂处,2 次/d。

处方 2.(1)泛昔洛韦,体重 ≤ 40kg 者 12.5mg/kg,体重 ≥ 40kg 者 250~500mg,口服,1 次 /8h。

(2)夫西地酸软膏,适量,外用于疱疹破裂处,2 次 /d。

处方 3.(1)阿昔洛韦,20mg/(kg·d),口服,4 次 /d。

(2)炉甘石洗剂,适量,外用于皮疹处,2 次 /d。

(3)复方多黏菌素 B 软膏,适量,外用于疱疹破裂处,2 次 /d。

【注意事项】

1. 为了有效控制病毒复制和加速带状疱疹皮疹愈合,抗病毒治疗应尽早开始,皮疹出现 72 小时内建议系统应用抗病毒药。儿童宜选用阿昔洛韦,疗程为 7 天。对于严重患者可选择静脉给药。

2. 糖皮质激素禁用于单纯疱疹或带状疱疹皮疹。

3. 用钙离子通道调节剂如加巴喷丁、普瑞巴林治疗神经痛,一般用于 12 岁以上的儿童或成人。

第四节　荨　麻　疹

【概述】

荨麻疹俗称风疹块,是由于皮肤、黏膜小血管扩张及渗透性增加而出现的一种局限性水肿反应,可以是系统性疾病在皮肤的表现。

【临床特征】

1. 皮疹单一,为大小不等的风团,持续数分钟至数小时(不超过 24 小时)后自然消退,不留痕迹。可伴血管性水肿。

2. 瘙痒,严重者可出现消化道和呼吸道症状如腹痛、呕吐、气促、呼吸困难。

3. 病程超过 6 周的荨麻疹为慢性荨麻疹。

【治疗原则】

荨麻疹的治疗原则是发现和清除潜在病因和 / 或诱发因素,缓解症状;首选第二代非镇静或低镇静抗组胺药,治疗有效后逐渐减量,慢性荨麻疹的疗程 ≥ 1 个月,必要时延长至 3~6 个月或更长。对抗组胺药常规剂量使用 1~2 周不能控制症状者可选择联合用药,或在患者或家长知情同意下增加 2 倍的剂量。

【推荐处方】

处方 1.(1)西替利嗪口服液,6 个月 ~2 岁 2.5ml,口服,2 次 /d;2~6 岁 5ml, ≥ 6 岁 10ml,口服,1 次 /d。

或西替利嗪滴剂,1~2 岁 0.25ml,口服,2 次 /d;2~6 岁 0.5ml, ≥ 6 岁 1ml,口服,1 次 /d。

(2)炉甘石洗剂,外用于皮疹处,3 次 /d。

处方 2.(1)氯雷他定糖浆,1~2 岁 2.5ml,2~6 岁 5ml, ≥ 6 岁 10ml,口服,1 次 /d。

(2)炉甘石洗剂,外用于皮疹处,3 次 /d。

处方 3.(1)左西替利嗪口服液,2~6 岁 5ml, ≥ 6 岁 10ml,口服,1 次 /d。

(2)地氯雷他定,1~6 岁 1.25mg, ≥ 6 岁 2.5mg,口服,1 次 /d。

(3)炉甘石洗剂,外用于皮疹处,3 次 /d。

【注意事项】

1. 部分荨麻疹是诱导性荨麻疹,应注意寻找诱发因素,并避免之。

2. 儿童荨麻疹尤其是急性荨麻疹,多与感染或食物过敏有关,治疗前要注意排查。

第五节　尿布皮炎

【概述】

尿布皮炎又称尿布疹,是由于潮湿的尿布黏污了大小便及未洗尽的肥皂,刺激和摩擦后引起尿布区域的皮炎。

【临床特征】

1. 皮疹限于尿布遮盖的部位,如臀部、大腿内侧、外阴、下腹部。

2. 皮疹特点为以红斑、丘疹为主的多形性皮疹,可有脓疱、糜烂、渗液,甚至溃疡。

3. 后期容易合并念珠菌感染。

【治疗原则】

治疗的关键在于预防保持尿布部位的清洁干燥,要勤换尿布,选用棉质柔软透气的尿布。轻度尿布皮炎经加强皮肤护理能迅速缓解,而中至重度尿布皮炎需要加用外用药物治疗。

【推荐处方】

处方1.(1)5% 鞣酸软膏,适量,外用于皮疹处,2 次 /d。
(2)丁酸氢化可的松乳膏,适量,外用于皮疹处,2 次 /d。
(3)维儿康洗液,适量,1:100 外洗皮疹处,1 次 /d。
处方2.(1)丁苯羟酸乳膏适量,外用于皮疹处,2 次 /d。
(2)紫草油,适量,外用于其他皮疹处,2 次 /d。
处方3.(1)地奈德乳膏,适量,外用于其他皮疹处,2 次 /d。
(2)5% 鞣酸软膏,适量,外用于皮疹处,2 次 /d。

【注意事项】

1. 尿布皮炎易合并真菌感染,必要时外用含抗真菌药的复合制剂如复方益康唑软膏。

2. 平时尿布部位可外用 5% 鞣酸软膏来预防尿布皮炎。

3. 如合并感染,加用莫匹罗星软膏外用。

4. 避免采用强效或含氟的激素外用。

（汤建萍）

第六节　白　痱

【概述】

由于外界气温升高、湿度大,或者小婴儿包裹过度,导致热量、湿气散发障碍,引起皮肤排汗不畅而出现的较密集的透明小水疱。

【临床特征】

1. 皮损特点为透明而表浅的小水疱,水疱壁薄、容易破。

2. 好发于前额、颈部、胸腹部。

3. 一般无自觉症状。

4. 病程一般 1~2 天,水疱自然吸收消退,可有糠状脱屑。

【治疗原则】

消炎止痒,以皮肤外用药为主。

【推荐处方】

处方 1. 炉甘石洗剂,适量,外涂患处,3 次 /d。

处方 2. 维儿康洗液,适量,1∶50 外洗患处,2 次 /d。

处方 3. 肤疾洗剂(去雄黄),适量,1∶150 外洗患处,2 次 /d。

【注意事项】

1. 保持周围环境凉爽,通风,温,湿度适宜;选择宽松吸汗的衣物;勤洗澡,保持皮肤清洁干爽。

2. 避免用肥皂,也不要使劲揉搓皮肤,避免加重皮肤炎症。

3. 痱子长在头皮时要剪短或扎起头发,增加头皮与外界流动空气的接触。

第七节　脓 疱 病

【概述】

又称脓疱疮、接触传染性脓疱病,是由金黄色葡萄球菌或 A 组 β 溶血性链球菌感染引起的一种常见的化脓性皮肤病。

【临床特征】

1. 大疱型脓疱病

(1)皮损特点为浅表性松弛性大疱和脓疱。脓疱破溃后留下浅表糜烂,表面淡黄色结痂。群集分布。

(2)无明显瘙痒。

(3)好发于躯干、四肢,常见于新生儿。

2. 非大疱型脓疱病

(1)典型皮损为结痂性红斑或糜烂,类似于烟蒂烫伤斑。初起红斑和小水疱或脓疱,疱壁薄、易破。群集分布。

(2)好发于暴露部位皮肤,尤其是口周、外鼻孔、耳郭和四肢。

(3)皮损广泛重症患者可合并发热、淋巴结炎、蜂窝织炎等。

【治疗原则】

及时治疗,接触隔离。以局部外用药为主,严重者系统使用抗生素。

【推荐处方】

1. 无全身症状的脓疱病

处方 1.(1)络合碘,适量,外用于患处,3 次 /d。

(2)莫匹罗星软膏,适量,外用于患处,3 次 /d。

或　氯霉素氧化锌糊剂,适量,外用于患处,3 次 /d。

处方 2.(1)络合碘,适量,外用于患处,3 次 /d。

(2)夫西地酸软膏,适量,外用于患处,3 次 /d。

处方 3. 如皮损范围广,发展较快,无全身症状:

(1)阿莫西林克拉维酸钾颗粒,9 个月 ~2 岁 0.125g,2~7 岁 0.25g,7~12 岁 0.375g,体重＞ 40kg 或 12 岁以上 0.5g,口服,1 次 /12h。

(2)高锰酸钾,1∶5 000 外洗患处,2 次 /d。

(3)莫匹罗星软膏,适量,外用于患处,3 次 /d。

或　氯霉素氧化锌糊剂,适量,外用于患处,3 次 /d。

处方 4. 如皮损范围广,发展较快,对青霉素过敏的患者:

(1)克林霉素棕榈酸酯颗粒,体重＜ 10kg 者 37.5mg,体重＞ 10kg 者 5mg/kg,口服,3 次 /d。

(2)高锰酸钾,1∶5 000 外洗患处,2 次 /d。

(3)莫匹罗星软膏,适量,外用于患处,3 次 /d。

或　氯霉素氧化锌糊剂,适量,外用于患处,3 次 /d。

2. 合并全身症状的脓疱病　除局部用药外,静脉应用抗生素。

处方 1. 0.9% 氯化钠注射液　50ml 　　　　阿莫西林克拉维酸钾　50mg/kg	静脉滴注, 1 次 /8h, 连用 3~7 日。 用前皮试。

对青霉素过敏的患者：

处方 2. 0.9% 氯化钠注射液　50ml　　静脉滴注，2 次/

克林霉素　20~25mg/(kg·d)　　d，连用 3~7 日。

【注意事项】

1. 皮损局限时及时局部治疗。

2. 链球菌感染引起的脓疱疮可继发肾小球肾炎，需监测尿常规至少 3 周。

第八节　疖

【概述】

皮肤单个毛囊或毛囊皮脂腺因细菌感染引起的急性化脓性炎症，其中多发及反复发作的称之为疖病。

【临床特征】

1. 好发部位为受压的部位和油脂分泌旺盛的部位，尤其是头、面、颈、腋和臀等部位。

2. 皮损特点包括初起为毛囊性的炎症丘疹；中期为红色的硬性结节，有疼痛或压痛；后期结节化脓、坏死，形成脓肿。

3. 可合并发热、头痛、不适等全身症状。发生在面部危险三角区的皮损若处理不当，可导致化脓性脑炎/脑膜炎。

4. 创面分泌物涂片革兰氏染色或细菌培养阳性。

【治疗原则】

皮损局部采用抗感染治疗；多发性疖肿或伴有全身症状的患者系统使用抗菌药；皮损中央有波动感需尽早切开引流。

【推荐处方】

1. 无全身症状的疖肿

处方 1.（1）络合碘，适量，外用于患处，3 次 /d。

（2）莫匹罗星软膏，适量，外用于患处，3 次 /d。

处方 2.（1）络合碘，适量，外用于患处，3 次 /d。

（2）夫西地酸软膏，适量，外用于患处，3 次 /d。

处方 3.（1）络合碘，适量，外用于患处，3 次 /d。

（2）那氟沙星乳膏，适量，外用于患处，2 次 /d。

处方 4. 多发性疖肿：

（1）阿莫西林克拉维酸钾颗粒，9 个月 ~2 岁 0.125g，2~7 岁 0.25g，7~12 岁 0.375g，体重＞40kg 或 12 岁以上 0.5g，口服，1 次 /12h。

（2）络合碘，适量，外用于患处，3 次 /d。

（3）莫匹罗星软膏，适量，外用于患处，3 次 /d。

处方 5. 多发性疖肿，如对青霉素过敏的患者：

（1）克林霉素棕榈酸酯颗粒，体重＜10kg 者 37.5mg，体重＞10kg 者 5mg/kg，口服，3 次 /d。

（2）络合碘，适量，外用于患处，3 次 /d。

（3）莫匹罗星软膏，适量，外用于患处，3 次 /d。

2. 合并全身症状的疖或疖病

处方 1. 0.9% 氯化钠注射液　50ml ｜ 静脉滴注，1次/8h，
　　　　　阿莫西林克拉维酸钾 50mg/kg ｜ 连用 7 日。用前皮试。

处方 2. 对青霉素过敏的患者：
0.9% 氯化钠注射液　50ml ｜ 静脉滴注，2 次 /d，
克林霉素　20~25mg/（kg・d）｜ 连用 7 日。

【注意事项】

1. 注意卫生，减少搔抓。

2. 反复发作者注意排除系统疾病，如糖尿病、免疫功能缺陷等。

第九节 手 足 癣

【概述】

手足癣是指皮肤真菌侵犯指趾、趾间、掌跖部所引起的感染。病原菌主要为红色毛癣菌、须癣毛癣菌及表皮癣菌、白念珠菌。

【临床特征】

夏季发作或加重,冬季气候干燥时减轻或症状消失。好发于趾间和掌跖部。

1. 间擦糜烂型 多见趾(指)间皮肤糜烂、浸渍发白、边缘清楚,刮除浸渍的表皮,留下潮湿的糜烂面。

2. 水疱型 多见足底、趾侧或手掌、指侧出现水疱,甚至几个水疱融合成较大的水疱,边界清楚,皮肤不红,疱破后脱屑。

3. 鳞屑角化型 多累及掌跖,呈弥漫性皮肤粗糙、增厚、脱屑和干燥。冬季容易皲裂、出血和疼痛。

【治疗原则】

一般仅需要局部抗真菌治疗。外用药量足够、疗程足够,并保持局部干燥。部分患者需要外用药联合口服药才能根治。

【推荐处方】

1. 皮损未累及指/趾甲

处方1.咪康唑乳膏,适量,外用于患处,2~3次/d。

处方2.萘替芬酮康唑乳膏,适量,外用于患处,2次/d。

处方3.特比萘芬乳膏,适量,外用于患处,2次/d。

2. 反复发作,累及指/趾甲者 除外用药外,需口服抗真菌药。

处方 1. 特比萘芬,体重为 10~20kg 者 62.5mg,20~40kg 者 125mg,> 40kg 者 250mg,口服,1 次 /d。手指甲癣连用 6 周,足趾甲癣 12 周。

处方 2. 伊曲康唑,体重< 20kg 者 5mg/kg,20~40kg 者 100mg,40~50kg 者 200mg,口服,1 次 /d;体重 > 50kg 者 200mg,2 次 /d。每月连用 7 天,手指甲癣连用 2 个月,足趾甲癣连用 3 个月。

【注意事项】

1. 单纯手足癣外用药疗程一般需要 4~6 周,疗程不足易反复。

2. 累及指 / 趾甲,需要用指甲锉刮去病甲,坚持外用药 3~6 个月,直至新甲生成。

3. 口服抗真菌药时,注意每月复查肝功能。

第十节 头 虱 病

【概述】

头虱病又称虱咬症,是由虱叮咬皮肤所引起的皮肤病。

【临床特征】

1. **皮损特点** 头皮有红斑、丘疹、抓痕、出血点、血痂,病程较长者皮肤可有苔藓样变或色素沉着。头发发根处可见虫体,发干部可见多个白色虫卵黏着。自觉瘙痒难忍。

2. **传播途径** 直接接触传播或者通过梳子、头巾、帽子、被褥等间接传播。

【治疗原则】

外用药杀虫治疗,并阻断传播途径。

【推荐处方】

处方 1. 50% 百部酊, 适量, 外涂于头皮、毛发上, 用毛巾包裹保留 10 分钟后清洗, 1 次 /d。

处方 2. 25% 苯甲酸苄酯乳剂, 适量, 外涂于头皮、毛发上, 用毛巾包裹保留 10 分钟后清洗, 1 次 /d。

处方 3.	水	2 000~4 000ml	煎 45 分钟, 放置至水温
	苦参	60~90g	适宜, 淋洗或湿敷患处 1 次 /d, 连用 7~10 天。

处方 4.	水	2 000~4 000ml	煎 45 分钟, 放置至水温
	百部	30g	适宜, 淋洗或湿敷患处,
	明矾	30g	1 次 /d, 连用 7~10 天。

【注意事项】

1. 尽量剃光头发, 病发焚烧。残留在头发上的虫卵可用篦子梳掉。

2. 患者的衣服、被褥要煮沸消毒, 避免与患有虱病的人直接或间接接触。

第十一节 丹 毒

【概述】

丹毒是发生于皮肤和黏膜网状淋巴管的急性炎症, 常为 A 组 β 溶血性链球菌感染所致。

【临床特征】

1. 皮损特点为局部可出现界限清楚的片状水肿性红斑, 颜色鲜红, 压之可褪色, 可有烧灼样痛。很少有组织坏死或化脓。起病急, 蔓延快, 治愈后容易复发。

2. 好发于下肢和面部, 婴儿多见于腹部。

3. 诱发因素包括皮肤破损、足癣、口腔溃疡、鼻窦炎、脐炎。

4. 可伴全身症状,如头痛、畏寒、高热、乏力、食欲减退等。

5. 复发性丹毒指局部多次复发者,患病时间长,可引起慢性淋巴水肿,皮损消退后可遗留色素沉着。婴儿及年老体弱者可继发肾炎及败血症。

【治疗原则】

积极抗菌治疗,早期、足量选用有效的抗生素治疗。

【推荐处方】

1. 皮损部位处理　抬高患肢。

处方 1. (1)50% 硫酸镁溶液,湿敷,2~3 次/d。

(2)莫匹罗星软膏,外用于患处,3 次/d。

处方 2. (1)呋喃西林溶液,湿敷,2~3 次/d。

(2)莫匹罗星软膏,外用于患处,3 次/d。

2. 全身用药

处方 1. 0.9% 氯化钠注射液　50ml 青霉素　5 万 U/kg	静脉滴注,1 次/8h 或 1 次/6h,连用 10~14 日。用前皮试。

对青霉素过敏者:

处方 2. 0.9% 氯化钠注射液　50ml 克林霉素　10mg/kg	静脉滴注,2 次/d,连用 10~14 日。

处方 3. 皮损位于眶周及面部:

(1)0.9% 氯化钠注射液　50ml 头孢硫脒　50mg/kg	静脉滴注,1 次/8h 或 1 次/6h,连用 10~14 日。用前皮试。

(2)泼尼松,0.5~1.0mg/kg,口服,1 次/d,连用 5~7 日。

【注意事项】

1. 卧床休息,抬高患肢,注意隔离,防止交叉感染。
2. 积极治疗原发病灶如手癣、足癣、鼻窦炎等。
3. 接触丹毒患者患处或者换药后应当洗手消毒。

（韦　祝）

第十七章

其他疾病

第一节 X连锁无丙种球蛋白血症

【概述】

X连锁无丙种球蛋白血症(XLA)是由于BTK基因突变,使B细胞系列发育障碍引起的原发性免疫缺陷病,为原发性B细胞缺陷的典型代表,在人群中的发病率为1/200 000。

【临床特征】

该病仅见于男孩,约有近半数患儿有家族史,患儿多数在4~12个月开始出现反复感染,尤以反复严重的细菌感染最为突出;对某些肠道病毒的抵抗能力甚差;另外患儿可发生过敏性、风湿性及自身免疫病。体格检查可发现扁桃体及腺样体很小或缺如,浅表淋巴结及脾脏均不能触及。

实验室检查提示总Ig一般不超过200~250mg/dl;IgG、IgM和IgA微量或测不出;抗体反应缺如;CD19+B细胞<2%。

【治疗原则】

早期规范使用丙种球蛋白(IVIG)是防治感染的关键。总体原则为早用比晚用效果好,较大剂量比小剂量好。不推荐常规使用抗生素预防感染,在合并支气管扩张或反复感染时可使用磺胺甲噁唑(SMZ)与甲氧苄啶(TMP)复方制剂(SMZ-TMP)预防感染。

【推荐处方】

1. IVIG 替代治疗

处方 1. IVIG，400mg/kg，1 次 /3~4w，用量个体化，以血清 IgG 上升到 1 000mg/dl 为度。

处方 2. IVIG，500~1 000mg/kg，1 次 /3~4w。

2. XLA 合并支气管扩张或反复感染的治疗

处方 复方磺胺甲噁唑，5mg/(kg·d)，口服，1~2 次 /d，每周使用 3 天。

【注意事项】

XLA 患儿应当对疾病预防控制中心（CDC）所规定的所有灭活疫苗按时进行免疫接种，但在治疗期间不推荐进行常规灭活疫苗接种（除流行性感冒灭活疫苗以外）。XLA 患儿不建议接种活疫苗，特别是脊髓灰质炎减毒活疫苗（OPV）。

第二节 普通变异型免疫缺陷病

【概述】

普通变异型免疫缺陷病（CVID）是一组有抗体缺陷，但缺少特异性基因和临床表型的原发性免疫缺陷，以血清免疫球蛋白降低、抗体反应缺陷和慢性持续性感染为特征。估计发病率在 1/（10 000~50 000），任何年龄均可发病，大多数起病于幼儿或青春期。

【临床特征】

呈多样性，男、女均可患病。常见反复性细菌感染，也可发生病毒、真菌、寄生虫感染。消化道症状包括慢性吸收不良综合征、脂肪泻等，肠梨形鞭毛虫感染是引起肠道症状的一个重要原因。另外，约 10% 的患者合并中枢神经系统感染,10%~20% 易形成肉芽肿样间质性肺病,30% 的患者合并自身免疫病,40%~50% 伴发淋巴组织增生,发生淋巴瘤及其他恶性肿瘤的概率增高。

实验室检查示血清免疫球蛋白含量普遍降低,IgG 含量不超过 3g/L,个别病例可达到 5g/L;40%~50% 的患者外周血 B 细胞轻微下降,10% 的患者存在 B 细胞显著减少或缺如,但淋巴结或直肠黏膜活检发现浆细胞缺如;大部分病例 T 细胞亚群出现异常,表现为 $CD4^+$ T 细胞降低、$CD8^+$ T 细胞升高、$CD4^+/CD8^+$ T 细胞比值下降。这些病例多伴有脾大、淋巴结肿大和支气管扩张。

诊断标准包括年龄 > 2 岁,血清 IgG、IgA 和 IgM 中的至少 2 种免疫球蛋白水平明显降低(低于同龄平均值至少 2 个标准差),并排除其他可能导致低丙种球蛋白血症的原因。

10%~25% 的 CVID 患者呈现家族遗传特征,包括外显率不定的常染色体显性遗传、常染色体隐性遗传及 X 伴性遗传,能被检测出基因突变的患者 < 5%,最为常见的为 TACI 基因突变。

【治疗原则】

规律足量的免疫球蛋白(IVIG)替代治疗、抗生素预防感染、治疗并发症和造血干细胞移植。

【推荐处方】

免疫球蛋白(IVIG)替代治疗(维持 IgG 的最低浓度在 7g/kg):

处方 1. IVIG,400~600mg/kg,1 次 /3~4w。

处方 2. 皮下注射免疫球蛋白,100~150mg/kg,皮下注射 1 次 /w。

处方 3. IVIG,500~1 000mg/kg,1 次 /3~4w。

不推荐常规使用抗生素预防,在调整 IVIG 的剂量后仍反复感染时:

处方 复方磺胺甲噁唑,5mg/(kg·d),口服,1~2 次 /d,每周使用 3 天。

【注意事项】

1. 适当的抗微生物制剂治疗和预防感染甚为重要,使用抗菌药时应每 2 周更换 1 次,以防产生耐药性。

2. 对自身免疫性溶血和淋巴组织增生患者,类固醇药物为一线药物。

3. 对部分严重病例,如血液系统的严重改变、激发恶性肿瘤和可疑联合免疫缺陷的患者可行造血干细胞移植治疗。

4. 大多普通变异型免疫缺陷病的预后不良。

5. 预防接种同 XLA,普通变异型免疫缺陷病患儿对多糖疫苗和蛋白疫苗的反应取决于免疫缺陷的轻重程度。

(杨曼琼)

第三节 急性淋巴结炎

【概述】

急性淋巴结炎是指如乙型溶血性链球菌、金黄色葡萄球菌等病菌从皮肤、黏膜破损处或其他感染病灶进入淋巴循环,导致淋巴结的急性炎症。好发于颌下、颈部、腋窝、肘内侧、腹股沟或腘窝,多来源于口咽炎症、足癣、皮肤损伤以及各种皮肤、皮下化脓性感染等。

【临床特征】

1. 受累淋巴结肿大,伴有疼痛或触痛,炎症加重时可粘连形成肿块,亦可因坏死形成局部脓肿而有波动感或破溃流脓。

2. 查体可发现身体其他部位存在感染病灶。

3. 常伴有畏寒、发热及食欲缺乏等全身非特异性表现,严重者可进展为脓毒症。

4. 实验室检查可有白细胞及中性粒细胞计数增加、急性期 C 反应蛋白(CRP)升高等表现。

5. 排除结核、恶性肿瘤等其他疾病引起的淋巴结肿大。

【治疗原则】

急性淋巴结炎患者应积极选用敏感抗生素控制原发感染,该病的病原体多为革兰氏阳性菌,推荐使用青霉素、第二或第三代头孢菌素等作为首选,肿大的淋巴结可随着原发感染的控制逐渐缩小。受累淋巴结局部可使用鱼石脂软膏、金黄散等外敷,减轻红、肿、热、痛等症状。若已形成脓肿,除应用抗菌药外,还需切开引流。

【推荐处方】

处方 1. 青霉素,5 万~20 万 U/(kg·d),静脉滴注,2 次/d。用前皮试。

鱼石脂软膏,外敷,1 次/d。

处方 2. 头孢孟多酯,50~100mg/(kg·d),静脉滴注,2~3 次/d。用前皮试。

金黄散,外敷,1 次/d。

处方 3. 头孢曲松,80~100mg/(kg·d),静脉滴注,1 次/d。用前皮试。

金黄散,外敷,1 次/d。

【注意事项】

1. 应用抗生素之前必须详细询问病史,有无青霉素、头孢菌素及其他药物过敏史以及变态反应性疾病史。

2. 应用青霉素、头孢菌素等抗生素之前必须做皮肤过敏试验。

3. 淋巴结硬肿时不要轻易外敷药物或热敷,以免导致化脓破溃。

4. 病毒性疾病所致的淋巴结肿大,如未合并细菌感染,则不需使用抗生素治疗。

第四节 急性中耳炎

【概述】

急性中耳炎是指细菌和／或病毒等病原体经咽鼓管直接进入鼓室引起的中耳腔黏膜感染,通常继发于普通感冒。

【临床特征】

1. 急性非化脓性中耳炎

(1)持续性耳痛:婴幼儿的耳痛特点可表现为易烦躁,有时表现为捂耳朵和拽耳朵。

(2)发热:早期伴上呼吸道感染者可有发热。

(3)查体:早期鼓膜轻度充血、凹陷,光锥变形;鼓室积液表现为鼓膜失去光泽,呈淡黄色或琥珀色,有时可见弧形液平线。

2. 急性化脓性中耳炎

(1)持续性耳痛:婴幼儿的耳痛特点可表现为易烦躁,有时表现为捂耳朵和拽耳朵。

(2)高热、哭闹、恶心、呕吐。

(3)部分患儿早期听力下降。

(4)查体:鼓膜充血区扩大、外凸,鼓膜标志消失、紧张部破溃,形成穿孔,有脓溢出,甚至有时耳后红肿。

(5)细菌感染者常伴有白细胞计数升高、中性粒细胞占优势、C反应蛋白升高、红细胞沉降率增快。

【治疗原则】

积极去除致病因素,病因治疗主要是抗菌药的应用,结合其他对症治疗。

【推荐处方】

处方 1. 阿莫西林,20~40mg/(kg·d),口服,3 次 /d,连用 7~10 天。

1% 酚甘油滴耳剂,滴患耳,2~3 滴,3 次 /d。

处方 2. 阿奇霉素,10mg/(kg·d),口服,1 次 /d,连用 3~5 天。

左氧氟沙星滴耳剂,3~4 滴,滴患耳,2~3 次 /d。

处方 3. 头孢地尼,80~100mg/(kg·d),口服,2~3 次 /d,连用 7~10 天。

左氧氟沙星滴耳剂,3~4 滴,滴患耳,2~3 次 /d。

【注意事项】

1. 儿童急性中耳炎疑为细菌感染引起的非化脓性和化脓性中耳炎症,特别是对于重症(耳流脓或伴高热 ≥ 39℃)以及年幼患儿,应及时积极采用抗菌药治疗。

2. 应用抗生素之前必须详细询问病史,并根据选择的药物做皮肤过敏试验。

3. 耳后脓肿、急性化脓性乳突炎的首选治疗为鼓膜切开引流术,复发性非化脓性中耳炎积液可行鼓膜切开中耳置管术。

第五节　急性结膜炎

【概述】

急性结膜炎是指结膜的急性炎症(病程少于 3 周),通常急性起病,以结膜充血、水肿、异物感、畏光、流泪、分泌物增多等为症状。

【临床特征】

1. 急性细菌性结膜炎

(1)眼睛刺痒、异物感、烧灼、畏光。

(2)结膜充血明显伴有脓性分泌物。

(3)可并发边缘性角膜浸润或溃疡。

2. 急性病毒性结膜炎

(1)眼红、疼痛、畏光。

(2)结膜充血伴有水样分泌物。

(3)咽结合膜热可伴有发热、全身乏力等表现。

3. 急性过敏性结膜炎

(1)眼痒、异物感、流泪、畏光及分泌物增加。

(2)结膜充血、结膜乳头增生。

【治疗原则】

针对病因治疗,以局部给药为主,必要时全身用药。对于微生物性结膜炎,选用敏感的抗菌药和/或抗病毒滴眼剂。当结膜囊内分泌物较多时,可用无刺激性的冲洗液冲洗。严重的结膜炎如淋球菌性结膜炎和衣原体结膜炎除局部用药外,还需全身使用抗生素。

【推荐处方】

1. 急性细菌性结膜炎

处方 1. 妥布霉素滴眼液,1 滴/次,滴患眼,3 次/d,连用 5~7 天。

处方 2. 左氧氟沙星滴眼液,1 滴/次,滴患眼,3 次/d,连用 5~7 天。

2. 急性病毒性结膜炎

处方 1. 阿昔洛韦滴眼液,1 滴/次,滴患眼,3 次/d,连用 5~7 天。

处方 2. 更昔洛韦滴眼液,1 滴/次,滴患眼,3 次/d,连用 5~7 天。

处方 3. 干扰素滴眼液,1 滴/次,滴患眼,3 次/d,连用 5~7 天。

3. 急性过敏性结膜炎

处方 1. 氟米龙滴眼液,1 滴 / 次,滴患眼,2~3 次 /d,连续使用不超过 2 周。

处方 2. 奥洛他定滴眼液,1 滴 / 次,滴患眼,2 次 /d。

【注意事项】

1. 结膜炎急性期忌包扎双眼。

2. 滴药后压迫鼻内侧和眼角之间的鼻泪管,防止药物通过鼻腔和口腔吸收,减少药物的全身副作用。

3. 过敏性结膜炎是一种急性或慢性的反复发作性疾病,根治常常非常困难,因此对一些患者造成较大的心理压力,可能会出现心理障碍,应加以注意。

(孔　敏)